国家卫生和计划生育委员会"十二五"规划教材

全国中等卫生职业教育教材

供农村医学专业用

病理学基础

主　编　贺平则　黄光明

副主编　李艳雷　田齐凯

编　者（以姓氏笔画为序）

田齐凯（湖北职业技术学院医学分院）

李艳雷（河北联合大学秦皇岛分院）

李雪霖（云南省文山州卫生学校）

阿依努尔·吾布力卡斯木（新疆喀什地区卫生学校）

陈绍军（云南省昭通卫生学校）

周士珍（安徽省淮南卫生学校）

赵　鸿（山西省长治卫生学校）

贺平则（山西省吕梁市卫生学校）

黄光明（广西玉林市卫生学校）

黎国明（广西玉林市卫生学校）

人民卫生出版社

图书在版编目（CIP）数据

病理学基础 / 贺平则，黄光明主编 . —北京：人民卫生出版社，2015

ISBN 978-7-117-20273-2

Ⅰ.①病… Ⅱ.①贺… ②黄… Ⅲ.①病理学 – 中等专业学校 – 教材 Ⅳ.①R36

中国版本图书馆 CIP 数据核字（2015）第 027968 号

人卫社官网　www.pmph.com	出版物查询，在线购书	
人卫医学网　www.ipmph.com	医学考试辅导，医学数据库服务，医学教育资源，大众健康资讯	

病理学基础

主　　编：贺平则　黄光明

出版发行：人民卫生出版社（中继线 010-59780011）

地　　址：北京市朝阳区潘家园南里 19 号

邮　　编：100021

E - mail：pmph @ pmph.com

购书热线：010-59787592　010-59787584　010-65264830

印　　刷：中农印务有限公司

经　　销：新华书店

开　　本：787 × 1092　1/16　印张：14

字　　数：349 千字

版　　次：2015 年 3 月第 1 版　2021 年 8 月第 1 版第 9 次印刷

标准书号：ISBN 978-7-117-20273-2/R · 20274

定　　价：43.00 元

出版说明

为全面贯彻党的十八大和十八届三中、四中全会精神,依据《国务院关于加快发展现代职业教育的决定》要求,更好地服务于现代卫生职业教育快速发展的需要,适应卫生事业改革发展对医药卫生职业人才的需求,贯彻《医药卫生中长期人才发展规划(2011—2020 年)》《现代职业教育体系建设规划(2014—2020 年)》文件精神,人民卫生出版社在教育部、国家卫生和计划生育委员会的领导和支持下,按照教育部颁布的《中等职业学校专业教学标准(试行)》医药卫生类(第一辑)(简称《标准》),由全国卫生职业教育教学指导委员会(简称卫生行指委)直接指导,经过广泛的调研论证,成立了中等卫生职业教育各专业教育教材建设评审委员会,启动了全国中等卫生职业教育第三轮规划教材修订工作。

本轮规划教材修订的原则:①明确人才培养目标。按照《标准》要求,本轮规划教材坚持立德树人,培养职业素养与专业知识、专业技能并重,德智体美全面发展的技能型卫生专门人才。②强化教材体系建设。紧扣《标准》,各专业设置公共基础课(含公共选修课)、专业技能课(含专业核心课、专业方向课、专业选修课);同时,结合专业岗位与执业资格考试需要,充实完善课程与教材体系,使之更加符合现代职业教育体系发展的需要。在此基础上,组织制订了各专业课程教学大纲并附于教材中,方便教学参考。③贯彻现代职教理念。体现"以就业为导向,以能力为本位,以发展技能为核心"的职教理念。理论知识强调"必需、够用";突出技能培养,提倡"做中学、学中做"的理实一体化思想,在教材中编入实训(实验)指导。④重视传统融合创新。人民卫生出版社医药卫生规划教材经过长时间的实践与积累,其中的优良传统在本轮修订中得到了很好的传承。在广泛调研的基础上,再版教材与新编教材在整体上实现了高度融合与衔接。在教材编写中,产教融合、校企合作理念得到了充分贯彻。⑤突出行业规划特性。本轮修订紧紧依靠卫生行指委和各专业教育教材建设评审委员会,充分发挥行业机构与专家对教材的宏观规划与评审把关作用,体现了国家卫生计生委规划教材一贯的标准性、权威性、规范性。⑥提升服务教学能力。本轮教材修订,在主教材中设置了一系列服务教学的拓展模块;此外,教材立体化建设水平进一步提高,根据专业需要开发了配套教材、网络增值服务等,大量与课程相关的内容围绕教材形成便捷的在线数字化教学资源包,为教师提供教学素材支撑,为学生提供学习资源服务,教材的教学服务能力明显增强。

人民卫生出版社作为国家规划教材出版基地,获得了教育部中等职业教育专业技能课教材选题立项 24 个专业的立项选题资格。本轮首批启动了护理、助产、农村医学、药剂、制药技术专业教材修订,其他中职相关专业教材也将根据《标准》颁布情况陆续启动修订。

农村医学专业编写说明

　　2010年,教育部公布《中等职业学校专业目录(2010年修订)》,新设农村医学专业,目的是培养适合农村基层医疗卫生机构的实践能力较强的技能型医学专门人才,从事常见病、多发病的医疗服务、公共卫生服务、健康管理及康复指导等工作。人民卫生出版社积极落实教育部、国家卫生和计划生育委员会相关要求,推进《标准》实施,在卫生行指委指导下,进行了认真细致的调研论证工作,规划并启动了教材的编写工作。

　　本轮农村医学专业规划教材与《标准》课程结构对应,设置公共基础课(含公共选修课)、专业技能课(含专业核心课、专业选修课)教材。专业核心课教材与《标准》一致共11种;考虑到学生参加执业助理医师资格考试及农村基层医疗卫生工作需要,专业选修课教材在《标准》建议的基础上增设为13种;教材中,《外科疾病防治》含皮肤病内容,《妇产科疾病防治》含优生优育内容,《公共卫生学基础》含地方病防治内容,《传染病防治》含性传播疾病内容。

　　本轮教材编写力求贯彻以学生为中心、贴近岗位需求、服务教学的创新教材编写理念,教材中设置了"学习目标""病例/案例""知识链接""考点提示""本章小结""目标测试""实训/实验指导"等模块。"学习目标""考点提示""目标测试"相互呼应衔接,着力专业知识掌握,提高执考应试能力。尤其是"病例/案例""实训/实验指导"模块,通过真实案例激发学生的学习兴趣、探究兴趣和职业兴趣,满足了"真学、真做、掌握真本领""早临床、多临床、反复临床"的新时期卫生职业教育人才培养新要求。

　　本系列教材将于2015年7月前全部出版。

全国卫生职业教育教学指导委员会

第一届全国中等卫生职业教育
农村医学专业教育教材建设评审委员会

护理专业

序号	教材名称	版次	主编	课程类别	配套教材
1	解剖学基础 *	3	任 晖　袁耀华	专业核心课	√
2	生理学基础 *	3	朱艳平　卢爱青	专业核心课	
3	药物学基础 *	3	姚 宏　黄 刚	专业核心课	√
4	护理学基础 *	3	李 玲　蒙雅萍	专业核心课	√
5	健康评估 *	2	张淑爱　李学松	专业核心课	√
6	内科护理 *	3	林梅英　朱启华	专业核心课	√
7	外科护理 *	3	李 勇　俞宝明	专业核心课	√
8	妇产科护理 *	3	刘文娜　闫瑞霞	专业核心课	√
9	儿科护理 *	3	高 凤　张宝琴	专业核心课	√
10	老年护理 *	3	张小燕　王春先	老年护理方向	√
11	老年保健	1	刘 伟	老年护理方向	
12	急救护理技术	3	王为民　来和平	急救护理方向	√
13	重症监护技术	2	刘旭平	急救护理方向	
14	社区护理	3	姜瑞涛　徐国辉	社区护理方向	√
15	健康教育	1	靳 平	社区护理方向	

助产专业

序号	教材名称	版次	主编	课程类别	配套教材
1	解剖学基础 *	3	代加平 安月勇	专业核心课	√
2	生理学基础 *	3	张正红 杨汎雯	专业核心课	√
3	药物学基础 *	3	张 庆 田卫东	专业核心课	√
4	基础护理 *	3	贾丽萍 宫春梓	专业核心课	√
5	健康评估 *	2	张 展 迟玉香	专业核心课	√
6	母婴护理 *	1	郭玉兰 谭奕华	专业核心课	√
7	儿童护理 *	1	董春兰 刘 俐	专业核心课	√
8	成人护理（上册）—内外科护理 *	1	李俊华 曹文元	专业核心课	√
9	成人护理（下册）—妇科护理 *	1	林 珊 郭艳春	专业核心课	√
10	产科学基础 *	3	翟向红 吴晓琴	专业核心课	√
11	助产技术 *	1	闫金凤 韦秀宜	专业核心课	√
12	母婴保健	3	颜丽青	母婴保健方向	√
13	遗传与优生	3	邓鼎森 于全勇	母婴保健方向	

护理、助产专业共用

序号	教材名称	版次	主编	课程类别	配套教材
1	病理学基础	3	张军荣 杨怀宝	专业技能课	√
2	病原生物与免疫学基础	3	吕瑞芳 张晓红	专业技能课	√
3	生物化学基础	3	艾旭光 王春梅	专业技能课	
4	心理与精神护理	3	沈丽华	专业技能课	
5	护理技术综合实训	2	黄惠清 高晓梅	专业技能课	√
6	护理礼仪	3	耿 洁 吴 彬	专业技能课	
7	人际沟通	3	张志钢 刘冬梅	专业技能课	
8	中医护理	3	封银曼 马秋平	专业技能课	
9	五官科护理	3	张秀梅 王增源	专业技能课	√
10	营养与膳食	3	王忠福	专业技能课	
11	护士人文修养	1	王 燕	专业技能课	
12	护理伦理	1	钟会亮	专业技能课	
13	卫生法律法规	3	许练光	专业技能课	
14	护理管理基础	1	朱爱军	专业技能课	

农村医学专业

序号	教材名称	版次	主编	课程类别	配套教材
1	解剖学基础 *	1	王怀生　李一忠	专业核心课	
2	生理学基础 *	1	黄莉军　郭明广	专业核心课	
3	药理学基础 *	1	符秀华　覃隶莲	专业核心课	
4	诊断学基础 *	1	夏惠丽　朱建宁	专业核心课	
5	内科疾病防治 *	1	傅一明　闫立安	专业核心课	
6	外科疾病防治 *	1	刘庆国　周雅清	专业核心课	
7	妇产科疾病防治 *	1	黎　梅　周惠珍	专业核心课	
8	儿科疾病防治 *	1	黄力毅　李　卓	专业核心课	
9	公共卫生学基础 *	1	戚　林　王永军	专业核心课	
10	急救医学基础 *	1	魏　蕊　魏　瑛	专业核心课	
11	康复医学基础 *	1	盛幼珍　张　瑾	专业核心课	
12	病原生物与免疫学基础	1	钟禹霖　胡国平	专业技能课	
13	病理学基础	1	贺平则　黄光明	专业技能课	
14	中医药学基础	1	孙治安　李　兵	专业技能课	
15	针灸推拿技术	1	伍利民	专业技能课	
16	常用护理技术	1	马树平　陈清波	专业技能课	
17	农村常用医疗实践技能实训	1	王景舟	专业技能课	
18	精神病学基础	1	汪永君	专业技能课	
19	实用卫生法规	1	菅辉勇　李利斯	专业技能课	
20	五官科疾病防治	1	王增源　高　翔	专业技能课	
21	医学心理学基础	1	白　杨　田仁礼	专业技能课	
22	生物化学基础	1	张文利	专业技能课	
23	医学伦理学基础	1	刘伟玲　斯钦巴图	专业技能课	
24	传染病防治	1	杨　霖　曹文元	专业技能课	

药剂、制药技术专业

序号	教材名称	版次	主编	课程类别	配套教材
1	基础化学 *	1	石宝珏　宋守正	专业核心课	
2	微生物基础 *	1	熊群英　张晓红	专业核心课	
3	实用医学基础 *	1	曲永松	专业核心课	
4	药事法规 *	1	王　蕾	专业核心课	
5	药物分析技术 *	1	戴君武　王　军	专业核心课	
6	药物制剂技术 *	1	解玉岭	专业技能课	
7	药物化学 *	1	谢癸亮	专业技能课	
8	会计基础	1	赖玉玲	专业技能课	
9	临床医学概要	1	孟月丽　曹文元	专业技能课	
10	人体解剖生理学基础	1	黄莉军　张　楚	专业技能课	
11	天然药物学基础	1	郑小吉	专业技能课	
12	天然药物化学基础	1	刘诗泱　欧绍淑	专业技能课	
13	药品储存与养护技术	1	宫淑秋	专业技能课	
14	中医药基础	1	谭　红　李培富	专业核心课	
15	药店零售与服务技术	1	石少婷	专业技能课	
16	医药市场营销技术	1	王顺庆	专业技能课	
17	药品调剂技术	1	区门秀	专业技能课	
18	医院药学概要	1	刘素兰	专业技能课	
19	医药商品基础	1	詹晓如	专业核心课	
20	药理学	1	张　庆　陈达林	专业技能课	

注:1. * 为"十二五"职业教育国家规划教材。
　　2. 全套教材配有网络增值服务。

前　言

　　本书是根据全国职业教育工作会议及《国务院关于加快发展现代职业教育的决定》精神,以促进职业教育专业教学科学化、标准化、规范化为目标,由全国卫生职业教育教学指导委员会、人民卫生出版社组织编写的创新性卫生职业教育农村医学专业教材。本书融传授知识、培养能力、拓展思维为一体,将学科知识向基层实际应用及技能倾斜,贴近社会,贴近学生,在满足岗位需求,兼容科学性、思想性的同时,展示实用性、可读性和创新性,充分体现职业教育特色。

　　本书内容分为研究疾病过程中共同规律(即病理过程)的总论和研究各系统疾病(即典型病例)特殊规律的各论。编写中使用了大量临床真实案例,大体标本及组织切片彩图、归纳性图表,同时书中设置知识链接、考点提示、本章小结、目标测试,突出基本知识、基本理论、病理与临床及相关医学专业的内容联系,培养学生善于分析思考问题,进而解决问题的能力。

　　本书承蒙各位编者团结协作、密切配合及辛勤付出,在此表示真挚的感谢和敬意。

　　由于编写能力和学术水平有限,书中缺点和错误难以避免,恳请广大师生予以指正,以便再版时完善。

贺平则　黄光明

2014 年 12 月

目　录

绪　　论

学习目标

1. 掌握:病理学的概念。
2. 熟悉:病理学的主要研究方法。
3. 了解:病理学的主要任务和医学实践中的地位。

一、病理学的任务和内容

病理学是研究疾病发生、发展规律的科学。它研究疾病的病因、发病机制、病理变化(形态结构、功能代谢变化)、病变与临床之间的联系以及病变的转归与结局。通过学习来认识和掌握疾病的本质及发生发展规律,为正确诊治和预防疾病奠定理论基础。

病理学分为病理解剖学和病理生理学。前者侧重从形态结构研究疾病的发生发展规律,后者侧重从功能代谢研究疾病的本质。由于机体的形态结构变化与功能代谢变化紧密联系,互为因果,所以,病理解剖学和病理生理学两门学科之间不能截然分开。

本书内容包括总论(第一至第九章)和各论(第十至第十五章)。总论讲述了疾病的普遍规律,是许多疾病共有的病理变化;各论讲述了各系统常见疾病的特殊规律,是研究各种疾病的病因、发病机制、病理变化与临床联系及其转归规律。病理学总论和各论的内容,是研究疾病普遍规律和特殊规律的两种认识过程,从认识疾病的共性着手,进一步研究疾病的个性,二者互相补充,深化认识疾病的过程。

二、病理学在医学实践中的地位

现代科学技术的迅速发展,使得医学基础学科之间,越来越互相渗透、互相依赖和互相促进。病理学需以解剖学、组织胚胎学、细胞生物学、生理学、生物化学、微生物学、免疫学和寄生虫学为依托。这些基础医学的每一重大进展,都能有力地促进病理学向前发展。另外,病理学与临床各学科又密切相关。内科、外科、儿科、妇产科、五官科等必须以病理学的知识为基础。病理学是介于基础医学与临床医学之间的桥梁学科,尤其对疾病的病理临床诊断,是任何手段难以替代的(如影像学、内镜技术、分子生物学技术等)。许多疾病(特别是肿瘤)最终仍需通过病理组织学检查才能确诊。同时,临床各科丰富的实践,不断向病理学提出新的研究课题;而病理学的研究成果,又不断对疾病本质的认识进一步深化和提高。

三、病理学的研究方法

病理学十分重视对患病机体各器官、组织形态结构和功能代谢变化的研究,通常采用各种观察手段(如肉眼、光镜、电镜、组织和细胞化学、免疫等)和有关学科的先进技术与方法,对来源于尸体、活体、实验动物、体外培养组织和细胞,进行全面观察、分析综合,得出客观科学的依据。具有极强的实践性和直观性。其研究方法主要有以下几种:

1. 尸体解剖　即对死者的遗体进行病理解剖,全面检查各系统、各脏器、组织的病理变化,简称尸检。其特点:①确定诊断,查明死因。总结经验教训,提高诊治水平;②及时发现各种传染病、地方病等;③积累大体标本和组织切片材料。

2. 活体组织检查　即采用手术切取、钳取、细针穿刺病变组织,进行形态学观察,做出病理诊断,简称活检。其特点:①组织新鲜,可供各种研究方法选用(如免疫组化、组织培养等);②诊断及时,必要时可在手术进行中作冷冻快速诊断;③确定疾病性质,指导临床治疗和判断疾病预后。

3. 细胞学检查　采用刮取或抽取黏膜、浆膜表面脱落的细胞(如口腔、鼻咽部、女性生殖道、痰液、乳腺溢液,胸腔、腹腔、心包积液等)进行形态学观察,做出细胞学诊断。其特点:①设备简单,操作简便;②病人痛苦少,价廉,易接受;③适用于较大范围的健康普查。

4. 动物实验　在动物体内复制人类疾病的模型,人为地控制各种条件,多方面对其形态结构、功能代谢变化进行动态研究,从中发现其规律性。其特点:①可根据需要,进行任何方式的观察研究,并与人体疾病对照;②不能在人体作的研究(如致癌物、某些生物因子的治病作用等)可予弥补。但需明确,人与动物在遗传学上存在很大差异,不能随意套用;③可多次重复验证、积累资料,从而推动医学科学的发展。

5. 组织培养与细胞培养　将某种组织或单细胞在体外实验,研究在各种因子作用下细胞、组织病变的发生和发展。近年来通过组织培养和细胞培养,对肿瘤的生长、细胞癌变、病毒的复制、染色体变异以及组织损伤后细胞生长调节等方面的研究,均取得了重大进展。其特点:①周期短,见效快;②体外因素单纯,容易控制,能避免体内因素的干扰。

由于免疫学和分子生物学等学科的飞速发展,极大地推动了病理学研究方法的改进,如免疫组织化学、基因工程、原位分子杂交等技术的应用,进一步加强了形态结构与功能代谢变化的综合研究,促使现代病理学向着更深、更广、更高的水平发展。

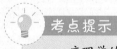

考点提示

病理学的研究方法

四、病理学的学习方法

病理学是人类与疾病斗争过程中逐渐认识和研究发展起来的,是一门理论性、实践性较强的学科。其基本概念、基本病变和基本理论揭示了疾病发生发展过程中所出现的共性、个性变化及其转化规律。结合本学科特点,学习时应注意以下几点:

1. 正确认识原因与条件、形态与功能、局部与整体、病变与临床之间的辩证关系,不断提高综合分析和解决问题的能力,为学习临床医学和专业知识打下坚实的基础。

2. 加强理论联系实践,重视实验课学习,通过大体标本、组织切片及动物实验的观察,尸体解剖见习,使感性认识与理性认识有机结合,力争达到理论与实践的统一。

3. 运用动态的、发展的观点分析疾病的全过程。任何疾病及其病理变化,从它的发生、发展到结局,都有其不同的演变过程,在观察病变时,既要看到它的现状,也要想到它的过去和未来。

4. 注重病理与临床、护理、其它相关专业的联系。以生物、心理、家庭、社会、生活方式等多层面因素的影响去认识健康与疾病,从而有效地预防、治疗、护理疾病,增进人类的健康。

 知识链接

病理学简史

病理学随着人类对自身疾病认识的不断深入而不断发展。古希腊名医希波克拉底(Hippocrates)首创体液病理学,影响和控制欧洲医学思想达 2000 年之久。

我国南宋时代(1247 年)由大宋提刑官宋慈所著的《洗冤集录》中,已详细记述了对尸体的剖验,可称世界上最早的一部法医学著作。

1761 年,意大利医学家莫尔加尼(Morgagni)根据 700 多例尸体解剖编写出《疾病的部位和原因》一书,创立了器官病理学。

19 世纪中叶,随着光学显微镜问世,德国病理学家魏尔啸(Virchow)通过对病变组织、细胞的深入观察,创立了细胞病理学。

20 世纪 40 年代以来,科学技术的飞速发展,特别是电子显微镜的问世,以及免疫组织化学、分子杂交等先进技术的应用,相继创立了免疫病理学、分子病理学、遗传病理学等新的学科分支,标志着病理学已进入一个形态、功能、代谢相结合的现代病理学时期。

 目标测试

A1 型题

1. 临床上应用最为广泛的病理学研究方法是
   A. 活检　　　　　　　　B. 尸体解剖　　　　　　　C. 组织培养
   D. 动物实验　　　　　　E. 细胞培养

2. 宫颈涂片属于哪种病理学研究方法
   A. 活检　　　　　　　　B. 组织培养　　　　　　　C. 脱落细胞学检查
   D. 动物实验　　　　　　E. 细胞培养

3. 侧重功能代谢变化研究疾病发生发展规律的学科是
   A. 病理学　　　　　　　B. 病理解剖学　　　　　　C. 病理生理学
   D. 免疫病理学　　　　　E. 实验病理学

(贺平则)

第一章 疾病概论

 学习目标

1. 掌握：死亡的分期及其特点；脑死亡判断标准。
2. 熟悉：健康与疾病的概念；病因；疾病的经过与转归。
3. 了解：疾病发展过程中的共同规律。

健康与疾病是生命中两种对立的状态。人的一生，经常受到各种疾病的困扰，使其健康受损。

第一节 健康与疾病

 病例 1-1

某×，男，34岁，已婚。大学毕业，世界500强企业职员，工作8年，任小组长。工作任务较繁重，经常加班加点。搞设计、提建议，付出了辛勤的劳动，但得不到上司的认可，提交的方案报告总是被否决。近期，原本乐观向上的他变得十分小心谨慎，少言寡语，整天提心吊胆，经常出现头晕眼花、恶心、手足冷汗等不适。医院全面检查，未发现任何器质性病变。

问：1. 该男士身体处于什么状况：健康？疾病？还是亚健康？
　　2. 出现的各种不适现象是怎样引起的？

一、健康的概念

世界卫生组织（WHO）提出：健康不仅是没有疾病和病痛，而且是躯体上、精神上和社会上的良好状态。健康意味着有强壮的体魄（有效的劳动能力）、正常的生理功能和健全的心理精神状态（包括对社会的适应性）。这种良好状态有赖于机体内部结构与功能、代谢的协调，有赖于机体各调节系统对内环境的调节与稳定。健康对人来说是相对的，不同的地域条件、年龄结构、生存状况，标准不尽相同，也可以随时空变化而改变。因此，增强健康意识，是和谐社会的基础，是每位公民的责任。

二、疾病的概念

目前认为,疾病是机体在致病因素的损伤与抗损伤相互作用下,自稳调节紊乱而发生的异常生命活动过程。此时,机体内环境紊乱(形态结构和功能代谢改变)和(或)与外界环境的平衡失调(心理、社会适应能力异常、劳动力的降低)。患者出现各种症状、体征、心理障碍和行为异常(图1-1)。

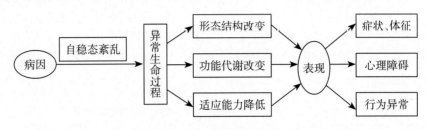

图 1-1 疾病概念示意图

应当指出,并不是所有疾病都有症状、体征和心理障碍、行为异常。也不是有症状、体征就必然出现心理障碍和行为异常。疾病可以是隐藏在身体内的缺陷或功能不全,只有表现出来时才会使人感到不适或痛苦,如病毒性肝炎、动脉粥样硬化、癌症等。

 知识链接

亚健康状态

20世纪80年代以来,人们提出亚健康概念。认为亚健康是介于健康与疾病之间的状态——亚健康状态。包括:①心身轻度失调状态:表现为情绪低落、注意力不集中、食欲缺乏、烦躁、失眠、纳呆等;②潜在临床状态:即潜伏着发展成为某一病理损害的可能;③前临床状态:即已有病理改变,但临床症状不明显。很显然,亚健康阶段中,心身交互作用,促进着疾病的发生。如果从心理、行为、生活方式等多个环节采取干预措施,有可能阻断亚健康向临床疾病方向发展,使机体保持良好的状态。

第二节 病因学概述

病因学是研究疾病发生的原因和条件的科学。原因是能引起某种疾病发生并决定疾病特异性的体内外因素,简称病因。条件是指在疾病原因作用机体的前提下,影响或促进疾病发生发展的因素,包括通常所说的诱因。危险因素是指与疾病发生发展关系密切的因素,目前难以确定其性质究竟属于原因还是条件。如高血压、高血脂、高血糖、吸烟等被认为是动脉粥样硬化形成的危险因素。

原因与条件引起疾病发生有以下特点:①一种疾病可以由一种病因或几种病因共同作用引起;②同一种病因可能引起一种或几种不同的疾病,如内毒素血症,既可引起休克,又可导致 DIC 的发生;③同一种因素,对一种疾病是原因,而对另一种疾病则为条件,如免疫功能缺陷是免疫缺陷病的原因,但对感染性疾病则属于条件;④年龄、性别、遗传、自然环境等因素往往是某些疾病发生的条件。

病因的种类很多,常见的有:①生物性因素;②物理性因素;③化学性因素;④营养性因素;⑤遗传因素;⑥免疫因素;⑦心理、社会因素。病因的类型和致病特点归纳为表1-1。

表1-1 常见病因的类型和致病特点

类型	病因举例	致病特点
生物性因素	各种病原微生物和寄生虫(细菌、病毒、螺旋体、支原体、立克次氏体、真菌、原虫和蠕虫等)	①病原体有一定的入侵门户和定位;②病原体必须与机体相互作用才能引起疾病;③病原体作用于机体既改变了机体状态,也改变了病原体本身
物理性因素	各种机械伤、温度、电流、气压、电离辐射等	①与疾病的发生有关,对疾病发展不起作用;②除射线外,潜伏期短或无潜伏期;③无明显的组织、器官选择性;④致病程度与作用强度、时间、部位有关
化学性因素	强酸、强碱、有害气体、化学毒物、农药、药物等	①与性质、浓度、剂量、作用时间有关;②除慢性中毒外,潜伏期短;③多数对机体作用部位有选择性
营养因素	机体必须物质(糖、脂肪、蛋白质、水、氧、无机盐、维生素、微量元素)	缺乏或过多都可致病
遗传因素	遗传物质的改变(基因突变、染色体畸变)	①遗传性疾病;②遗传易感性
免疫因素	免疫功能先天不足或后天低下、免疫缺陷、免疫功能异常	①变态反应;②免疫缺陷病;③自身免疫性疾病;④继发感染、癌变等
心理、社会因素	紧张、忧虑、抑郁、怨恨、恐惧、失望等	①应激性疾病;②变态人格;③身心疾病等

 知识链接

心理、社会因素在疾病发生中的作用

据统计,在综合医院初诊患者中,至少有1/3患者的身体疾病与心理、社会因素有关。

社会因素主要表现在环境对人的影响,包括生活、工作环境、人际关系、家庭状况、社会制度、经济条件、社会地位、宗教信仰、文化教育水平等。从流行病调查资料看,职业紧张、战争、天灾人祸、噪声、环境污染、交通拥挤、人口密度、生活方式等都是导致身心疾病常见的社会因素。据统计,身心疾病的发病率,发达国家高于发展中国家,城市高于农村,脑力劳动者高于体力劳动者。

影响身心疾病的心理因素主要有情绪和人格特征。积极和愉快的情绪对人体的生命活动起良好的促进作用,使人保持健康。消极或不乐观的情绪,如多疑、焦虑、悲伤、惊恐、愤怒等,如强度过大或时间过久,便可导致精神神经功能失调,使机体器官功能紊乱。性格指个人对客观现实的态度,研究证明,不同人格特征的人对某些身心疾病的易患性具有明显的差异。

随着社会经济发展,科技进步,环境巨变,人口老龄化,体力活动减少,精神压力加大,病因将向复杂多变以及心理、社会因素占非常重要的地位转变。

第三节 发病学概述

发病学是研究疾病发展规律的科学。每一种疾病都有自己的发展规律,但不同疾病又存在着共同的基本规律,概括如下:

一、疾病过程中的损伤与抗损伤反应

致病因素作用机体引起损伤的同时,机体则调动各种防御、代偿功能来对抗致病因素及其引起的损伤。损伤与抗损伤反应贯穿疾病过程的始终,并影响着疾病的发展和转归。当损伤占优势时,病情向恶化的方向发展,甚至造成死亡;反之,当抗损伤反应占优势时,病情逐渐缓解,直至康复。如外伤性出血引起血压下降,组织缺氧等损伤的同时,机体通过神经体液调节,引起外周血管收缩,心率加快,血凝加速等抗损伤反应,使回心血量和心输出量增加,维持血压和心、脑重要脏器的血液供给,同时起到减少出血和止血的目的。若损伤较轻,通过抗损伤反应和适当治疗,机体便可康复;若损伤严重,抗损伤反应不足以对抗损伤引起的变化,又得不到及时有效的治疗,导致创伤或失血性休克,甚至危及生命。

损伤与抗损伤反应在一定条件下可互相转化。上述血管收缩有抗损伤意义,但持续时间过长,便可加重组织缺氧,引起酸中毒及肾功能衰竭等病理过程,即原来的抗损伤反应转变成为损伤因素。医学实践中,必须掌握疾病过程中损伤与抗损伤互相转化的规律,才能对病情作出正确的判断和处理。

二、疾病过程中的因果转化

因果转化是指初始病因作用下,机体发生了某些损伤性变化(结果),而这些结果又可以引起机体新的变化,原因、结果交替不已,形成链式的发展过程,推动着疾病的进一步发展。在此过程中,如果几种变化互为因果,形成环式运动,而每循环一次使病情进一步恶化,称为恶性循环,反之可称为良性循环(图1-2)。

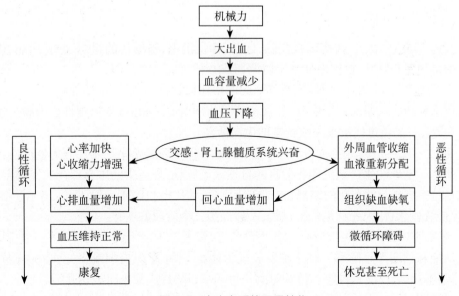

图1-2 大出血后的因果转化

三、机体局部与全身相互影响

疾病过程中,局部组织、器官出现了一些病理变化。这种局部病变通过神经、体液影响整个身体,而全身功能状态又影响着局部病变的发展与转归。如大叶性肺炎,病变在肺,导致咳嗽、咳痰、呼吸困难等,但同时也会出现寒战、发热、血液中白细胞增多,甚至引起中毒性休克等全身反应,表明局部病变可以影响整体。而白细胞增多又有利于肺部病变的消退,表明整体对局部的影响。正确认识局部与整体的相互关系对疾病的诊治具有重要的意义。

第四节 疾病的经过与转归

一、疾病的经过

绝大多数疾病都有一个发生、发展和转归过程。不同的疾病,其发展过程不尽相同。如急性传染病其阶段性比较明显;而外伤等,其阶段性区分不明显。通常把疾病的发展过程分为以下四个阶段。

1. 潜伏期 指病因作用于机体到疾病最初症状出现前的这一阶段。此期患者没有症状,临床上不易发现。不同的疾病,潜伏期时间长短不一,长者可达数月、数年;短者可无明显的潜伏期。

2. 前驱期 指疾病最初的症状出现,到该疾病的主要症状出现前的这一阶段。虽然临床出现症状,如全身不适、乏力、头痛、厌食等,但多无特异性,容易误诊。医护人员需熟悉、重视此期特点,有助于早期诊断和早期治疗。

3. 症状明显期 指疾病的主要症状、典型症状相继出现的这一阶段。临床上常以此期的症状和体征作为诊断疾病的重要依据。

4. 转归期 指疾病过程的最后阶段,取决于损伤与抗损伤反应和是否得到及时、恰当的治疗。

二、疾病的转归

1. 完全康复(痊愈) 指病因被消除,症状、体征消退,被损伤的组织、器官功能、代谢和形态结构得到完全修复,机体内外平衡协调,劳动力恢复。

2. 不完全康复(好转) 指病因及其引起的损伤得到控制,临床主要症状消退,受损组织细胞的形态和功能代谢未完全恢复,往往留下某些病变或后遗症(如风湿性心内膜炎遗留的瓣膜病变等),只能通过代偿来完成正常的生命活动。

3. 死亡 死亡是机体生命活动的终止,也是生命的必然规律。死亡分为生理性死亡和病理性死亡。生理性死亡是机体各器官的自然衰老所致,现实生活中自然死亡实属罕见,病理性死亡是疾病进行性恶化的结局,包括传统概念、脑死亡和猝死三种认识。

(1)传统概念:认为死亡是一个过程,一般经历三个阶段的变化。

1)濒死期(临终状态):指死亡前的垂危状态,患者脑干以上的中枢神经处于抑制状态,各系统功能和代谢严重障碍。临床主要表现为体温下降、意识模糊或丧失、心跳减弱、血压下降、呼吸不规则、反应迟钝等。持续时间长短不一,几分钟、几小时或达几天。

2)临床死亡期:此时中枢抑制已达延髓以上,表现为心跳、呼吸停止,反射消失,但机体各组织细胞仍进行着微弱的代谢活动。如能及时抢救,患者有望复苏成功。

 病例 1-2

患者,王某,男性,70 岁。高血压病 20 年,糖尿病 10 年,冠心病心绞痛 6 年。近 1 月来心绞痛发作频繁,且休息及硝酸甘油含服效果不佳,以"不稳定性心绞痛"收住入院。今晨,患者在洗漱过程中突然摔倒,意识丧失,大动脉搏动消失,呼吸停止。医护人员立即行胸外心脏按压,并实施电除颤 2 次,3 分钟后患者意识恢复,出现心跳和呼吸。

问:1. 判断心跳停止最有效最迅速的方法是什么?

2. 在心肺复苏过程中,心电图发现患者有心室纤颤,首先应采取的措施是什么?

3) 生物学死亡期:是死亡过程的最后阶段,此时机体各重要器官的代谢活动相继停止,并成为不可逆性变化,随着生物学死亡的发展,尸体逐渐出现尸冷、尸斑、尸僵,最后腐败、分解。

(2) 脑死亡:脑死亡是全脑功能(包括大脑半球、间脑和脑干各部)不可逆的永久性丧失,是判断死亡的新标志。

脑死亡的判定标准:①自主呼吸停止;②不可逆昏迷和大脑无反应性;③脑电波消失;④颅神经反射消失,瞳孔散大或固定;⑤脑血液循环停止。

考点提示

脑死亡的判断标准

(3) 猝死:指 6 小时或 24 小时内非暴力意外的突然死亡称为猝死。

 知识链接

脑死亡的意义

①有利于准确判断死亡的时间,对可能涉及的一些法律问题提供依据;②可协助医务人员确定终止复苏抢救的界线,停止无效的抢救,减少无意义的医疗资源的浪费。③为器官移植创造了良好的时机和合法的根据。因为脑死亡者借助呼吸、循环辅助装置,在一定时间内可维持器官组织低水平的功能活动,是器官移植手术良好的供体。

目前西方发达国家如美国、德国、法国等,亚洲国家如日本、中国的台湾、香港、澳门也相继实行了脑死亡法。脑死亡作为死亡的标准是社会发展的需要,相信在不远的将来,脑死亡标准将会在我国获得立法通过。

小结

疾病是损伤与抗损伤斗争的过程,没有病因的损伤就无需机体抗损伤,所以无原因的疾病是不存在的。病因包括外界因素、内部因素、自然环境和社会因素。通常疾病的发生是多种因素共同作用的结果,其发展过程具有一定的共同规律,这是医护疾病的基础。

疾病的经过可分为潜伏期、前驱期、症状明显期和转归期,是多数疾病发生、发展的自然过程。疾病的结局包括康复和死亡两种形式。

死亡是生命活动的终止。其过程可分为濒死期、临床死亡期和生物学死亡期三个阶段。前两阶段是实施抢救、体现医护水平及人道主义的关键时刻;后一阶段是我国目前仍然执行的判定死亡的传统标准。

脑死亡是全脑功能的永久性丧失,是机体作为一个整体功能的永久性停止。

 目标测试

A1 型题

1. 疾病的发展取决于
   A. 病因的强度 　　　　　　B. 是否有诱因存在
   C. 机体免疫功能的强弱 　　D. 损伤与抗损伤力量对比
   E. 遗传因素

2. 全脑功能的永久性停止称为
   A. 植物人状态 　　　　　B. 脑死亡 　　　　　C. 临终状态
   D. 临床死亡 　　　　　　E. 生物学死亡

3. 下列哪项**不作为**脑死亡的标准
   A. 自主呼吸停止 　　　　B. 心跳停止 　　　　C. 脑电波消失
   D. 颅神经反射消失 　　　E. 不可逆性昏迷

4. 判断不完全康复的依据是
   A. 病因消除 　　　　　　B. 症状消退
   C. 功能恢复 　　　　　　D. 活动协调
   E. 体内遗留病变损伤过程

5. 濒死期表现为
   A. 心跳、呼吸停止
   B. 各种反射消失
   C. 意识模糊、反应迟钝、血压下降、呼吸不规则
   D. 脑血循环停止
   E. 机体难以复苏

(贺平则)

第二章 细胞、组织的适应、损伤与修复

学习目标

1. 掌握:萎缩、化生、坏死的概念;坏死的病变及类型;肉芽组织的概念、形态特点和功能。
2. 熟悉:肥大、增生的概念;萎缩的类型;坏死的结局;变性的概念、常见类型、病变特点及影响;创伤愈合的过程及类型。
3. 了解:萎缩的病变特点及影响;修复、再生的概念;组织的再生能力和再生过程;影响再生修复的因素;骨折愈合的过程。

正常细胞和组织可以对内外环境变化等刺激,做出不同的形态结构、功能和代谢的改变。当遇到轻度持续刺激时,细胞、组织和器官可表现为适应性反应。如果刺激超过了细胞、组织和器官的耐受和适应能力,则会出现形态结构、功能和代谢的损伤性变化。细胞的轻度损伤大部分是可逆的,但严重者可导致细胞死亡(图 2-1)。

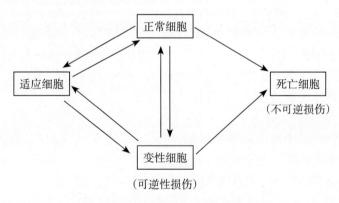

图 2-1 正常、适应和损伤之间的关系

第一节 细胞和组织的适应

机体的细胞、组织和器官对于内外环境中各种有害因素的刺激所做出的非损伤性应答反应,称为适应。适应在形态学上一般表现为萎缩、肥大、增生和化生。

病例 2-1

患者,男性,70岁,工人。有40多年吸烟史,患慢性支气管炎20多年。近10年来心肺功能明显下降,常发生气急、发绀、全身性水肿,1个月前因肺部感染和心力衰竭治疗无效死亡。尸检:①支气管黏膜上皮为复层鳞状上皮;②右心室增大,室壁增厚;③脑回变窄,脑沟增宽,镜下神经细胞体积变小。

问:1. 该患者支气管黏膜上皮发生了什么病变?

2. 该患者右心室心肌细胞发生了什么变化?

3. 该患者脑发生了什么变化?

一、萎缩

发育正常的细胞、组织或器官的体积缩小称为萎缩。萎缩主要由实质细胞体积缩小引起,常伴有实质细胞的数目减少。组织、器官没有发育或发育不全不属于萎缩。

(一) 原因和分类

萎缩分为生理性萎缩及病理性萎缩两类。

1. 生理性萎缩 指组织、器官随年龄增长而自然发生的萎缩,如青春期后胸腺萎缩、女性更年期后卵巢、子宫的萎缩,老年人各器官和组织均不同程度地出现萎缩等。

2. 病理性萎缩 按其发生的原因不同分为:

(1) 营养不良性萎缩:全身营养不良性萎缩主要见于长期饥饿,糖尿病、结核病和恶性肿瘤等慢性消耗性疾病患者。萎缩首先发生于脂肪,其次是肌肉、肝、肾、脾等,最后心、脑也可发生。局部营养不良性萎缩常见于局部缺血,如脑动脉粥样硬化引起脑萎缩(图 2-2)。

(2) 压迫性萎缩:组织和器官长期受压而导致的萎缩。如尿路结石时,肾盂积水引起肾实质压迫性萎缩。

(3) 失用性萎缩:见于肢体长期不活动,功能代谢减退而引起的萎缩。如肢体骨折石膏固定后,由于长期不活动而引起的肌肉萎缩。

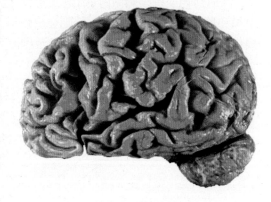

图 2-2 脑萎缩
脑回变窄,脑沟增宽

(4) 去神经性萎缩:运动神经元或神经干损伤引起效应器官的萎缩。如脊髓灰质炎患者下肢肌肉的萎缩。

(5) 内分泌性萎缩:由于内分泌腺功能下降引起靶器官的萎缩,如垂体功能低下引起的肾上腺、甲状腺及性腺萎缩。

(二) 病理变化

肉眼观:萎缩的组织、器官体积缩小,重量减轻,质地变硬,颜色变深,一般保持原有形状。镜下观:实质细胞体积变小,数目减少,胞质浓染,可出现脂褐素颗粒,间质出现纤维组织增生或脂肪组织增生。

（三）影响及结局

萎缩的细胞、组织和器官功能下降。萎缩是一种可逆性的变化，去除病因后，轻度病理性萎缩的细胞有可能恢复正常，但若病因持续，萎缩的细胞最终可死亡。

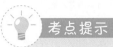

考点提示

萎缩的概念及类型

二、肥大

细胞、组织或器官体积的增大称为肥大。肥大通常是由于其实质细胞的体积增大所致，也可以是细胞数量的增多引起。肥大的组织、器官代谢和功能均增强，具有代偿意义。

肥大可分为生理性肥大和病理性肥大两种。

1. 生理性肥大　妊娠期子宫的肥大，哺乳期乳腺的肥大均属于生理性肥大。

2. 病理性肥大　病理性肥大可以分为代偿性肥大和内分泌性肥大。

（1）代偿性肥大：是由于器官的功能负荷加重所致。如高血压引起左心室肥大；一侧肾脏摘除后，另一侧肾脏发生代偿肥大等。

（2）内分泌性肥大：由于内分泌激素增多而使靶细胞肥大，如甲状腺素分泌增多引起甲状腺滤泡上皮细胞肥大等。

三、增生

组织或器官内实质细胞数量增多称为增生。增生是细胞有丝分裂活跃的结果，常导致组织或器官的体积增大。增生可分为生理性增生与病理性增生两种。

（一）生理性增生
适应生理需要所发生的增生，如青春期女性乳腺的发育、月经周期子宫内膜的增生等。

（二）病理性增生
1. 再生性增生：组织或细胞损伤后的增生，如肝细胞坏死后肝细胞增生等。

2. 代偿性增生：缺碘引起的甲状腺增生、肾代偿性肥大时肾小管上皮细胞的增生等。

3. 内分泌性增生：常见于过多的激素刺激引起增生，如雌激素过高引起的子宫内膜过度增生等。

四、化生

一种分化成熟的细胞被另一种分化成熟的细胞取代的过程称为化生。

常见的类型有：

1 鳞状上皮化生　常见于气管和支气管黏膜。在长期吸烟或慢性炎症损害时，假复层纤毛柱状上皮可转化为鳞状上皮（图2-3）。慢性宫颈炎时，宫颈黏膜单层柱状上皮被鳞状上皮取代。

2. 肠上皮化生　主要见于慢性萎缩性胃炎。由于慢性炎症的刺激，使胃黏膜上皮转化为含有潘氏细胞和杯状细胞的肠上皮。

3. 间叶组织化生　间叶组织中幼稚的

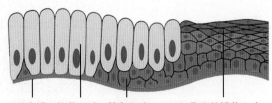

图2-3　柱状上皮的鳞状上皮化生模式图
柱状上皮细胞中的储备细胞分裂增殖，分化形成复层鳞状上皮细胞

成纤维细胞在损伤后,可转变为成骨细胞或成软骨细胞,称为骨或软骨化生。

化生的生物学意义有利有弊。化生可增强局部的抵抗力,但同时也失去了原有组织的功能。若其持续存在,则有可能恶变。

 知识链接

化生的特点

1. 化生仅见于再生能力较强的组织,如上皮组织、结缔组织;

2. 化生并不是由已分化的细胞直接转变为另一种细胞,而是由具有多分化潜能的细胞向另一方向分化而成;

3. 化生一般只能在同源细胞间进行。

第二节 细胞和组织的损伤

当机体内、外环境变化超过组织和细胞的适应能力后,可引起细胞和细胞间质发生物质代谢障碍而导致形态结构和功能的改变,称为损伤。根据损伤轻重程度不同,分为可逆性损伤(变性)和不可逆性损伤(细胞死亡)两大类。

一、可逆性损伤——变性

变性是指由于物质代谢障碍,细胞或细胞间质内出现异常物质或正常物质的量显著增多的一类可逆性的形态变化。常见的变性有以下几类:

(一)细胞水肿

细胞水肿是指细胞内水、钠比正常增多,又称水变性。常是细胞损伤中最早出现的改变。多见于缺氧、感染、中毒、高热时肝、心、肾等器官的实质细胞。

1. 病理变化 肉眼观:病变器官体积增大,重量增加,包膜紧张,切面隆起,边缘外翻,颜色变淡,似开水烫过一样。镜下观:病变初期,细胞线粒体和内质网肿胀,形成光镜下细胞质中出现的红染细颗粒状物。若水、钠进一步积聚,则细胞肿大明显,胞质疏松、淡染;严重时胞核也可淡染,整个细胞膨大如气球,圆而透亮,称为气球样变。

2. 影响和后果 病变的组织或器官功能降低。病因去除后,多可恢复正常形态;若病因持续存在,则可发展为细胞坏死。

 知识链接

细胞水肿的原因及发生机制

感染、缺氧、中毒、高热等原因使线粒体受损,ATP生成减少,细胞膜上的钠泵功能降低;或因细胞受伤,使细胞膜通透性增高,导致细胞内水、钠增多,形成细胞水肿。

(二)脂肪变性

脂肪变性是指非脂肪细胞内出现脂滴或脂滴明显增多。多见于肝细胞、心肌细胞、肾小管上皮细胞、骨骼肌细胞等,其中以肝细胞最常见。与感染、中毒、缺氧、营养不良、糖尿病及肥胖等因素有关。

1. 病理变化 肉眼观:脂肪变性的器官体积增大,包膜紧张,边缘变钝,质软,淡黄色,触之有油腻感。镜下观:脂肪变性的细胞体积增大,胞质内有大小不等的脂滴。在石蜡切片中,脂滴被酒精、二甲苯等有机溶剂溶解而呈空泡状(图2-4),严重者细胞核被挤压而偏向一侧。显著而弥漫性肝脂肪变性,称为脂肪肝。心肌的脂肪变性多见于慢性酒精中毒和缺氧,常累及左心室心内膜下和乳头肌部位,形成平行的黄色条纹与正常的暗红色心肌相间,状似虎皮,称为"虎斑心"。

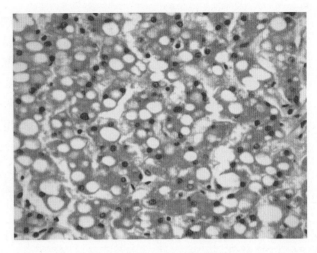

图 2-4 肝细胞脂肪变性

肝细胞质中见大小不等的空泡为脂滴;部分细胞核偏向细胞的一侧

2. 影响和后果 轻、中度的脂肪变性属于可逆性病变,当病因消除后可恢复正常。严重的脂肪变性可导致器官功能障碍。如严重的肝脂肪变性,可使肝细胞逐渐坏死,纤维组织增生,发展为肝硬化。

 知识链接

脂 肪 肝

正常情况下,肝脏只含少量的脂肪,约占肝重量的 4%~7%。在某些异常情况下,肝脏内脂肪含量超过 5% 时被界定为轻度脂肪肝,脂肪含量超过 10% 时为中度脂肪肝,超过 25% 以上为重度脂肪肝。

脂肪肝的病因有:①营养过度:肥胖;②代谢异常:如糖尿病;③化学物质:药物及酒精对肝脏的损害;④内分泌功能障碍:如甲状腺功能障碍等;⑤其他:如营养失调、感染等。

(三)玻璃样变性

玻璃样变性又称透明变性,系指在细胞内或间质中,出现均质、红染、半透明状蛋白质蓄积。它可以发生在结缔组织、血管壁,有时也可见于细胞内。

1. 血管壁的玻璃样变性 多发生于缓进型高血压患者的肾、脑、脾及视网膜的细动脉(图2-5)。高血压病时,全身细动脉持续痉挛,导致血管内膜缺血性损伤,通透性增高,血浆蛋白渗入内膜下,在内皮细胞下凝固,呈均匀、红染、无结构的物质,使细动脉管壁增厚、变硬,管腔狭窄、甚至闭塞,血流阻力增加,使血压升高,可引起受累

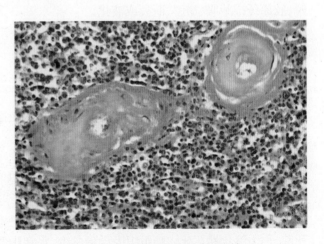

图 2-5 脾中央动脉玻璃样变性

高血压病时,脾中央动脉管壁增厚,管腔狭窄,管壁内见红染、均质的玻璃样物质

脏器局部缺血。玻璃样变性的细动脉弹性减弱,脆性增加,易发生破裂、出血。

2. 结缔组织玻璃样变性 常见于萎缩的子宫和乳腺间质、瘢痕组织、纤维化的肾小球、动脉粥样硬化的纤维性斑块及各种坏死组织的机化等。肉眼观:呈灰白色、半透明状,质地坚韧,缺乏弹性。镜下

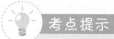

考点提示

常见变性及特点

观:纤维细胞明显变少,陈旧的胶原纤维增粗并互相融合成为均质无结构红染的梁状、带状或片状,失去纤维性结构。

二、不可逆性损伤 —— 细胞死亡

当细胞发生不可逆损伤,呈现代谢停止、结构破坏和功能丧失,称细胞死亡。细胞死亡可表现为坏死和凋亡两种类型。

(一) 坏死

活体内局部组织、细胞的死亡称为坏死。坏死可因致病因素较强直接导致,但大多由可逆性损伤发展而来。

考点提示

细胞坏死的标志

1. 坏死的基本改变

(1) 细胞核的改变:是细胞坏死的主要标志,表现为:①核固缩:细胞核染色质浓缩,使核体积缩小,染色变深;②核碎裂:核膜破裂,核染色质崩解为小碎片,分散在细胞质中;③核溶解:在 DNA 酶的作用下,染色质的 DNA 分解,核染色变淡,继而核完全消失(图2-6)。

(2) 细胞质的改变:嗜酸性染色增强,因胞质微细结构破坏呈红染细颗粒状或均质状。

(3) 间质的改变:间质的基质崩解,胶原纤维肿胀、崩解、断裂或液化。

2. 坏死的类型

(1) 凝固性坏死:蛋白质变性凝固且溶酶体酶水解作用较弱时,坏死区呈灰白或黄白色、干燥、结实的凝固

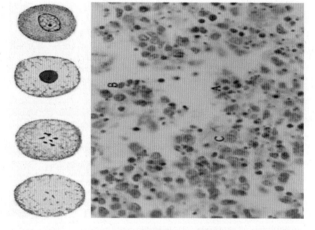

图2-6 坏死时细胞核的变化
正常细胞核 - 核固缩 - 核碎裂 - 核溶解

体,故称为凝固性坏死。常见于心、肾、脾等器官的缺血性坏死。坏死灶与健康组织分界明显。镜下见细胞结构消失,但组织结构的轮廓依然可见。

干酪样坏死是凝固性坏死的特殊类型。主要见于结核病的坏死灶。坏死组织分解比较彻底,加上含有较多的脂质,因而呈淡黄色,质软,状似干酪,故称为干酪样坏死。镜下不见组织轮廓,只见一些红染的无结构颗粒物质。

(2) 液化性坏死:组织坏死后,酶的消化、水解占优势,则坏死组织溶解、液化,并形成坏死腔,称为液化性坏死。脑组织因含蛋白少、水和脂质多,坏死后常形成羹状软化灶,故脑组织的液化性坏死又称为脑软化。脓肿属于液化性坏死。

(3) 纤维素样坏死:是结缔组织和小血管壁常见的坏死形式。镜下,病变部位的组织呈

强嗜酸性、颗粒状、小块状或细丝状无结构物质,状似纤维素,故称为纤维素样坏死。多发生于某些变态反应性疾病,如风湿病、结节性多动脉炎、新月体性肾小球肾炎以及急进型高血压病等。

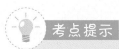

考点提示

坏死的类型

(4)坏疽:是指较大范围组织坏死继发不同程度的腐败菌感染。细菌分解坏死组织产生硫化氢,与红细胞破坏释放的铁离子相结合形成硫化亚铁,使坏死组织呈黑色。坏疽可分为以下三种类型(表2-1)。①干性坏疽:多见于四肢末端。由于动脉受阻而静脉回流通畅,故坏死组织的水分少,病变部位干涸皱缩,呈黑褐色,与周围健康组织之间有明显的分界线。由于坏死组织比较干燥,不利于腐败菌生长,病情进展缓慢,全身中毒症状轻(图2-7)。②湿性坏疽:多发生于与外界相通的内脏(肺、肠、子宫、阑尾等),也可发生于动脉阻塞及静脉回流受阻的肢体。坏死组织含水分较多,适合腐败菌的生长繁殖,故感染较重,局部明显肿胀,呈暗绿色或污黑色,伴有恶臭,与健康组织间无明显分界线。同时组织坏死腐败所产生的毒性产物及细菌毒素被吸收后,可引起全身中毒症状,甚至可发生中毒性休克而死亡。常见的有坏疽性阑尾炎、肠坏疽、肺坏疽及产后坏疽性子宫内膜炎等。③气性坏疽:主要见于深达肌肉的开放性创伤合并产气荚膜杆菌等厌氧菌感染时。细菌分解坏死组织时产生大量气体,使坏死组织内含气泡而呈蜂窝状,按之有捻发音,有恶臭。病变发展迅速,中毒症状明显,后果严重,需紧急处理。

表2-1 三种坏疽的比较

	干性坏疽	湿性坏疽	气性坏疽
发生条件及部位	动脉阻塞、静脉回流通畅的四肢末端	与外界相通的内脏器官,动静脉均阻塞的肢体	深达肌肉的开放性创伤,合并厌氧菌感染
病理变化	黑褐色、干涸、皱缩,与周围组织分界清	明显肿胀、暗绿、污黑色伴有恶臭,界限不清	含大量气体,呈蜂窝状,有捻发音,恶臭
感染中毒	腐败菌感染轻 全身中毒症状轻	腐败菌感染重 全身中毒症状明显	发展迅速全身中毒症状严重

3. 坏死的结局

(1)溶解吸收:小范围的坏死组织可被坏死细胞本身及周围浸润的中性粒细胞所释放的蛋白溶解酶溶解液化,由淋巴管或血管吸收,不能吸收的碎片则由巨噬细胞吞噬清除。

(2)分离排出:坏死灶较大不易完全吸收时,其周围发生炎症反应,中性粒细胞释放蛋白溶解酶,将局部坏死组织溶解液化,使其与健康组织分离,脱落或排出。发生于皮肤、黏膜的坏死组织脱落后留下的浅表缺损,称为糜烂;较深的缺损称为溃疡。肾、肺等内脏器官坏死组织液化后可经自然管道(输尿管、气管)排出,留下的空腔称为空洞。深部组织坏死后形成的开口于皮肤或黏膜的盲性管道,称为窦道。体表与空腔器官之间或两个空腔器官之间有两个以上开口的病理性通道称为瘘管。

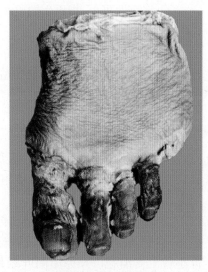

图 2-7 足干性坏疽

干性坏疽累及脚趾,呈黑色,干枯。与周围组织边界清楚,为血栓闭塞性脉管炎引起的缺血性坏死,小趾已脱落缺失

(3) 机化：坏死组织不能完全溶解吸收或分离排出，则由新生肉芽组织长入并逐步将其取代的过程称为机化。

(4) 包绕、钙化：较大范围的坏死组织，难以溶解吸收，或不能完全机化，则由周围新生肉芽组织加以包绕，称为包裹。坏死组织中有大量钙盐沉积时称为钙化。

(二) 细胞凋亡

凋亡是活体内个别细胞通过基因及其产物的调控而发生的一种程序性死亡。死亡细胞的质膜不破裂，不引发死亡细胞自溶，且不伴有炎症反应，而是表现为单个或小团细胞固缩，细胞核浓缩形成凋亡小体。凋亡可出现在生理或病理过程中。生理性凋亡与保持成年个体器官的大小和功能、参与器官的发育和改建有关。病理性凋亡可见于肿瘤中的细胞死亡及某些病毒感染等。

第三节 损伤的修复

修复是指局部组织和细胞损伤后，机体对所形成的缺损进行修补恢复的过程。修复有再生和纤维性修复两种方式。

一、再生

再生是指组织损伤后由周围同种细胞分裂增生完成修复的过程。

(一) 类型

再生分为生理性再生和病理性再生。

1. 生理性再生　在生理过程中，有些细胞和组织不断老化、凋亡，由新生的同种细胞不断补充，以保持原有的结构和功能，称生理性再生。如表皮细胞不断地角化脱落，通过基底细胞不断增生、分化，予以补充；子宫内膜周期性脱落，又有新生的内膜再生等。

2. 病理性再生　指组织损伤后所发生的再生。可分为完全性再生和不完全性再生。

(1) 完全性再生：指再生的组织完全恢复原有组织的结构和功能。常发生于损伤范围小，再生能力强的组织。

(2) 不完全性再生：是指缺损的组织不能通过原组织的再生修复，而由肉芽组织增生进行修补，最后形成瘢痕组织，故也称为瘢痕性修复或纤维性修复。发生于损伤较重，再生能力较弱或缺乏再生能力的组织。

(二) 各种组织的再生能力

按再生能力的强弱，可将人体细胞分为三类。

1. 不稳定细胞　是指再生能力强的细胞。这类细胞在生理情况下不断地增殖，以代替衰亡或破坏的细胞。属于此类细胞的有表皮细胞、呼吸道、消化道和泌尿生殖道黏膜的被覆细胞、淋巴及造血细胞等。

2. 稳定细胞　有较强的潜在再生能力的细胞。这类细胞在生理情况下增殖现象不明显，一旦受到损伤刺激后，表现出较强的再生能力。属于此类细胞的有各种腺体及肝细胞、肾小管上皮细胞以及原始间叶组织及其衍生细胞，如成纤维细胞、血管内皮细胞、骨细胞等。

3. 永久性细胞　是指不具有再生能力的细胞，属于此类的有神经细胞、心肌细胞和骨骼肌细胞，一旦损伤破坏则永久性缺失，代之以瘢痕性修复。

（三）组织再生过程

1. **被覆上皮的再生** 鳞状上皮缺损后，由创缘或底部的基底层细胞分裂增生，向缺损的中心区伸展，先形成单层上皮，以后增生分化为鳞状上皮。胃肠黏膜的柱状上皮缺损后，由邻近的基底部细胞分裂增殖形成立方上皮，然后分化为柱状上皮。

2. **血管的再生**

（1）毛细血管的再生：以生芽的方式再生。血管内皮细胞分裂增生，形成突起的幼芽，继续增生生成实心条索，在血流的冲击下出现管腔，形成新生的毛细血管，进而相互吻合构成毛细血管网。

（2）大血管的修复：大血管离断后需手术吻合，吻合处两侧内皮细胞分裂增生，互相连接，恢复原来内膜结构。但离断的平滑肌不能完全再生，而由结缔组织增生连接，形成瘢痕修复。

3. **纤维组织的再生** 在损伤刺激下，受损处成纤维细胞进行分裂、增生。当成纤维细胞停止分裂后，开始合成并分泌前胶原蛋白，在细胞周围形成胶原纤维，同时细胞逐渐成熟，成为长梭形的纤维细胞。

4. **神经组织的再生** 脑和脊髓内的神经细胞坏死后不能再生，由神经胶质细胞及其纤维修补，形成胶质瘢痕。外周神经受损时，如果与其相连的神经细胞仍然存活，则可完全再生。但若断离的两断端相距太远，或者两断端之间有瘢痕或其他组织阻隔，或者因截肢失去远端，再生的轴突均不能到达远端，而与增生的结缔组织混杂在一起，卷曲成团，形成创伤性神经瘤，可引起顽固性疼痛。

二、纤维性修复

组织损伤范围较大或损伤组织再生能力弱，则须通过纤维组织增生完成修复，即纤维性修复。纤维性修复由肉芽组织增生开始，最终形成瘢痕组织。

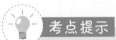
考点提示
肉芽组织的概念、特点及功能

（一）肉芽组织概念
肉芽组织是由新生的毛细血管、增生的成纤维细胞及炎细胞组成的幼稚的结缔组织。

（二）肉芽组织的形态结构

1. **肉眼观** 生长良好的肉芽组织呈鲜红色，柔软湿润，鲜嫩，表面呈细颗粒状，触之易出血，因无神经纤维而无痛觉。

2. **镜下观** 大量新生的毛细血管，平行排列，均与创面垂直，并在近表面处互相吻合形成弓状突起；在新生的毛细血管之间有大量的成纤维细胞及炎细胞（以巨噬细胞、中性白细胞为主）（图 2-8）。

（三）肉芽组织的作用
肉芽组织在组织损伤修复过程中有以下重要作用：①抗感染、保护创

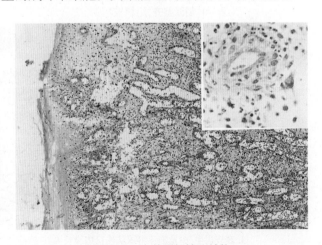

图 2-8 肉芽组织镜下结构

皮肤溃疡底部的肉芽组织，可见新生的毛细血管向创面垂直生长，右上角放大图示肉芽组织

面;②填补创口及其它组织缺损;③机化或包裹坏死组织、血栓、炎性渗出物及其他异物。

（四）肉芽组织的结局

随着时间的推移,肉芽组织内毛细血管闭合、数目减少;成纤维细胞转变为纤维细胞并产生大量胶原纤维后,逐渐转变为灰白色、质地坚韧、半透明、缺乏弹性的瘢痕组织。

三、创伤愈合

创伤愈合是指机体遭受外力作用,皮肤等组织出现离断或缺损后的愈复过程,包括了各种组织的再生和肉芽组织增生、瘢痕形成的复杂组合。

（一）创伤愈合的类型

创伤愈合可分为以下三种类型。

1. 一期愈合　见于组织缺损少、创缘整齐、对合严密、无感染的伤口,例如无菌手术切口的愈合,就是典型的一期愈合。这种伤口中只有少量血凝块,炎症反应轻微,24~48 小时再生的表皮便可将伤口覆盖,肉芽组织在第 3 天就可从伤口边缘长出并很快将伤口填满,第 5~6 天胶原纤维形成,1 周左右伤口达临床愈合标准,可拆除缝线,留下一条线状瘢痕。一期愈合时间短,形成的瘢痕小,一般对机体无大的影响(图 2-9)。

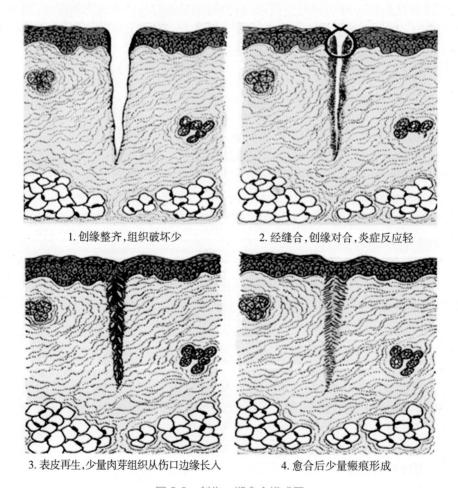

1. 创缘整齐,组织破坏少　　　　2. 经缝合,创缘对合,炎症反应轻

3. 表皮再生,少量肉芽组织从伤口边缘长入　　　　4. 愈合后少量瘢痕形成

图 2-9　创伤一期愈合模式图

2. 二期愈合 见于组织缺损较大、创缘不整齐、无法对合，或伴有感染或异物的伤口。这种伤口的愈合与一期愈合比较有以下不同：①由于坏死组织多或伴有感染，故炎症反应明显。只有在坏死组织被清除，感染被控制后，再生才能开始；②从伤口底部及边缘长出大量的肉芽组织将伤口填平，表皮在肉芽组织填平后，才自边缘开始增生，将伤口覆盖。因此，这种伤口愈合时间长，形成的瘢痕大（图2-10）。

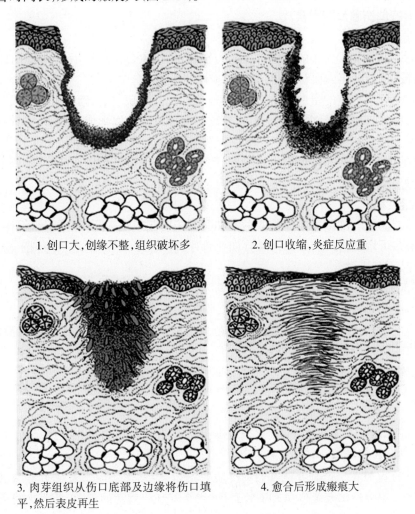

1. 创口大，创缘不整，组织破坏多

2. 创口收缩，炎症反应重

3. 肉芽组织从伤口底部及边缘将伤口填平，然后表皮再生

4. 愈合后形成瘢痕大

图 2-10　创伤二期愈合模式图

3. 痂下愈合 见于浅表皮肤擦伤。伤口表面的血液、渗出液及坏死组织干燥后形成黑褐色硬痂，上皮再生完成后，痂皮即脱落，称为痂下愈合。

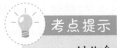

考点提示

创伤愈合的类型

（二）骨折愈合

骨组织再生能力很强。骨折后，经过正确复位和良好的固定，由两断端的骨组织再生修复可完全愈合，恢复正常的结构和功能。骨折愈合的过程分为以下几个阶段。

1. 血肿形成 骨折后，局部血管破裂出血，在两端及周围形成血肿将断端连接起来。

2. 纤维性骨痂形成 骨折后 2~3 天，骨膜细胞、成纤维细胞及毛细血管再生，形成肉芽组织并逐渐取代血肿，继而纤维化，形成纤维性骨痂，将两断端连接起来，但此时的连接并不牢固。此过程需要2~3周。

3. 骨性骨痂形成　在纤维性骨痂的基础上,逐渐形成骨样组织并钙化,形成骨性骨痂,使骨折两端牢固地结合,但结构疏松,仍达不到正常骨组织的功能需要。此过程需要2~3个月。

4. 骨性骨痂改建　骨性骨痂为了适应骨的负重和运动功能,进一步改建成为成熟的板层骨,最终恢复正常骨的解剖结构。此过程需几个月甚至几年才能完成。

(三)影响创伤愈合的因素

1. 全身因素

(1)年龄:儿童和青少年的组织再生能力较强,创伤愈合快。老年人则相反,组织再生能力差,愈合慢,这与老年人血管硬化、血液供应减少有关。

(2)营养状况:严重的蛋白质缺乏,尤其是含硫氨基酸缺乏时,肉芽组织形成减少及胶原纤维形成不良,伤口愈合延缓。维生素C缺乏时胶原纤维难以形成,微量元素锌缺乏也会影响伤口愈合。

(3)其他因素:某些药物如糖皮质激素、抗肿瘤药物等可延缓创伤愈合;某些疾病如尿毒症、糖尿病等,均可对创伤愈合产生不利影响。

2. 局部因素

(1)感染与异物:细菌感染产生的毒素和酶等能引起组织坏死,加重组织损伤;感染时局部渗出物增多可增加伤口的张力;异物(如死骨片、丝线、纱布等)既是一种刺激物,同时也加重炎症反应,不利于愈合。

(2)局部血液循环:良好的局部血液循环有利于坏死物质的吸收及抗感染,并提供组织再生所需的氧和营养,促进伤口愈合。反之,则影响愈合。

(3)神经支配:正常的神经支配对损伤的修复有一定的作用。自主神经的损伤,使局部血液循供应减少,也不利于再生修复。

(4)电离辐射:能破坏细胞、损伤血管、抑制组织再生,也能阻止瘢痕形成。

小结

内、外环境发生显著变化时,刺激机体组织和细胞发生相应的形态、功能和代谢的变化,主要包括各种适应性变化和损伤。

适应的目的在于使自身能在新的环境中得以生存,形态学上表现为萎缩、肥大、增生和化生。萎缩和肥大是体积大小的变化,增生是细胞数量的增多,而化生则是转化为另一类同源细胞或组织。

变性属于可逆性损伤,指细胞内和间质中出现了异常物质或过量的正常物质,常见的变性有细胞水肿、脂肪变性和玻璃样变性等。引起变性的原因及时去除,发生变性的组织和细胞可恢复正常,否则可发展成坏死。

坏死是细胞死亡的一种形式,与另一种死亡形式凋亡比较,坏死是病理性、非程序性死亡,是不可逆转的损伤。其主要标志是细胞核发生固缩、碎裂和溶解。组织坏死常分为:凝固性坏死、液化性坏死、纤维素样坏死及坏疽四种。

组织损伤后,机体可通过两种形式对损伤组织进行修复:①再生,即由同类型细胞增生完成修复;②纤维性修复,即由肉芽组织增生完成修复。肉芽组织主要由毛细血管、成纤维细胞和炎细胞构成,具有填补缺损、抗感染及机化异物的功能,在各种创伤愈合中具有重要的意义。肉芽组织老化后变成瘢痕组织。

目标测试

A1 型题

1. 四肢骨折石膏固定后引起的骨骼肌萎缩,主要属于
   A. 去神经性萎缩　　　　　B. 失用性萎缩　　　　　C. 压迫性萎缩
   D. 营养不良性萎缩　　　　E. 内分泌性萎缩

2. 支气管黏膜上皮转化为鳞状上皮的过程称为
   A. 机化　　　　　　　　　B. 增生　　　　　　　　C. 再生
   D. 化生　　　　　　　　　E. 变性

3. 细胞内或间质中出现异常物质或正常物质显著增多,称为
   A. 代偿　　　　　　　　　B. 适应　　　　　　　　C. 变性
   D. 坏死　　　　　　　　　E. 肥大

4. 细胞坏死在组织学上的主要形态标志是
   A. 细胞膜的变化　　　　　B. 细胞核的变化　　　　C 细胞质的变化
   D. 细胞器的变化　　　　　E. 细胞间质的变化

5. 干性坏疽多发生于
   A. 四肢末端　　　　　　　B. 心　　　　　　　　　C. 肾
   D. 肺　　　　　　　　　　E. 脑

6. 坏死组织逐渐被肉芽组织取代的过程,称为
   A. 纤维化　　　　　　　　B. 化生　　　　　　　　C. 钙化
   D. 分化　　　　　　　　　E. 机化

7. 干酪样坏死属于
   A. 液化性坏死　　　　　　B. 干性坏疽　　　　　　C. 湿性坏疽
   D. 纤维素样坏死　　　　　E. 凝固性坏死

8. 虎斑心见于
   A. 心肌梗死　　　　　　　B. 心肌细胞水肿　　　　C. 心肌脂肪变性
   D. 心肌玻璃样变性　　　　E. 心肌纤维化

9. 下列哪种细胞损伤后**不能**再生
   A. 骨细胞　　　　　　　　B. 肝细胞　　　　　　　C. 表皮细胞
   D. 神经细胞　　　　　　　E. 内皮细胞

10. 下列肉芽组织的正确描述**不包括**
    A. 鲜红色　　　　　　　　B. 颗粒状　　　　　　　C. 易出血
    D. 痛觉敏感　　　　　　　E. 柔软湿润

11. 一期愈合应具备的条件是
    A. 组织缺损少、创缘整齐、无感染
    B. 组织缺损少、创缘不整齐、无感染
    C. 组织缺损少、创缘不整齐、有感染
    D. 创缘整齐、组织缺损大、无感染
    E. 创缘不整齐、创面对合不紧密、有感染

A2型题

12. 有一女性患者,50 岁。左输尿管结石,B 超发现左肾体积增大,肾盂有积水,肾实质萎缩,此为何种萎缩

    A. 营养不良性萎缩   B. 去神经性萎缩   C. 压迫性萎缩

    D. 失用性萎缩   E. 内分泌性萎缩

13. 有一老年病人,诊断动脉粥样硬化症十几年,曾出现跛行,左下肢第一足趾逐渐变黑而疼痛,此足趾病变可能为

    A. 贫血性梗死   B. 出血性梗死   C. 干性坏疽

    D. 湿性坏疽   E. 黑色素瘤

(周士珍)

第三章 局部血液循环障碍

 学习目标

1. 掌握:血栓形成的概念、条件及影响;栓塞的概念、类型及影响;梗死的概念及原因。
2. 熟悉:充血、淤血的原因及影响;出血的类型及后果;栓子的运行途径;梗死的类型。
3. 了解:充血、淤血的概念;血栓形成的过程及类型。

良好的血液循环是维系人体健康的基本要素之一。人体通过血液循环向全身的组织器官输送生命所必需的氧气和营养物质,同时运走组织细胞代谢所产生的各种代谢废物如二氧化碳等,从而维持人体内环境的稳定,使组织细胞代谢和器官功能活动能正常进行。当局部血液循环发生障碍时,组织器官的代谢、功能就会发生紊乱,甚至导致形态结构异常,严重时会危及生命。

第一节 充 血

 病例 3-1

某 ×,男,68 岁。高血压病史 30 余年,近 3 年合并高血压性心脏病。3 天前因咳嗽、咳痰、气促、发热到某村医务所就诊。查体:体温 39.2℃,脉搏 110 次 / 分,呼吸 28 次 / 分,血压 180/105mmHg,口唇发绀,心界扩大。给予输液、给氧、抗感染、降血压等治疗措施,输液过程中患者突然出现呼吸困难,不能平卧,咳嗽加剧,咯粉红色泡沫痰,听诊两肺布满湿性啰音,心率 130 次 / 分。

问:1. 该患者输液后突然发生何种病变?
　　2. 诊断依据是什么?

人体局部器官或组织的血管内血液含量增多称为充血。依原因将其分为动脉性充血和静脉性充血两类。

一、动脉性充血

因动脉扩张使流入局部器官或组织的血液含量增多,称为动脉性充血,简称充血(图 3-1)。

(一)原因和类型

生理、物理、化学因素或某些病理变化的刺激,促使血管舒张神经兴奋性增高或舒血管活性物质释放,可导致细动脉扩张而发生充血。常见的类型有:

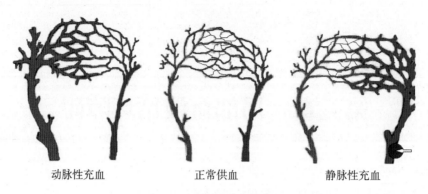

动脉性充血　　　　　　正常供血　　　　　　静脉性充血

图 3-1　充血和淤血示意图

红色为动脉,蓝色为静脉

1. **生理性充血**　指因生理变化而发生的充血。如情绪激动时出现的面红耳赤;运动时面部以及骨骼肌的充血等。

2. **病理性充血**　指病理状态下的充血。常见的有:①炎症性充血:在炎症早期,由于致炎因子的刺激使发炎区域细动脉扩张,血流加快,造成动脉性充血。②减压后充血:当器官或局部组织长时间受压,致使受压动脉张力降低,若压力突然解除时,受压动脉可发生反射性扩张引起充血,称为减压后充血。如长时间下蹲后突然站立出现头晕眼花甚至晕厥,就是因为下肢发生减压后充血,致使过多的血液迅速流入下肢扩张的血管内,引起短暂性脑供血不足而造成的。

(二) 病理变化

肉眼观:发生动脉性充血的器官或组织,体积可轻度增大,颜色鲜红,温度升高;黏膜的充血还可引起腺体的分泌增加。镜下观:局部组织内细动脉及毛细血管扩张,充满血液。

(三) 影响

动脉性充血多为短暂性的血管反应,原因消除后即可恢复正常,它对人体的影响有利也有弊。足浴、热敷、透热疗法等,使局部组织发生动脉性充血,血流速度加快,给局部组织带来大量的氧和营养物质,促进局部组织的代谢活动,增强器官功能,消除疲劳状态,对机体是有利的;但在高血压、动脉粥样硬化和脑血管畸形等疾病的基础上,由于情绪激动等原因造成脑血管扩张充血,容易引起血管破裂而发生脑出血,俗称脑中风,可导致偏瘫甚至死亡。

二、静脉性充血

由于静脉血液回流受阻,使较多的血液淤积于器官或组织内称为静脉性充血,简称淤血。淤血通常是病理性的,远比动脉性充血常见。淤血持续时间长,常对机体造成诸多不利影响(图 3-1)。

(一) 原因

1. **静脉阻塞**　如下肢深部静脉内血栓形成可阻塞静脉而引起下肢淤血水肿。

2. **静脉受压**　局部静脉受压时导致管腔变窄或闭塞,血液回流受阻,引起淤血。如:肠扭转或肠套叠时,肠系膜静脉受压引起局部肠段的淤血;肿瘤、炎性包块或绑带包扎过紧等压迫静脉引起相应部位的淤血;妊娠后期,增大的子宫压迫髂静脉,也会引起孕妇下肢的淤血。

3. **静脉血液坠积**　因长时间站立或坐位,下肢静脉血液坠积可发生下肢淤血。

4. 心力衰竭　左心衰竭时,肺静脉血难以回流至左心房,造成肺淤血。右心衰竭时,导致体循环淤血,出现颈静脉怒张、肝大、下肢水肿等。

(二)病理变化

肉眼观:淤血的组织或器官肿胀,呈暗红色,局部温度降低,因皮肤或被膜紧张可引起局部不适甚至疼痛。镜下观:组织内微细静脉和毛细血管扩张,充满血液,有时伴有水肿和出血。全身淤血时,血液中还原型血红蛋白含量增多,若大于50g/L,皮肤和口唇黏膜呈紫蓝色,称发绀。

(三)影响

淤血对人体的影响,取决于淤血的部位、程度和持续时间等。如果淤血持续时间较长,可造成以下不良后果:①组织水肿和体腔积液:淤血时,毛细血管内压力增大以及淤血性缺氧导致的毛细血管壁损伤、通透性增高,使血浆外渗,造成局部水肿或体腔积液;②漏出性出血:淤血严重时红细胞可漏出到血管外;③细胞损伤:因缺氧和营养供应不足以及中间代谢产物的堆积,实质细胞可发生萎缩、变性、甚至坏死;④淤血性硬化:长期淤血时,间质内纤维组织增生和网状纤维融合成胶原纤维,使淤血的器官或组织逐渐变硬;⑤静脉曲张。

(四)重要器官淤血

1. 肺淤血　多见于左心衰竭。急性左心衰竭时,因肺泡壁毛细血管和小静脉高度扩张淤血,肺泡腔内有大量的水肿液,患者可有呼吸困难,不能平卧,发绀,咳粉红色泡沫痰,听诊两肺布满湿性啰音;

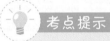
考点提示

淤血的后果

在慢性左心衰竭时,肺泡腔内可见少量水肿液、红细胞和心力衰竭细胞。心力衰竭细胞是指巨噬细胞吞噬并分解红细胞后,其胞质内有含铁血黄素沉积,这是左心衰竭在病理上的特征,病人可咳出铁锈色痰。长期慢性肺淤血,还会引起肺间质网状纤维胶原化和纤维结缔组织增生,使肺质地变硬,加之大量含铁血黄素的沉积,肺呈棕褐色,故称为肺褐色硬化。

2. 肝淤血　多见于右心衰竭。肉眼观:肝脏体积增大,包膜紧张。慢性肝淤血时,肝切面呈红(淤血区)黄(脂肪变性区)相间的花纹,形似槟榔切面,故有槟榔肝之称(图3-2)。镜下观:肝小叶中央静脉

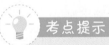
考点提示

肺及肝淤血的原因及表现

及其附近肝窦扩张淤血、肝细胞萎缩甚至消失,肝小叶边缘肝细胞脂肪变性。长期慢性肝淤血可引起肝内间质网状纤维胶原化并伴有纤维结缔组织增生,最终导致淤血性肝硬化。

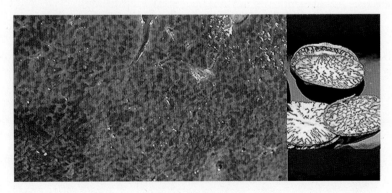

图3-2　槟榔肝

第二节 出　血

血液流出到心、血管外称为出血。流出到体外叫外出血；流入体腔或组织内时叫内出血。

一、原因和类型

（一）破裂性出血

由外伤、心血管病变、溃疡、肿瘤侵蚀等导致心、血管壁破裂所致。

（二）漏出性出血

因毛细血管壁通透性增高或凝血功能障碍所致。见于淤血、感染、中毒、过敏、维生素 C 缺乏、各种原因引起的血小板减少等。

二、病变及后果

破裂性出血通常仅见于心血管破裂的局部及其所能流向的部位，漏出性出血则往往具有全身性和多发性的特点。

鼻腔出血流出体外称鼻衄；肺或支气管血管破裂出血经口咳出称咯血；少量血液混于痰中称痰中带血；上消化道出血经口排出体外称呕血；胃肠出血经肛门排出称便血；泌尿道出血随尿排出称血尿；皮肤、黏膜微小、散在的出血点称瘀点，若出血灶大于 1cm 称瘀斑，瘀点和瘀斑数量很多称为紫癜；血液蓄积在体腔称为积血；组织内大量出血并积聚在局部称为血肿。皮肤出血灶的颜色随着红细胞的逐渐崩解而改变，依次为紫红色、蓝绿色、橙黄色，尔后消退。

出血的后果因出血量、速度、部位不同而异。同时，与出血时患者是否能够得到及时有效的止血和其他救助措施也有关。出血量较少时，一般不会引起严重后果。若短时间内出血量达到全身血液总量的 20%~25% 时，可引起失血性休克。一次性大量出血或反复、慢性出血可引起贫血。脑出血可引起偏瘫甚至死亡，而心脏或主动脉的破裂常导致猝死。视网膜出血可引起视力下降或失明等。

第三节　血栓形成

 病例 3-2

某×，男，62 岁。10 年前确诊为脑动脉粥样硬化症，有高血压病史。3 天前早晨起床后自觉头晕并发现右侧上、下肢麻木、乏力，活动不能自如，说话时吐字不清晰，且症状逐渐加重，至次日上午右侧肢体完全麻痹瘫痪，口齿不清，俗称半身不遂。

问：1. 导致该患者半身不遂的原因是什么？

2. 该患者因偏瘫长期卧床，应注意预防什么情况发生？

在活体的心、血管内血液成分凝固成固体质块的过程称为血栓形成，所形成的固体质块称为血栓。

一、血栓形成的条件及机制

正常情况下,血液的凝血系统和抗凝血系统保持动态平衡,使血液处于流动的液体状态,一旦这种平衡被打破,血小板和其它凝血因子被激活,就会引起凝血反应而形成血栓。

(一) 心、血管内膜损伤

正常心、血管内膜把血小板、凝血因子与内膜下的胶原纤维隔开,防止激活凝血系统,使血液成分不会在心血管内凝固。一旦内膜表面的内皮细胞损伤,血小板与胶原纤维接触而被激活并发生黏附,同时裸露的胶原纤维激活Ⅻ因子启动了内源性凝血系统;损伤的内皮细胞还释放出组织因子,激活外源性凝血系统,启动凝血过程而引起血栓形成。故临床上血栓形成多见于各种血管内膜炎、心内膜炎、心肌梗死、动脉粥样硬化症及手术损伤血管等。输液时应尽量避免在同一部位反复静脉穿刺,防止静脉血栓形成。

(二) 血流缓慢或涡流形成

正常血流中,红细胞和白细胞等有形成分在血管的中轴流动,其外是血小板,最外层的边流是血浆,这种分层的血流将血小板与血管内膜分开。当血流缓慢或有涡流时,血小板进入边流,容易黏附于内膜从而启动凝血过程,形成血栓。故临床上静脉血栓远比动脉血栓多见,尤其以下肢深部静脉血栓最常见。因为下肢深部静脉血流不仅缓慢,而且有静脉瓣,容易形成涡流,导致血栓形成。久病或术后长期卧床者、心力衰竭病人,应注意适当下床活动,预防血栓形成。

(三) 血液凝固性增高

血液处于高凝状态,是导致血栓形成的另一个重要条件。在严重创伤、大面积烧伤、大手术后或产后大出血时,血液浓缩,血小板及其他凝血因子含量增多,血液黏性增加,易发生血栓形成。此外,也见于妊娠高血压综合征、高脂血症、冠状动脉粥样硬化症、吸烟和肥胖症等。

血栓形成往往是上述三项条件共同作用的结果,常以其中一条为主。其中,心血管内膜损伤是血栓形成最重要和最常见的原因,但在不同的状态下,血流缓慢及血液凝固性增高也可能起到非常重要的作用。

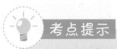
考点提示
血栓形成的概念和条件

二、血栓形成的过程及类型

(一) 血栓形成的过程

血栓形成的过程大致可分为二个阶段:①血小板黏附和沉积形成血小板血栓;②血流中的血小板不断激活和黏附在血小板血栓上,反复进行,形成珊瑚状的血小板小梁;③血栓体积不断增大,导致血管阻塞,局部血流停滞(图3-3)。

由血小板黏附和沉积形成的血小板血栓是血栓形成的第一步,血栓形成后的发展、形态和组成以及血栓的大小则取决于血栓发生的部位和局部的血流状态。

(二) 血栓的类型

1. 白色血栓 主要由血小板和少量纤维蛋白构成。肉眼观呈灰白色小结节,表面粗糙,质实,与内膜粘连较紧,不易脱落。常见于风湿性心内膜炎时的二尖瓣闭锁缘及静脉内延续性血栓的起始部。

2. 混合血栓 混合血栓主要由血小板小梁、白细胞、纤维蛋白网及红细胞构成。肉眼

29

观呈灰白色和红褐色层状交替结构。多发生于血流缓慢的静脉,是延续性血栓的体部,比较粗糙,与血管壁粘连。

3. 红色血栓 主要由纤维蛋白和红细胞构成。肉眼观呈暗红色,新鲜时湿润,有一定的弹性。时间长了,水分被吸收变干燥,质脆易碎,容易脱落而造成血栓栓塞。主要见于静脉,是延续性血栓的尾部。

4. 透明血栓 主要由嗜酸性匀质透明状的纤维蛋白构成。常见于弥散性血管内凝血,发生于全身微循环小血管内,只能在显微镜下见到,故又称微血栓。

三、血栓的结局

(一) 溶解、吸收

在纤维蛋白溶解系统和白细胞崩解释放的蛋白水解酶的作用下,新鲜的小血栓可完全溶解、吸收消散。

(二) 软化、脱落

较大的血栓多为部分溶解而软化,在血流冲击下形成碎片或整个脱落,并随血流运行,阻塞与血栓大小相应的血管,造成血栓栓塞。

(三) 机化、再通

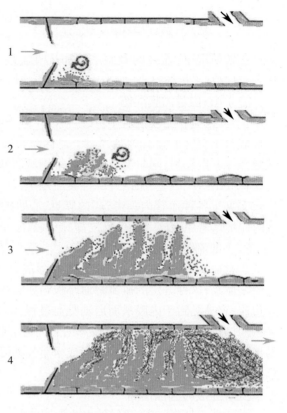

图 3-3 静脉内血栓形成示意图

1. 血流经过静脉瓣后形成涡流,血小板沉积;2. 血小板继续沉积形成小梁,小梁周围有白细胞黏附;3. 小梁间形成纤维蛋白网,网罗大量红细胞;4. 血管腔堵塞,局部血流停滞致血液凝固

血栓存在时间较长时,由血管壁向血栓内长入新生的肉芽组织,逐渐取代血栓,此过程称为血栓机化。完全机化后的血栓与血管壁粘连牢固,不再脱落。血栓在机化过程中逐渐干燥收缩,出现裂隙,新生的内皮细胞长入并被覆于裂隙表面形成新的血管,并互相吻合沟通,使阻塞的血管部分地重建血流,这一过程称为再通。

(四) 钙化

血栓长时间未能溶解又未完全机化,可发生钙盐沉积,称为钙化。血栓钙化后成为静脉石或动脉石。

四、血栓对机体的影响

(一) 有利

在某些情况下血栓形成对机体有利,如:①止血;②预防出血;③防止炎症蔓延。

(二) 不利

1. 阻塞血管 动脉内血栓形成,在缺乏或不能建立有效侧支循环的情况下,会引起相应器官的缺血性坏死,如冠状动脉血栓形成引起心肌梗死。静脉内血栓形成,则引起局部淤血、水肿、出血甚至坏死,如肠系膜静脉血栓可引起肠的出血性梗死。

2. 血栓栓塞 血栓的整体或部分脱落成为栓子,随血流运行,引起相应部位的血栓栓塞。若栓子内含有细菌,可引起栓塞部位的败血性梗死或脓肿形成。

3. 心瓣膜变形 风湿性心内膜炎时,心瓣膜上反复形成的血栓发生机化可引起瓣膜纤维化和变形,从而造成瓣膜口狭窄或关闭不全。

4. 广泛性出血 休克和弥散性血管内凝血时,微循环内广泛的微血栓形成,消耗大量的凝血因子和血小板,从而造成血液的低凝状态,导致全身广泛出血。

考点提示

血栓对机体的影响

知识链接

阿司匹林与血栓形成的预防

血小板的聚集和激活是血栓形成最为关键的一个环节。因此,国内外都把长期服用具有抗血小板聚集作用的药物作为预防血栓形成的重要手段。其中,首选药物就是阿司匹林。它不仅能够抑制血小板的聚集,而且价格便宜、性价比高,是防治脑卒中的基础用药。大量临床研究表明,对于具备血栓形成条件的人,每天服用75~150mg阿司匹林可以有效地预防多数血栓性疾病。对于高危患者,阿司匹林可以减少其动脉血栓形成发生率的1/4。但阿司匹林会引起胃肠刺激及过敏、肝肾损害等影响,有各种出血倾向的患者,更应禁止使用阿司匹林。因此,服用阿司匹林,须在医生指导下用药。氯吡咯雷、潘生丁和西洛他唑等药物也是临床上常用的抗血小板聚集药物。

第四节 栓 塞

不溶于血液的异物,随血流运行最后阻塞某处血管腔的现象称为栓塞。造成栓塞的异物称为栓子。栓子可以是固体、液体或气体,以脱落的血栓栓子最常见。

一、栓子的运行途径

栓子的运行途径一般与血流方向一致,最终栓塞于口径与其相当的血管并阻断血流。来自不同血管系统的栓子,其运行途径不同(图3-4)。

1. 体静脉系统及右心栓子 来自体静脉系统及右心的栓子,随血流进入肺动脉主干及其分支,引起肺栓塞。

2. 动脉系统及左心栓子 来自动脉系统及左心的栓子,随动脉血流运行,随机进入某动脉分支,常阻塞于脑、脾、肾及下肢等部位。

考点提示

栓子的运行途径

3. 门静脉系统栓子 来自肠系膜静脉等门静脉系统的栓子,可引起肝内门静脉分支的栓塞。

二、栓塞的类型和对机体的影响

(一) 血栓栓塞

血栓部分或整体脱落所引起的栓塞,称为血栓栓塞,是最为常见的一种栓塞。由于血栓栓子来源、大小和栓塞的部位不同,对机体也会产生不同的影响。

1. 肺动脉栓塞 造成肺动脉栓塞的血栓栓子95%以上来自下肢深静脉,特别是腘静脉、股静脉和髂静脉。肺动脉栓塞的后果取决于栓子的大小和数量:①较小的栓子 多栓塞于肺动脉小分支,由于肺具有肺动脉和支气管动脉双重血液供应,一般不会引起严重的后果。若栓塞前已有肺淤血,支气管动脉供血受阻,局部肺组织可发生出血性梗死;②较大的栓子 栓塞在肺动脉主干及其大分支,或栓子虽小但数量众多,可引起广泛性肺动脉分支栓塞,患者可突发呼吸困难、胸闷、胸痛、休克甚至猝死。

2. 体循环动脉栓塞 常见于脑、肾、脾、肠和下肢等,栓子大多来自左心,常见于亚急性感染性心内膜炎时左心瓣膜上的赘生物。脑、肾、脾等因缺乏侧支循环,易造成局部梗死。脑梗死后果较为严重,可引起脑神经功能障碍、偏瘫甚至猝死。

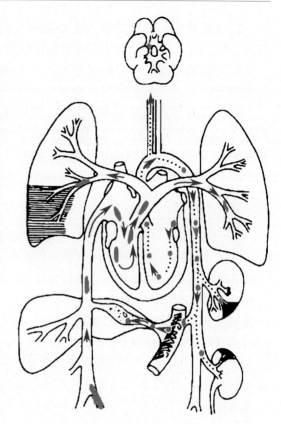

图3-4 栓子运行途径与栓塞部位示意图
1. 血管内的红色小体代表栓子;2. 箭头代表栓子运行方向;3. 器官内阴影区域代表梗死病灶

(二) 气体栓塞

气体栓塞是一种由多量空气迅速进入血循环或溶解于血液内的气体迅速游离形成气泡,阻塞血管所引起的栓塞。

1. 空气栓塞 头颈、胸壁和肺的创伤或手术时,外界空气可自静脉破裂口进入血管内。分娩、人工流产及胎盘早期剥离时,由于子宫收缩,子宫腔内压力升高可将空气压入破裂的子宫静脉窦。少量空气入血,可溶解于血液中,一般不会引起严重后果。若迅速进入静脉的空气量超过100ml,空气随血流进入右心,因心脏搏动,空气和血液经撞击形成可压缩的血性泡沫,阻碍了静脉血的回流和向肺动脉的供血,导致循环中断而发生猝死。

2. 氮气栓塞 人体从高气压环境迅速进入常压或低气压环境时,溶解于血液中的氮迅速游离形成大量气泡阻塞微血管,严重时可引起猝死。多见于深海潜水或沉箱作业者迅速浮出水面时。

(三) 羊水栓塞

羊水栓塞是分娩过程中一种少见却十分严重的并发症,死亡率极高。在分娩过程中由于子宫的强烈收缩,尤其是在羊膜囊破裂又逢胎儿头阻塞阴道口时,可能会将羊水压入破裂的子宫壁静脉窦内,并进入肺循环,造成羊水栓塞。临床表现为在分娩过程中或分娩后产妇突然出现严重呼吸困难、发绀、休克、抽搐和昏迷,常迅速导致产妇死亡。其发生机制可能与羊水内的某些成分引起产妇肺循环的机械性阻塞、过敏性休克及弥散性血管内凝血有关。尸检时在显微镜下见肺小动脉和毛细血管内有角化上皮、胎毛、胎脂和胎粪等羊水成分是羊水栓塞的证据。

（四）脂肪栓塞

长骨骨折、严重脂肪组织挫伤时，脂肪细胞破裂，游离出的脂肪滴经破裂的小静脉进入血流而引起脂肪栓塞。少量脂肪滴入血，可被巨噬细胞吞噬吸收，不产生严重后果。若大量脂肪滴迅速进入肺循环，造成较大面积的肺动脉栓塞，可引起窒息或因急性右心衰竭而死亡。

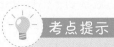

考点提示

栓塞的类型及影响

（五）其他栓塞

恶性肿瘤细胞侵入静脉形成肿瘤细胞栓子，可造成肿瘤的血道转移。细菌、真菌团入血引起的栓塞，可造成感染扩散。

第五节 梗 死

 病例 3-3

某×，男，58 岁。有高血脂、高血压病史 10 余年。某日乘坐公交车时因争抢座位与别人发生口角，激烈争吵过程中，突然出现胸骨后压榨性疼痛、胸闷，大汗淋漓。送医院急诊，经医生检查后确诊为急性心肌梗死。

问：1. 该病人发生急性心肌梗死的主要原因是什么？

2. 如何指导患者预防再次发生心肌梗死？

由于动脉血供应中断引起的局部组织缺血性坏死，称为梗死。

一、梗死的原因

任何因素引起动脉供血中断，又不能迅速建立起有效的侧支循环进行代偿，均可引起梗死。

1. 血栓形成　是梗死最常见的原因。主要见于冠状动脉、脑动脉粥样硬化合并血栓形成时引起的心肌梗死和脑梗死。

2. 动脉栓塞　大多为血栓栓塞，可引起肺、脑、肾、脾和下肢的梗死。

3. 动脉痉挛　在冠状动脉粥样硬化的基础上，冠状动脉发生强烈和持续的痉挛，可引起心肌梗死。

4. 动脉受压　嵌顿性肠疝、肠套叠、肠扭转时可造成肠系膜静脉、动脉的先后受压，发生严重淤血和动脉供血中断，造成肠梗死。

二、梗死的类型及病变

根据梗死灶内含血量的多少，将梗死分为贫血性梗死和出血性梗死两种。

（一）贫血性梗死

常见于心、肾、脾、脑等。这些器官的组织结构比较致密，侧支循环较少，当其动脉阻塞时，病灶内的动脉分支常发生反射性痉挛，将血液挤到周围组织，使梗死区域含血量减少。梗死灶呈灰白色或灰黄色，质实，周围有暗红色的充血出血带，与正常组织分界清楚，属于凝固性坏死。常见的贫血性梗死有：

1. **心肌梗死**　冠状动脉粥样硬化症患者,在冠状动脉管腔高度狭窄的基础上出现斑块内出血、血栓形成或栓塞、动脉强烈痉挛等导致心肌发生严重而持久的缺血,发生急性心肌梗死。由于冠状动脉的分支分布不规则,梗死灶呈不规则形或地图状。若心肌梗死面积较大,可导致急性心力衰竭、心源性休克或猝死。

2. **脑梗死**　常因脑动脉粥样硬化、血栓形成或栓塞所致,脑梗死灶呈不规则形。因脑组织含有大量的磷脂和水分,梗死后发生液化性坏死,可形成被神经胶质包围的囊腔。脑梗死病人在临床上可出现偏瘫、失语等表现,严重时可发生昏迷甚至死亡。

3. **脾、肾梗死**　多为栓塞引起的凝固性坏死。由于脾、肾的动脉呈锥形分布,故其梗死灶呈锥体形,切面为楔形或三角形、扇形,其尖端指向血管阻塞部位,底部靠近器官的表面(图 3-5,图 3-6)。

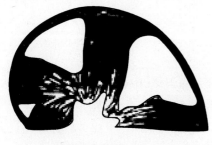

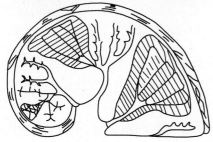

图 3-5　肾动脉分支栓塞及贫血性梗死示意图

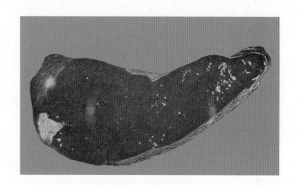

图 3-6　脾贫血性梗死

(二) 出血性梗死

主要见于肺和肠等有双重血液供应或侧支循环丰富而组织结构疏松的器官。因梗死灶有明显的出血,故称出血性梗死。发生出血性梗死的先决条件是器官或组织先发生严重的淤血,再出现动脉血流中断,此时无法建立起有效的侧支循环进行代偿。

1. **肺梗死**　常见于肺下叶,梗死灶呈锥形,尖端朝向肺门,底部靠近肺膜,颜色暗红有出血(图 3-7)。临床上常有咳嗽、咯血和胸痛等症状。

2. **肠梗死**　多发生在肠套叠、肠扭转和嵌顿性肠疝时。梗死灶呈节段形,边界不清,紫红色,肠壁因淤血、水肿、出血而增厚(图 3-8)。临床上,由于动脉受压使肠壁肌肉缺氧而持续性痉挛致剧烈腹痛,

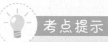
考点提示

梗死的类型及病变特点

因肠蠕动加强可产生逆蠕动引起呕吐,肠壁全层坏死可致穿孔及腹膜炎,需及时手术切除梗死肠段以免危及生命。

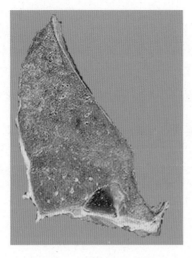

图 3-7　肺出血性梗死

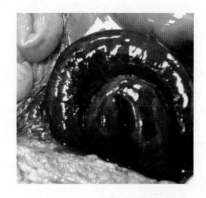

图 3-8　肠出血性梗死

三、梗死对机体的影响

梗死对机体的影响取决于梗死的器官和梗死灶的大小以及部位。心肌梗死使心脏功能减弱，严重者可导致心力衰竭甚至猝死。脑梗死出现相应部位的神经功能障碍，如失语、偏瘫等，梗死范围大者可导致昏迷甚至死亡。肠梗死常出现剧烈腹痛，可引起肠穿孔及腹膜炎。肾梗死通常出现腰痛和血尿，一般不影响肾功能。肺梗死有胸痛和咯血。四肢梗死等会继发腐败菌感染而造成坏疽。

 知识链接

脑 卒 中

脑卒中俗称脑中风，是由向大脑输送血液的血管疾病引起的一种急性疾病。分为缺血性和出血性两大类。前者约占中风的 80%，常因脑动脉粥样硬化、血栓形成或脑动脉栓塞引起。后者包括颅内出血和蛛网膜下出血两种。

中风会对大脑组织造成突发性的永久性损坏，致使患者猝死或残疾。在存活者中，90% 有不同程度的功能缺失，如瘫痪、语言沟通能力障碍、抑郁和情感障碍等。

导致中风的危险因素有：①高血压病，是最主要的独立危险因素。②糖尿病；③心脏疾病，如风湿性心脏病、冠心病；④血脂代谢紊乱；⑤短暂性脑缺血发作；⑥吸烟与酗酒；⑦血液流变学紊乱如全血黏度增加；⑧肥胖，为缺血性中风的危险因素。

小结

常见的局部血液循环障碍有充血、出血、血栓形成、栓塞和梗死。充血有动脉性和静脉性之分。临床上，通常把静脉性充血称为淤血，它远比动脉性充血常见。淤血的原因主要有静脉受压、阻塞和心衰。严重的淤血可引起水肿和出血、实质细胞的损伤，长期淤血甚至可导致组织器官硬化或者静脉曲张。出血因出血量、速度以及部位等的不同对机体的影响差别甚远。急性大出血若不能及时止血及积极抢救可引起失血性休克甚至死亡。

血栓形成是指活体心血管内血液成分凝固成固体。心血管内膜损伤、血流缓慢或涡流形成、血液凝固性增高时,容易导致血栓形成。以下肢深部静脉内的血栓形成最为常见。若血栓部分或整体脱落可造成血栓栓塞,血栓栓塞若阻塞肺动脉主干可导致患者猝死,若阻塞肺动脉分支可引起肺梗死。临床上气体栓塞和羊水栓塞虽不多见,但一旦发生,病情凶险,容易迅速导致病人死亡。

梗死常与血栓形成或血栓栓塞有关。发生在心、肾、脾和脑等器官的梗死,属于贫血性梗死,而出血性梗死多见于肺和肠等器官。

 目标测试

A1 型题

1. 淤血通常**不会**导致
   A. 水肿   B. 出血   C. 细胞变性
   D. 组织钙化   E. 静脉曲张

2. 左心衰竭时发生淤血的器官是
   A. 肺   B. 肝   C. 脾
   D. 肾   E. 肠

3. 槟榔肝见于
   A. 急性左心衰竭   B. 慢性左心衰竭   C. 急性右心衰竭
   D. 慢性右心衰竭   E. 以上都可以

4. 属于外出血的是
   A. 宫外孕破裂出血   B. 眼结膜出血   C. 脑出血
   D. 空洞型肺结核病人咯血   E. 皮肤瘀斑

5. 白色血栓的主要成分是
   A. 白细胞
   B. 白细胞和少量纤维蛋白
   C. 红细胞和纤维蛋白
   D. 血小板
   E. 血小板和少量纤维蛋白

6. 血栓形成最常见于
   A. 心脏   B. 下肢深部静脉   C. 下肢大动脉
   D. 门静脉   E. 毛细血管

7. 因弥散性血管内凝血死亡的病人,尸检时在肺、脑、肾组织切片中可见大量
   A. 白色血栓   B. 混合血栓   C. 红色血栓
   D. 微血栓   E. 附壁血栓

8. 脑动脉发生栓塞,其栓子最可能来自
   A. 上肢浅静脉血栓   B. 下肢深静脉血栓   C. 左心室附壁血栓
   D. 门静脉血栓   E. 髂静脉血栓

9. 股静脉内血栓脱落可引起
    A. 下肢坏疽　　　　　　　　B. 脑动脉栓塞　　　　C. 肠系膜动脉栓塞
    D. 门静脉栓塞　　　　　　　E. 肺动脉栓塞

10. 诊断羊水栓塞的证据是在下列何处发现羊水成分
    A. 肺小静脉和毛细血管　　　B. 肺小动脉和毛细血管　C. 肺泡腔内
    D. 细支气管腔内　　　　　　E. 支气管动脉内

11. 梗死最常见的原因是
    A. 静脉血栓形成　　　　　　B. 动脉血栓形成　　　　C. 动脉栓塞
    D. 动脉管壁受压　　　　　　E. 动脉痉挛

12. 下列哪个器官的梗死灶为不规则或地图形
    A. 肾脏　　　　　　　　　　B. 脾脏　　　　　　　　C. 小肠
    D. 肺脏　　　　　　　　　　E. 心脏

A2 型题

13. 女,25 岁,孕 32 周,双下肢出现水肿,血压正常,无头痛、头晕及其他不适。造成该孕妇下肢水肿的原因最可能的是
    A. 髂静脉血栓形成　　　　　B. 营养不良　　　　　　C. 髂静脉受压
    D. 心力衰竭　　　　　　　　E. 妊娠中毒症

14. 女,52 岁,因心悸气短,双下肢水肿入院,查体:颈静脉怒张,心尖区可闻及舒张期雷鸣样杂音,肝肋缘下 3cm,轻度压痛,肝功能正常,临床诊断:慢性风湿性心瓣膜病二尖瓣狭窄并发心力衰竭。患者肝脏最可能发生的病变是
    A. 肝细胞癌　　　　　　　　B. 肝硬化　　　　　　　C. 槟榔肝
    D. 脂肪肝　　　　　　　　　E. 慢性肝炎

15. 男,53 岁。因股静脉血栓形成入院,医嘱:绝对卧床休息 10~14 天,床上活动时避免动作幅度过大,禁止按摩患肢,目的是:
    A. 防止血栓脱落　　　　　　B. 预防出血　　　　　　C. 促进静脉血回流
    D. 缓解疼痛　　　　　　　　E. 防止再次血栓形成

16. 男,67 岁,因慢性支气管炎并发慢性阻塞性肺气肿在家长期卧床休息,某日出现右腿麻木、发凉和水肿入院治疗。次日突然出现呼吸困难,咳嗽、咯血以及口唇发绀等症状,抢救无效死亡。该患者最可能的死因是
    A. 心力衰竭　　　　　　　　B. 肺动脉栓塞　　　　　C. 肺出血性梗死
    D. 肺人泡破裂　　　　　　　E. 痰栓引起窒息

17. 男,25 岁,车祸致右股骨粉碎性骨折送医院急救,手术中该患者出现面色青紫、呼吸困难、口吐白沫而亡,其最可能的死因是
    A. 麻醉意外　　　　　　　　B. 气体栓塞　　　　　　C. 脂肪栓塞
    D. 脑出血　　　　　　　　　E. 气胸

18. 女,28 岁,分娩过程中突然呼吸困难,口唇及四肢末端发绀而亡。尸检肺血管内有角化上皮等物,该患者的死因最可能是
    A. 血栓栓塞　　　　　　　　B. 气体栓塞　　　　　　C. 脂肪栓塞
    D. 羊水栓塞　　　　　　　　E. 瘤细胞栓塞

19. 女,2 岁,阵发性哭闹半天,伴恶心呕吐,1 小时前排果酱样大便一次急诊入院。临床诊断:肠套叠。该患儿肠管可能发生的最严重病变是

A. 淤血   B. 水肿   C. 出血

D. 肠梗阻   E. 出血性梗死

（黄光明）

第四章 炎　症

学习目标

1. 掌握:炎症的概念;基本病理变化;临床表现和分类。
2. 熟悉:炎症细胞的种类和作用;炎性渗出液的意义。
3. 了解:炎症的原因和结局。

　　炎症是指具有血管系统的活体组织对致炎因子引起的局部损伤所发生的以防御为主的反应。它通过一系列血管反应及液体、白细胞的渗出,稀释、中和毒素,吞噬病原微生物,清除致炎因子和坏死组织,同时通过细胞增生使受损伤的组织得以修复和愈合。但是炎症有时也会给机体带来危害,如心包腔内纤维素性渗出物机化,形成缩窄性心包炎,严重影响心脏功能;脑膜炎时大量渗出液积聚在蛛网膜下腔引起颅内压升高甚至脑疝形成等。

　　临床常见的疖、痈、肺炎、胃炎、阑尾炎、肾炎和传染病等都属于炎症。

病例 4-1

　　患者,女性,16 岁。6 小时前无明显诱因出现上腹部持续性钝痛,逐渐加重,随后疼痛转移并固定于右下腹,伴畏寒发热。查体:急性痛苦面容,右下腹麦氏点压痛伴反跳痛,腹肌紧张。体温 38.7℃,脉搏 95 次 / 分,呼吸 26 次 / 分,血压 110/75mmHg。血常规 WBC 21×10^9/L,中性分叶核85%,杆状核 8%。行阑尾切除术。阑尾明显充血、肿胀,表面及腔内有大量灰黄色脓性渗出物;镜下见阑尾各层充血水肿,有大量中性粒细胞弥漫浸润,部分黏膜坏死脱落,腔内见大量脓细胞,浆膜面有纤维素渗出及中性粒细胞浸润。

　　问:1. 该患者临床诊断是什么? 有哪些依据?
　　　　2. 试联系病理变化解释患者的临床表现。

第一节　炎症的原因

炎症常见的原因有:

1. 生物性因子　最常见,包括细菌、病毒、真菌、立克次体、衣原体、支原体、螺旋体和寄生虫等。通常将由生物性因素引起的炎症称为感染。

2. 物理性因子　如高温、低温、机械性损伤、放射线和紫外线等。

3. 化学性因子　如强酸、强碱等外源性化学物质和病理状况下蓄积在体内的代谢产物如尿素、尿酸等内源性化学物质。

4. 免疫反应异常　机体自身不适当的或过度的免疫反应导致组织损伤，如过敏性鼻炎、荨麻疹等。

第二节　炎症的基本病理变化

炎症的基本病理变化表现为局部组织变质、渗出和增生，它们以一定顺序出现，并贯穿炎症始终。对于大多数炎症，早期病变以变质和渗出为主，晚期病变以增生为主。变质是损伤性过程，渗出和增生是抗损伤和修复过程。

一、变质

炎症局部组织、细胞发生的变性和坏死称为变质。变质是致炎因子的直接作用或局部血液循环障碍及炎症反应物等共同作用引起。变质的轻重取决于致炎因子的种类、性质、强度和机体的反应状态。

1. 形态变化　表现为细胞水肿、脂肪变性、凝固性坏死、液化性坏死及间质的黏液性变性、纤维素样坏死等。

2. 代谢改变　局部组织分解代谢增强，耗氧量增加，使乳酸、酮体等酸性代谢产物大量堆积，局部出现酸中毒；分解代谢的增强和坏死组织的崩解使局部组织液渗透压升高，为炎症渗出创造了条件。

3. 炎症介质的形成与释放　炎症介质是参与或诱导炎症发生、发展的具有生物活性的化学物质，分外源性（细菌及其产物）和内源性（包括组胺、5-羟色胺、前列腺素、白细胞三烯、缓激肽、补体等）两种。主要引起血管扩张、血管通透性增加，并能影响白细胞的游走方向，导致炎性充血和渗出，部分炎症介质可引起发热、疼痛和组织损伤等。

二、渗出

炎症局部组织血管内的液体和白细胞通过血管壁进入组织间隙、体腔、体表和黏膜表面的过程称为渗出。渗出是炎症最主要的特征，具有重要的防御作用。它包括以下三个过程

（一）血流动力学改变

在致炎因子的刺激下，病灶内细动脉

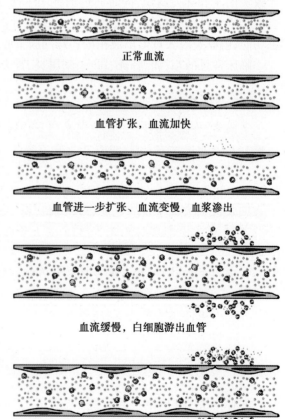

正常血流

血管扩张，血流加快

血管进一步扩张、血流变慢，血浆渗出

血流缓慢，白细胞游出血管

血流显著缓慢，白细胞游出增多，红细胞漏出

图 4-1　急性炎症时血流动力学变化模式图

发生短暂性的痉挛,然后细动脉、毛细血管扩张,血流加快,血量增加,形成动脉性充血。随着炎症的发展,开放的毛细血管越来越多,以及细小静脉扩张,血流由快变慢,形成淤血,从而为渗出液的形成和白细胞的渗出创造了有利条件(图 4-1)。

(二)血管壁通透性增加

由于炎症介质使内皮细胞收缩、内皮细胞连接间隙增宽以及致炎因子直接损伤内皮细胞等诸多因素的影响,血管壁通透性增加,加上炎性充血使血管内流体静压升高,局部组织液渗透压升高等三方面因素的影响,血浆外渗形成渗出液。渗出液聚集于组织间隙,引起炎性水肿,聚积于浆膜腔或关节腔形成积液。渗出液与一般水肿出现的漏出液不同,两者鉴别见表 4-1。

表 4-1　渗出液与漏出液的鉴别

	渗出液	漏出液		渗出液	漏出液
原因	炎症	非炎症	比重	>1.018	<1.018
外观	混浊	澄清	Rivalta 试验	阳性	阴性
蛋白量	>30g/L	<25g/L	凝固性	能自凝	不自凝
有核细胞数	>1000×10^6/L	<500×10^6/L			

渗出液具有重要的防御作用:①稀释毒素和有害物质,减轻对局部组织的损伤;②渗出液中含有抗体、补体等,有利于消灭病原体;③渗出的纤维蛋白原可转变为纤维蛋白并交织成网,限制病原菌扩散,并有利于白细胞发挥吞噬作用。但渗出液过多时,可对机体造成不利影响:①造成局部压迫和阻塞,如大量胸腔积液压迫肺脏影响呼吸功能,严重的喉头水肿会造成窒息;②渗出的纤维蛋白过多不能完全吸收时,则发生机化、粘连,如心包粘连、胸膜粘连等,影响器官功能。

(三)白细胞渗出

白细胞通过血管壁游出到血管外的过程称为白细胞渗出。渗出的白细胞称为炎症细胞。炎症细胞在炎区聚集的现象称为炎细胞浸润,是炎症最重要的防御反应。白细胞渗出是个复杂的连续过程,通过白细胞边集、附壁、游出,在趋化因子作用下到达炎症病灶,发挥重要的吞噬作用。

1. 白细胞边集和附壁　血流缓慢时,白细胞由血流中轴进入边流,沿血管内壁滚动,称为白细胞边集。缓慢滚动中的白细胞可黏附在内皮细胞上,称为白细胞附壁。

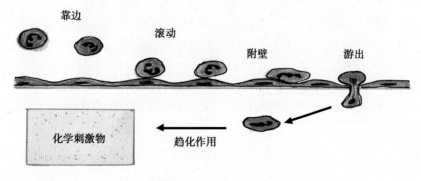

图 4-2　中性粒细胞游出和趋化作用模式图

2. 白细胞游出 白细胞通过血管壁进入周围组织的过程称为游出。附壁的白细胞在内皮细胞连接处伸出伪足，以阿米巴运动的方式从内皮细胞缝隙中逸出。各种白细胞均以同样的方式游出血管，中性粒细胞游出最快，淋巴细胞最慢。

3. 趋化作用 白细胞游出后，受到炎症介质、细菌及其代谢产物等趋化因子的吸引向炎症病灶定向移动，称为趋化作用(图4-2)。不同的趋化因子吸引不同的白细胞，如化脓性细菌产物主要吸引中性粒细胞。中性粒细胞和单核细胞对趋化因子反应敏捷，而淋巴细胞对趋化因子反应迟缓。

4. 吞噬作用 是指白细胞到达炎症病灶吞噬病原体、组织崩解碎片和异物的过程。吞噬作用是炎症防御的重要组成部分。吞噬细胞主要有中性粒细胞和巨噬细胞。吞噬过程分三个阶段①识别和黏着，②包围吞入，③杀灭降解(图4-3)。通过吞噬作用，大多数病原微生物被杀灭，但有些细菌(如结核杆菌、麻风杆菌)毒力较强，难以全部被杀灭，部分细菌在吞噬细胞内处于静止状态，一旦机体抵抗力低下，这些细菌又会繁殖，并随吞噬细胞游走而播散。

炎症细胞的种类、功能及临床意义见图4-4和表4-2。

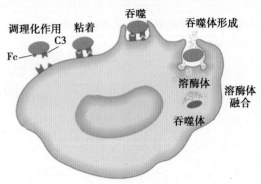

图4-3 吞噬细胞吞噬过程示意图

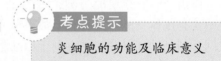

考点提示

炎细胞的功能及临床意义

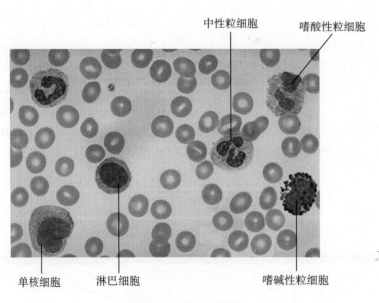

图4-4 各种炎症细胞

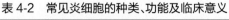

表 4-2 常见炎细胞的种类、功能及临床意义

类别	主要功能	临床意义
中性粒细胞	运动活跃,吞噬力较强,能吞噬细菌、细小组织碎片、抗原抗体复合物,溶解坏死组织及纤维蛋白;释放内源性致热原和炎症介质	见于急性炎症及炎症早期,特别是化脓性炎症
单核 - 巨噬细胞	运动及吞噬能力很强,能吞噬细菌、较大的组织碎片、异物;释放内源性致热原和炎性介质;传递抗原信息参与免疫反应	见于急性炎症后期,慢性炎症,非化脓性炎
嗜酸性粒细胞	游走能力较弱,有一定吞噬能力,吞噬抗原 - 抗体复合物及组胺	见于寄生虫感染及变态反应性炎症
淋巴细胞、浆细胞	游走能力弱,无吞噬能力;T 细胞参与细胞免疫,致敏后产生淋巴因子,杀伤靶细胞;B 细胞受抗原刺激转变为浆细胞,产生抗体参与体液免疫	见于慢性炎症,病毒、立克次体感染
嗜碱性粒细胞	无明显游走和吞噬能力;受炎症刺激时细胞脱颗粒,释放组胺、5- 羟色胺和肝素	见于变态反应性炎症

三、增生

在致炎因子、组织崩解产物等刺激下,炎区局部细胞增殖,细胞数目增多称为炎性增生。增生的细胞有实质细胞(如慢性鼻炎时鼻黏膜上皮细胞和腺体的增生)、间质细胞如成纤维细胞、血管内皮细胞或单核 - 巨噬细胞等。在炎症后期或慢性炎症,增生较明显,但少数疾病在炎症早期即有明显增生,如伤寒有大量单核 - 巨噬细胞增生,急性肾小球肾炎时肾小球毛细血管内皮细胞和系膜细胞明显增生。炎性增生是重要的防御反应,增生的成纤维细胞、血管内皮细胞构成肉芽组织,可限制炎症扩散,修复损伤的组织;增生的单核 - 巨噬细胞能吞噬病原体和清除组织崩解产物。但过度增生,如成纤维细胞增生产生大量胶原纤维,使器官纤维化,影响器官功能。

综上所述,不管何种炎症性疾病都有变质、渗出、增生三种基本病变,但是在不同的炎症性疾病或疾病的不同阶段,其表现各有侧重。

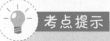

考点提示

炎症的基本病变

第三节 炎症的局部表现和全身反应

一、局部表现

1. 红 炎症早期由于动脉性充血,血液中氧合血红蛋白增多,局部呈鲜红色;后期因静脉性充血,还原血红蛋白增多,局部呈暗红色。

2. 肿 局部肿胀在急性炎症时多与渗出有关,慢性炎症时则主要与细胞增生有关。

3. 热 由于炎性充血,血流加快,代谢增强,产热增多所致。

4. 痛 局部疼痛与以下因素有关:①局部肿胀压迫神经末梢;②炎症介质及 H^+、K^+ 等刺激神经

考点提示

炎症的局部临床表现

43

末梢。

5. 功能障碍 实质细胞的变性与坏死,渗出物造成的压迫和阻塞以及因疼痛而产生的保护,均可导致组织器官功能障碍。

二、全身反应

1. 发热 各种致炎因子尤其是病原微生物感染可引起发热。一定程度的发热可提高机体代谢水平,增强吞噬细胞的吞噬功能,提高肝脏的解毒能力,从而提高机体的防御功能。但发热过高或长期发热,可使机体消耗过度,引起多系统特别是中枢神经系统的功能紊乱。严重感染时,如果体温不升高,说明机体反应性差,抵抗力低下,是预后不良的征兆。

2. 血液中白细胞的变化 外周血白细胞数目增多是机体的防御反应。尤其是细菌感染,末梢血白细胞计数可达(15~20)×10^9/L 以上。增多的白细胞类型因病原体不同而异:多数细菌感染以中性粒细胞增多为主,在严重感染时,外周血液中相对不成熟的杆状核中性粒细胞比例增加(>5%),称为"核左移";过敏性炎症和寄生虫感染以嗜酸性粒细胞增多为主;肉芽肿性炎以单核细胞增多为主;慢性炎症和病毒感染以淋巴细胞增多为主。但是有些疾病,如伤寒、流感,血中白细胞数常减少。机体抵抗力显著低下者易患严重感染,此时外周血白细胞数不但不增加,反而减少,提示预后不良。

3. 单核 - 吞噬细胞系统增生 机体防御反应的另一种表现就是肝、脾、骨髓、淋巴结中的巨噬细胞增生,吞噬消化能力增强,有利于吞噬消灭病原体和清除组织崩解产物。临床表现为局部淋巴结、肝、脾肿大。

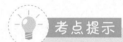

考点提示

炎症时外周血白细胞的变化

严重感染时,由于病原微生物及其毒素的播散,以及发热、全身血管反应、有效循环血量减少等因素的影响,可引起心、脑、肝、肾等器官的实质细胞发生不同程度的变性、坏死和功能障碍。如白喉引起的中毒性心肌炎。

第四节 炎症的类型及病变特点

炎症的临床类型是依据炎症的病程长短和发病急缓,将炎症分为超急性、急性、亚急性和慢性炎症。其中急性炎症和慢性炎症最常见。病理学类型是根据局部病理变化分为变质性炎、渗出性炎和增生性炎三种类型。下面着重从病理学的角度介绍急性炎症和慢性炎症。

一、急性炎症

急性炎症起病急,病程短,一般数天至一个月,临床症状明显。病变以变质和渗出为主,而增生相对较轻。

(一) 变质性炎

变质性炎是以局部组织细胞变性、坏死为主的炎症,而渗出和增生较轻。常见于重症感染、严重中毒和变态反应等,好发于心、肝、肾、脑等实质性器官,表现为实质细胞变性、坏死和功能障碍。如急性重型病毒性肝炎,病变特点是肝细胞广泛坏死,引起严重的肝功能障碍;流行性乙型脑炎,神经细胞变性、坏死,出现中枢神经功能障碍。

(二) 渗出性炎

渗出性炎是以局部渗出为主的炎症,常伴有一定程度的变质,增生变化较轻。临床较多见,呈急性经过。局部表现为大量渗出物。根据渗出物主要成分不同,可分为浆液性炎、纤维素性炎、化脓性炎和出血性炎。

1. 浆液性炎 渗出物的主要成分为血清。常发生于皮肤、黏膜、浆膜和疏松结缔组织等处。皮肤的浆液性炎如皮肤Ⅱ度烫伤形成的水疱(图4-5);黏膜的浆液性炎如感冒初期的水样鼻涕;浆膜的浆液性炎如渗出性结核性胸膜炎形成的胸腔积液。浆液性炎一般较轻,容易吸收消退。但浆液渗出过多则不利,甚至导致严重的后果。如喉炎时严重的喉头水肿导致窒息;心包炎大量浆液渗出形成心包腔积液,可压迫心脏,影响心脏舒缩功能。

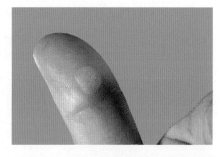

图 4-5 皮肤的浆液性炎(水疱)

2. 纤维素性炎 渗出物中有大量的纤维素。多由某些细菌毒素引起,常发生在黏膜、浆膜和肺。黏膜的纤维素性炎,其表面常覆盖有灰白色膜状物(由渗出的纤维素、中性粒细胞和坏死的黏膜上皮细胞混合而成),又称假膜性炎,见于白喉、细菌性痢疾等。白喉在气管黏膜上的假膜容易脱落,可引起窒息。心包膜的纤维素性炎,由于心脏不停地搏动,渗出的纤维素粘附在心包膜上呈绒毛状,称为绒毛心(图4-6)。大叶性肺炎时,大量的纤维素渗出在肺泡腔内,导致肺实变。

纤维素渗出较少,可被中性粒细胞释放的蛋白溶解酶溶解吸收,渗出较多则难以被完全吸收,可发生机化粘连,影响器官功能。

3. 化脓性炎 多由葡萄球菌、链球菌、脑膜炎双球菌、大肠埃希菌等化脓性细菌感染引起,以大量中性粒细胞渗出及脓液形成为主要特征。中性粒细胞坏死后释放蛋白溶解酶将坏死组织溶解液化形成脓液的过程,称为化脓。脓液为灰黄色或黄绿色混浊的凝乳状液体,内有大量脓细胞(即变性坏死的中性粒细胞)和细菌。金黄色葡萄球菌感染形成的脓液灰黄且浓稠,绿脓杆菌感染形成的脓液呈黄

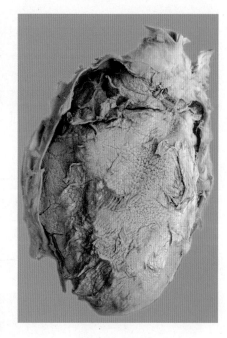

图 4-6 绒毛心

绿色。根据化脓性炎发生的原因和部位不同可分为:

(1) 表面化脓和积脓:表面化脓是指黏膜或浆膜组织的化脓性炎。脓液主要往黏膜或浆膜表面渗出,深部组织无明显的中性粒细胞浸润。如化脓性支气管炎、化脓性尿道炎,渗出的脓液通过支气管、尿道排出体外。发生在浆膜腔或胆囊、输卵管黏膜的化脓性炎,渗出的脓液常蓄积在浆膜腔或胆囊、输卵管内,称为积脓。

(2) 蜂窝织炎:指疏松组织的弥漫性化脓性炎。常见于皮下、肌肉和阑尾。多见于溶血性链球菌感染,该细菌能分泌透明质酸酶和链激酶,分解结缔组

💡 **考点提示**

化脓性炎症类型和特点

织基质中的透明质酸,溶解纤维素,因而容易通过组织间隙和淋巴管蔓延扩散(图4-7)。病变部位弥漫性充血水肿,与正常组织分界不清,镜下见中性粒细胞弥漫浸润组织间隙。患者常伴有发热、血中白细胞增多等全身中毒症状。

(3)脓肿:指局限性化脓性炎症,坏死组织溶解液化,形成充满脓液的腔(图4-8)。常发生于皮下和内脏,主要由金黄色葡萄球菌引起。较小的脓肿容易吸收、消散,较大的脓肿吸收困难,需要切开或穿刺排除脓液,最后由肉芽组织修复,留下瘢痕。肛门周围组织的脓肿,可向皮肤、直肠穿破,形成窦道或瘘管。

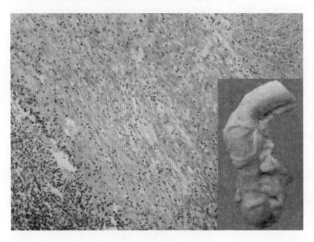

图 4-7　蜂窝织性阑尾炎

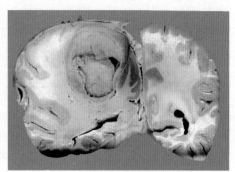

图 4-8　脑脓肿
脑实质可见一个大的脓腔

 知识链接

疖 和 痈

　　常见化脓性炎症有皮肤的疖和痈,疖是毛囊、皮脂腺及其周围组织的脓肿,常发生在毛囊、皮脂腺丰富的部位(如面部和背部)。疖中心部分液化变软后,脓液便可破出。如多个疖同时发生或反复在身体各部位发生,称为疖病。常见于糖尿病患者或营养不良的小儿。痈是多个疖的融合,在皮下脂肪和筋膜组织中形成许多相互沟通的脓肿,必须及时切开排脓,局部才能修复愈合。

4. 出血性炎　因血管壁损伤严重,红细胞大量漏出,导致渗出物中含有大量红细胞。常见于流行性出血热、钩端螺旋体病和鼠疫等。

 病例 4-2

　　患者,男,32岁。肛旁坠胀疼痛5天,活动受限,自行买痔疮药治疗未见缓解。查体:肛旁4至8点压痛明显,肛内温度明显增高,4至8点肛管隆起,触痛明显。手术切开,排出150ml灰黄色浓稠的液体,送检培养大肠埃希菌阳性,镜检见大量脓细胞。术后经抗炎治疗痊愈。

　　问:1. 该病例诊断是什么,解释灰黄浓稠液体的成因。

　　　　2. 如果不及时手术治疗,继续发展可能引起什么病变?

卡他性炎症

卡他性炎是指黏膜组织的轻度渗出性炎。"卡他"源自希腊语,系"向下流"之意。渗出物沿黏膜表面排出,深部组织无明显破坏,炎症易于消散愈复。根据渗出物成分的不同,卡他性炎可分为浆液性卡他(如感冒初期的鼻黏膜炎)、黏液性卡他(如细菌性痢疾早期)、脓性卡他(如化脓性尿道炎),在其发展过程中可相互转化。

(三) 增生性炎

增生性炎多属慢性炎症,但也有少数属于急性炎症,如伤寒、急性肾小球肾炎等。

二、慢性炎症

慢性炎症起病缓慢,病程长,持续数月或数年以上,病变以增生为主,而变质和渗出较轻。慢性炎症可隐匿地逐渐发生,但更多的是急性炎症迁延而来。可有以下几种表现形式。

1. 一般慢性炎症 是非特异性增生性炎,表现为明显的成纤维细胞、血管内皮细胞增生,以及器官固有成分如上皮细胞、腺体及实质细胞增生。局部以淋巴细胞、浆细胞和单核细胞浸润为主。

2. 肉芽肿性炎 是以巨噬细胞增生构成境界清楚的结节状病灶为特征的炎症。由巨噬细胞及其演化的细胞增生形成的境界清楚的结节状病灶称为肉芽肿,可分为:

(1) 感染性肉芽肿:由结核杆菌、伤寒杆菌、麻风杆菌、梅毒螺旋体、真菌等感染引起。形成具有特征性的巨噬细胞结节,如结核肉芽肿(结核结节)主要由类上皮细胞和郎汉斯巨细胞构成,是病理诊断结核病的依据。

(2) 异物性肉芽肿:由异物如滑石粉、寄生虫卵、外科缝线、隆乳术的填充物等引起。其形态特点是以异物为中心,周围有多少不等的巨噬细胞、异物多核巨细胞、成纤维细胞和淋巴细胞包绕而成的结节状病灶。

3. 炎性息肉 指黏膜的慢性炎症,致炎因子长期刺激使局部黏膜上皮、腺上皮和肉芽组织过度增生,形成突出于黏膜表面的带蒂肉样肿物。炎性息肉大小不等,单个或多个,常见的有子宫颈息肉、肠息肉、鼻息肉等。

4. 炎性假瘤 慢性炎症时局部增生的炎性组织,形成境界清楚的肿瘤样团块,肉眼和X线观察均与肿瘤相似,称为炎性假瘤。常发生于眼眶和肺,临床上需与肿瘤鉴别。

病例 4-3

患者,女,45岁,宫颈口肿物行手术切除。病检见肿物灰红,质软,大小 1.5cm×0.5cm×0.5cm,镜下肿物由柱状上皮被覆,内为增生的黏液腺、成纤维细胞和毛细血管,间质充血水肿,大量淋巴细胞和浆细胞浸润。

问:1. 该宫颈肿物的病理诊断是什么,说出诊断依据。

2. 怎样与宫颈肿瘤区别?

第五节 炎症的结局

炎症是致炎因子的损伤与机体的抗损伤力量不断斗争的过程,影响着炎症的发生、发展和结局。

一、痊愈

当机体抵抗力较强,经过合理治疗,病因被清除,炎症灶内坏死组织及炎性渗出物被溶解吸收或排出,通过周围健康细胞的再生修复,最终完全恢复病变组织的正常结构和功能,即完全痊愈。当坏死组织范围大,渗出物较多,无法完全溶解吸收,则由肉芽组织进行修复形成瘢痕,无法完全恢复其正常结构和功能,即不完全痊愈。

二、迁延不愈转为慢性

当机体抵抗力低下,致炎因子又不能在短时间内清除,持续地损伤机体组织,使炎症迁延不愈,急性炎症转为慢性炎症。

三、蔓延扩散

当机体的抵抗力低下,或病原微生物数量多、毒力强时,病原微生物可不断繁殖,并沿组织间隙或脉管系统向周围和全身器官扩散。

1. 局部蔓延 病原体沿组织间隙或自然管道向周围组织、器官蔓延,使病灶扩大。如肺结核沿支气管蔓延,肺内形成多发性结核病灶。

2. 淋巴道扩散 病原体侵入淋巴管,随淋巴液流动到达局部淋巴结,引起淋巴管炎及淋巴结炎。如足部感染灶引起腹股沟淋巴结炎,局部淋巴结肿大、压痛,足部感染灶和肿大的腹股沟淋巴结之间出现红线,即为淋巴管炎。

3. 血道扩散 病原体侵入血液或其毒素被吸收入血,分别引起菌血症、毒血症、败血症和脓毒血症。

(1)菌血症:炎症灶内的细菌经血管或淋巴管侵入血液,血细菌培养阳性,但无全身中毒症状,称为菌血症。见于一些感染性疾病的早期,如伤寒、流行性脑脊髓膜炎等。

(2)毒血症:细菌的毒素或毒性代谢产物被吸收入血,血细菌培养阴性,临床出现寒战、高热等全身中毒症状,称为毒血症。毒血症常伴有心、肝、肾等实质器官的变性和坏死,严重时出现中毒性休克。如白喉毒血症。

(3)败血症:细菌入血大量繁殖并产生毒素,引起全身中毒症状和病理变化,称为败血症。败血症具有毒血症的症状、体征,同时还有皮肤黏膜多发性出血点以及脾脏和淋巴结肿大等,血细菌培养阳性。

(4)脓毒血症:由化脓菌引起的败血症,血液中的化脓菌栓子随血流栓塞于多个器官,形成全身性、多发性小脓肿。除败血症的表现外,可在全身一些器官中(如肝、肺、肾、脑等)出现多发性细菌栓塞性脓肿。

小结

　　炎症的本质是机体的一种防御性反应。多由各种病原微生物引起,炎症病灶内出现不同程度的变质、渗出和增生。变质是局部组织的变性和坏死,属于损伤性改变。渗出是炎区血管内的液体和白细胞透过血管壁溢出到血管外的过程,是最重要的抗损伤反应。炎性渗出液具有稀释毒素、杀灭病原体、限制细菌扩散等作用;炎细胞能吞噬杀灭病原体、清除坏死组织崩解的碎片、抗过敏、发挥免疫效应等。炎性增生可修复局部损伤的组织、增强局部抵抗力。

　　体表的急性炎症,局部常有明显的红、肿、热、痛、功能障碍,可伴有发热、末梢血白细胞数升高、全身单核-吞噬细胞系统增生等全身反应。

　　炎症根据局部基本病理变化可分为变质性炎、渗出性炎和增生性炎。渗出性炎较常见,可分为浆液性炎、纤维素性炎、化脓性炎和出血性炎。变质性炎和渗出性炎多见于急性炎症,增生性炎多见于慢性炎症,又分为一般慢性炎、肉芽肿性炎、炎性息肉和炎性假瘤等。

　　机体防御功能正常时,通过积极的防御反应和合理的治疗,可使炎症消退。当机体防御功能异常,或致炎因子较强时,炎症可迁延不愈转为慢性,甚至通过组织间隙、淋巴道、血道蔓延扩散,使病变扩大,病情加重。

 目标测试

A1 型题

1. 关于炎症的本质,正确的是
   A. 以渗出为主的反应　　　　B. 以损伤为主的反应　　C. 是修复为主的反应
   D. 以防御为主的反应　　　　E. 是损伤后的血管反应
2. 最常见的致炎因子是
   A. 化学性因子　　　　　　　B. 生物性因子　　　　　C. 物理性因子
   D. 免疫反应　　　　　　　　E. 组织因子
3. 炎症最具防御意义的是
   A. 炎性充血　　　　　　　　B. 肉芽组织增生　　　　C. 组织分解代谢增强
   D. 白细胞渗出　　　　　　　E. 红细胞漏出
4. 哪种变化属于炎症的变质性改变
   A. 组织细胞变性和坏死
   B. 炎症灶内液体渗出
   C. 中性粒细胞吞噬细菌
   D. 成纤维细胞和内皮细胞增生
   E. 组织细胞萎缩和化生
5. 白细胞游出并聚集于炎症区域的现象称
   A. 炎细胞浸润　　　　　　　B. 白细胞趋化　　　　　C. 阿米巴样运动
   D. 白细胞渗出　　　　　　　E. 白细胞边集
6. 关于渗出液的特点,下列哪项**错误**

A. Rivalta 试验阳性　　　　B. 不能自凝　　　　　　C. 外观混浊

D. 比重大于 1.018　　　　　E. 蛋白质含量大于 30g/L

7. 关于中性粒细胞的叙述,下列哪项**错误**

　　A. 能吞噬细菌及较小的组织崩解碎片

　　B. 运动能力较强

　　C. 病毒感染灶内多见

　　D. 变性坏死后称为脓细胞

　　E. 急性炎症多见

8. 病毒感染的病灶内,最常见的炎细胞是

　　A. 嗜酸性粒细胞　　　　B. 中性粒细胞　　　　C. 巨噬细胞

　　D. 淋巴细胞　　　　　　E. 单核细胞

9. 白细胞将炎症灶内的病原体和组织崩解碎片吞噬并进行消化的过程称为

　　A. 趋化作用　　　　　　B. 吞噬作用　　　　　C. 游走作用

　　D. 消化作用　　　　　　E. 溶解作用

10. 关于炎症的叙述,哪项正确

　　A. 慢性炎症均由急性炎症转化而来

　　B. 炎症都需用抗生素治疗

　　C. 局部肿胀是炎性渗出所致

　　D. 急性炎症无增生性改变

　　E. 炎性渗出对机体有害无益

11. 临床出现寒战、高热等全身中毒症状,血液细菌培养阳性称为

　　A. 菌血症　　　　　　　B. 毒血症　　　　　　C. 败血症

　　D. 脓毒血症　　　　　　E. 肉芽肿性炎

12. 下列哪种炎症红、肿、热、痛、功能障碍表现较明显

　　A. 急性肝炎　　　　　　B. 慢性肾小球肾炎　　C. 体表慢性炎

　　D. 体表急性炎　　　　　E. 肉芽肿性炎

13. 炎症时局部疼痛的主要机制是

　　A. 组织增生压迫神经末梢

　　B. 渗出物压迫神经末梢和炎症介质的刺激

　　C. 局部充血及血流量增多

　　D. 组织分解代谢增强

　　E. 局部组织变性、坏死

14. 急性炎症早期及化脓性细菌感染时,血中增加的白细胞主要是

　　A. 中性粒细胞　　　　　B. 淋巴细胞　　　　　C. 嗜酸性粒细胞

　　D. 单核细胞　　　　　　E. 嗜碱性粒细胞

15. 假膜性炎指

　　A. 黏膜的浆液性炎　　　B. 浆膜的纤维素性炎　C. 皮肤的化脓性炎

　　D. 黏膜的出血性炎症　　E. 黏膜的纤维素性炎

16. 溶血性链球菌感染常引起

　　A. 纤维素性炎　　　　　B. 蜂窝织炎　　　　　C. 出血性炎

D. 脓肿　　　　　　　　　　E. 浆液性炎

17. 体内有寄生虫感染时,血中增加的白细胞主要是
   A. 浆细胞　　　　　　B. 淋巴细胞　　　　　C. 单核细胞
   D. 中性粒细胞　　　　E. 嗜酸性粒细胞

18. 皮肤Ⅱ度烧伤形成的水疱属于
   A. 浆液性炎症　　　　B. 纤维素性炎症　　　C. 化脓性炎症
   D. 出血性炎症　　　　E. 卡他性炎症

19. 疖和痈属于渗出性炎症中的
   A. 表面化脓　　　　　B. 脓肿　　　　　　　C. 蜂窝织炎
   D. 积脓　　　　　　　E. 卡他性炎

20. 黏膜上皮、腺体及肉芽组织过度增生向黏膜表面突出形成带蒂的肉样肿物称
   A. 炎性肉芽肿　　　　B. 炎性息肉　　　　　C. 肉芽组织
   D. 异物肉芽肿　　　　E. 炎性假瘤

（黎国明）

第五章　肿　瘤

1. 掌握：肿瘤、癌前病变、癌、原位癌、肉瘤的概念；肿瘤的形态结构和生物学特点；良、恶性肿瘤的区别；肿瘤对机体的影响。
2. 熟悉：肿瘤的命名原则与方法；癌与肉瘤的区别。
3. 了解：常见肿瘤的好发部位与形态特点；常见的致癌因素。

肿瘤是一种常见病、多发病。根据其生物学特性及其对人体的危害性大小，可分为良性肿瘤与恶性肿瘤两种。近年来，恶性肿瘤也就是人们通常所说的癌症，已成为我国城市居民死亡的首位原因(在农村地区，占第三位)。几乎所有的人体器官都可发生癌症，其中，肺癌、肝癌、胃癌、食管癌、结直肠癌、宫颈癌、乳腺癌和鼻咽癌发病率较高。防治癌症，重点是要做到早发现、早诊断、早治疗。

病例 5-1

某 ×，68 岁，经常性出现刺激性咳嗽 8 月余，咳少量灰白色黏痰，间断出现痰中带血丝。半年前曾在某医院做胸部 CT 检查，显示右肺上叶后段周围型结节，直径 1.5cm，边缘毛刺状，纵隔淋巴结无肿大。当地医院考虑"陈旧性肺结核？"，未做进一步检查，单纯抗炎治疗后病人回家，未嘱其复查。近 1 个月来明显消瘦，体重减轻，食欲缺乏，面容憔悴，精神萎靡，时有咯血症状。有长期吸烟习惯，烟龄 40 余年，每日 20~40 支。既往无肺结核病史。胸部 CT 显示：右肺上叶病变增大至直径 3.5cm×4.5cm，局部侵犯壁层胸膜。

问：1. 该患者最有可能的诊断是什么？
　　2. 诊断依据有哪些？

第一节　肿瘤的概念

在各种致瘤因素的影响下，机体局部细胞的生长调控发生严重紊乱，导致异常增生而形成的新生物，称为肿瘤。

与其起源的正常组织细胞相比，肿瘤细胞不同程度地丧失了分化成熟的能力，表现出异常的形态结构；同时，肿瘤细胞可以不断地克隆，自主性生长，与机体不协调。即使引起瘤变的初始因素已消除,肿瘤细胞仍能持续生长,不受机体控制。因此,肿瘤常表现为局部肿块,在 B 超、CT 等影像学检查中常显示占位性病变。但并非所有的肿瘤都会形成局部肿块,肿块也并非肿瘤所特有。如造血系统的恶性肿瘤 — 白血病不形成局部肿块,而在某些慢性炎症如炎性息肉、炎性假瘤,由于局部组织的炎症性增生,也会形成局部肿块,然而它们并非肿瘤。

第二节　肿瘤的特点

一、肿瘤的一般形态与组织结构

(一) 肿瘤的大体形态

1. 形状　肿瘤的外观形状是多种多样的(图 5-1),可因其组织类型、发生部位、生长方式和良恶性质的不同而不同。生长在体表和管道器官内的肿瘤,常呈息肉状、乳头状、蕈状、菜花状、溃疡状等,生长在深部组织或实质器官内的肿瘤常呈结节状、分叶状、囊状、蟹足状等。蟹足状、火山口状溃疡常见于恶性肿瘤。

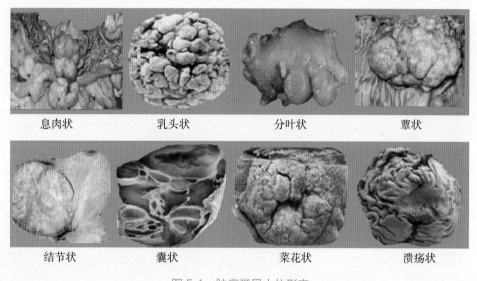

息肉状　　乳头状　　分叶状　　蕈状

结节状　　囊状　　菜花状　　溃疡状

图 5-1　肿瘤常见大体形态

2. 体积　肿瘤大小与肿瘤的性质、生长时间和发生部位等有关。小的肿瘤,直径只有几毫米,甚至肉眼观很难查见。有的肿瘤,如卵巢囊腺瘤,大的直径可达数十厘米,重量可达数千克甚至数十千克。

一般情况下,不能单纯以肿瘤的大小作为衡量肿瘤良恶性的依据。但是,恶性肿瘤的体积愈大,发生转移的机会也愈大,因此,恶性肿瘤的体积是肿瘤分期(早期或者晚期)的一项重要指标。

3. 数目　多数肿瘤常表现为单个肿物,少数肿瘤可呈多发性,如多发性子宫平滑肌瘤、皮肤神经纤维瘤等。有的肿瘤数目甚至可多达数十个。

4. 颜色　肿瘤通常与它的起源组织颜色相近。例如,脂肪瘤呈淡黄色,血管瘤呈暗红色,黑色素瘤呈黑褐色。当肿瘤发生坏死、出血时,其颜色呈现斑驳色彩。

5. 质地　肿瘤的软硬程度,常与肿瘤细胞的来源有关。例如:脂肪瘤一般比较软,纤维瘤和平滑肌瘤比较韧,骨瘤则比较硬。同时,也与肿瘤细胞与间质的比例有关。肿瘤细胞多而纤维间质较少的肿瘤如乳腺髓样癌质地较软,肿瘤细胞少而纤维间质较多的肿瘤如乳腺硬癌则比较硬。此外,若肿瘤发生出血、坏死、囊性变等,其质地也会变软。

(二) 肿瘤的组织结构

肿瘤组织在显微镜下分肿瘤实质和间质两部分。

1. 肿瘤实质　即肿瘤细胞,是肿瘤的主要成分。不同组织来源的肿瘤细胞,往往保留有其起源组织的某些形态、结构特点,分化程度和生物学行为也不尽相同。因此,观察和识别肿瘤细胞的形态特征,有助于判断肿瘤的组织来源和性质,是肿瘤病理诊断、分类和命名的主要依据。

2. 肿瘤间质　由结缔组织和血管等组成,起着支持和营养肿瘤细胞的作用。若肿瘤细胞生长过快,间质血管不能提供充足的营养支持时,肿瘤组织可发生局部坏死。肿瘤间质内还常可见淋巴细胞浸润,可能与机体对肿瘤组织的免疫反应有关。临床观察证明,凡间质内有大量淋巴细胞浸润的肿瘤,其预后一般较好。

二、肿瘤的异型性

肿瘤组织,无论在细胞形态还是组织结构上,都与其起源组织有不同程度的差异,这种差异称为异型性。

肿瘤异型性的大小,与肿瘤细胞分化程度的不同有关。一般来说,肿瘤的分化程度越高,异型性越小,与其起源组织越相似,其恶性程度越低;反之,分化程度越低,异型性越大,其恶性程度就越高。如果一个肿瘤缺乏与正常组织的相似之处,称为未分化肿瘤,通常是恶性肿瘤。

肿瘤的异型性有两个方面:细胞异型性和组织结构异型性。

(一) 细胞异型性

肿瘤细胞异型性主要体现在细胞大小、形态差异,以及细胞核的大小、形态和染色等方面。良性肿瘤细胞异型性较小,在大小、形态及染色等方面与正常组织细胞差别不大。恶性肿瘤细胞异型性较为明显(图 5-2),表现为:

1. 细胞多形性　肿瘤细胞通常比相应正常细胞大,且大小和形态很不一致,可以出现体积巨大的瘤巨细胞或形状怪异的细胞。但少数分化很差或未分化的肿瘤,其瘤细胞很幼稚,体积较小,大小和形态也可以比较一致;

2. 核多形性　核大深染,且大小、形状差别较大,可出现巨核、双核、多核或奇异形核。核分裂象增多,出现异常的病理性核分裂象,如不对称

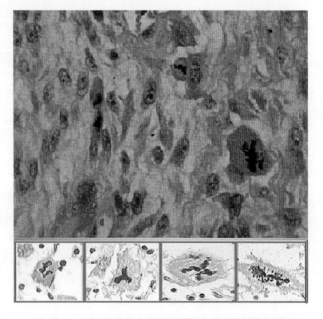

图 5-2　恶性肿瘤的细胞异型性及病理性核分裂象

核分裂、多极性核分裂等。

（二）组织结构异型性

肿瘤的组织结构异型性，是指肿瘤组织在空间排列方式上与其起源正常组织的差异。良性肿瘤组织结构异型性较小，主要表现为肿瘤细胞的排列不太规则，而恶性肿瘤的组织结构异型性较大，表现为

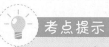

肿瘤细胞排列明显混乱，失去正常的排列结构、层次及极向等。如腺癌的癌细胞排列紊乱，常形成各种形态离奇的腺样结构，甚至无腺腔形成而呈实性细胞巢。

三、肿瘤的生长与扩散

（一）肿瘤的生长

1. 生长方式　肿瘤的生长方式与肿瘤的性质、发生部位有关，主要有3种：

（1）膨胀性生长：是大多数良性肿瘤的生长方式。肿瘤像逐渐膨胀的气球，不断挤压周围组织，常有完整的纤维性包膜，与周围组织分界清楚（图5-3）。触诊时瘤体常常可以推动，手术容易摘除干净，不易复发。

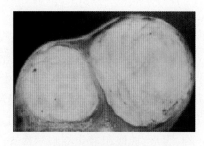

图5-3　肿瘤的膨胀性生长方式

（2）浸润性生长：是大多数恶性肿瘤的生长方式。肿瘤常无包膜，像树根一样侵入和破坏周围组织，分界不清（图5-4），触诊时瘤体较固定，活动度小。手术不容易摘除干净，容易复发。因此手术切除恶性肿瘤时，需要比较广泛地切除肿瘤周围组织，以避免残留少量肿瘤细胞，导致术后复发。

（3）外生性生长：发生在体表、体腔或管道器官腔面的肿瘤，常向表面突起，形成乳头状、息肉状、蕈状或菜花状肿物，这种生长方式称为外生性生长。此种良性肿瘤主要向外突出而不向内浸润，恶性肿瘤则在向外生长的同时，基部也向内浸润性生长。

2. 生长速度　不同肿瘤的生长速度差别很大。良性肿瘤生长一般较缓慢，恶性肿瘤生长较快，特别是低分化的恶性肿瘤，可在短期内形成明显的肿块。生长缓慢的良性肿瘤，如果生长速度突然加快，短期内体积迅速增大，应考虑恶变的可能。

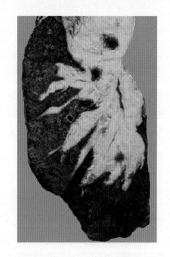

图5-4　肿瘤的浸润性生长方式

（二）肿瘤的扩散

恶性肿瘤侵袭性强，不仅可以在原发部位浸润性生长，破坏邻近组织或器官，而且还可以通过多种途径扩散到身体其他部位。这是恶性肿瘤最重要的生物学特征之一，也是导致患者死亡的主要原因。肿瘤的扩散有以下几种形式。

1. 直接蔓延　恶性肿瘤细胞直接侵入和破坏周围组织或器官，使病灶不断扩大。

2. 转移　恶性肿瘤细胞从原发部位侵入淋巴

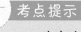

管、血管或体腔,迁徙到其他部位,继续生长,形成与原发瘤同样类型的肿瘤,这个过程称为转移。转移一旦发生,恶性肿瘤的诊断就确凿无疑。常见的转移途径有:

（1）淋巴道转移:是癌最常见的转移途径。癌细胞侵入淋巴管后,随淋巴液流动,由近及远,到达相应的淋巴结。受累淋巴结常呈无痛性肿大、质地较硬,相邻淋巴结可相互融合成团块状。

（2）血道转移:是肉瘤常见的转移途径,癌的晚期也可发生血道转移。肿瘤细胞侵入血管后,最常转移至肺和肝,常表现为多个结节,边界清楚,散在分布,多接近于器官的表面(图 5-5)。

（3）种植性转移:发生于胸、腹腔内器官的恶性肿瘤,侵及器官表面时,瘤细胞可以脱落,像播种一样种植在体腔其他器官的表面,形成多个转移性肿瘤,这种转移方式称为种植性转移。如胃黏液癌侵及胃浆膜层表面后,癌细胞可脱落、种植于卵巢形成 Krukenberg 瘤。常伴有血性胸、腹水,抽取积液作细胞学检查,可发现恶性肿瘤细胞。

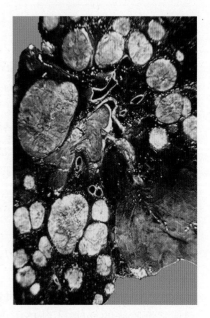

图 5-5　肺转移瘤

肝癌肺转移,右肺见多个散在分布的灰白色球状结节,境界清楚

四、肿瘤的代谢特点

肿瘤组织,尤其是恶性肿瘤组织的代谢非常旺盛,但与正常组织的代谢并无质的区别。

肿瘤细胞无论是核酸还是蛋白质的合成,抑或糖酵解,都明显比正常细胞强盛得多。故肿瘤得以

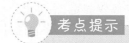

考点提示

肿瘤的转移途径

不断增长,机体反而严重消耗,造成恶病质。有些肿瘤合成的肿瘤蛋白与胚胎组织有相同的抗原性,称为肿瘤胚胎性抗原,可用于该肿瘤的辅助诊断。如肝细胞癌能合成胎儿肝细胞所产生的甲种胎儿蛋白(AFP)。通过检测 AFP,可帮助诊断肝癌。

与正常组织相比,肿瘤组织酶的含量或活性有所变化,但并非质的不同。某些肿瘤,其同工酶或特种酶类升高,可用作肿瘤标记。

 知识链接

肿瘤的分级和分期

恶性肿瘤一般分为三级:Ⅰ级表示肿瘤分化程度高、异型性小,恶性程度较低;Ⅱ级表示中等分化,恶性程度中等;Ⅲ级表示肿瘤分化程度低、异型性大,恶性程度较高。

通常采用 TNM 分期来表示恶性肿瘤的生长范围和播散程度。T 指肿瘤原发灶的大小、浸润深度和范围以及是否累及邻近器官等,随着肿瘤体积的增加和邻近组织受累范围的增加,依次用 T_1~T_4 来表示。Tis 代表原位癌。N 指区域淋巴结受累情况。淋巴结未受累时,用 N_0 表示。随着淋巴结受累程度和范围的增加,依次用 N_1~N_3 表示。M 指远处转移(通常是血道转移),没有远处转移者用 M_0 表示,有远处转移者用 M_1 表示。如乳腺癌 $T_2N_1M_0$ 表示:肿物大 2~5cm,同侧腋窝 1~3 个淋巴结有癌转移,无远处器官转移。

一般来说,恶性肿瘤的分级和分期越高,病人的预后越差,生存率越低。

第三节　肿瘤对机体的影响

肿瘤对机体的影响,与肿瘤的性质、大小、生长部位等因素有关。

一、良性肿瘤对机体的影响

一般来说,良性肿瘤分化比较成熟,生长缓慢,对机体的影响相对较小,主要表现为:

1. 压迫和阻塞　随着肿瘤的长大,对周围组织、器官可造成压迫,或阻塞某些器官腔道,引起相应的功能障碍。

2. 内分泌紊乱　一些内分泌腺的肿瘤,可分泌过多激素而引起内分泌紊乱,出现相应的临床表现。如垂体生长激素腺瘤可分泌过多生长激素,引起巨人症或肢端肥大症;肾上腺皮质腺瘤引起 Cushing 综合征等。

二、恶性肿瘤对机体的影响

恶性肿瘤大多分化不成熟,生长迅速,除可引起局部压迫和阻塞外,还可引起器官功能障碍及出血、感染等继发改变,晚期常引起恶病质,导致机体慢性消耗性、整体性衰竭,加上恐惧、绝望等不良心理因素的影响,可严重危及病人的生命。

1. 继发性改变　恶性肿瘤侵袭性强,可侵袭、破坏正常组织,导致器官功能障碍或出血、溃疡、感染、水肿等继发性改变。如肝癌广泛破坏肝细胞可引起肝功能障碍,骨肉瘤破坏正常骨质可引起病理性骨折,膀胱癌可引起血尿,乳腺癌细胞阻塞淋巴管导致乳腺橘皮样外观等。

2. 疼痛　恶性肿瘤侵犯或压迫局部神经,可引起顽固性疼痛,常见于癌症晚期。

3. 恶病质　晚期恶性肿瘤病人,常出现厌食、极度消瘦、乏力、重度贫血和全身衰竭的状态,称为恶病质(图 5-6)。这可能主要与肿瘤导致机体代谢严重紊乱、营养物质大量消耗和摄取障碍等因素有关。

4. 副肿瘤综合征　是指不能用肿瘤的直接蔓延或远处转移加以解释的一些病变和临床表现。这是由于肿瘤的产物或异常免疫反应等原因间接引起的,表现为内分泌、神经、消化、造血、骨关节、肾脏及皮肤等系统、器官的异常。

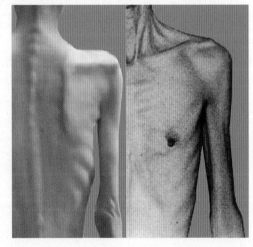

图 5-6　恶病质

病例 5-2

　　某 ×,女,42 岁。因无痛性右侧乳房肿块 5 天就诊。乳房查体:右侧乳房外上象限乳晕边触及一约 2.5cm×3cm 大小的肿物,质硬,表面不光滑,边界不清,活动度较差,相应区域乳腺皮肤呈橘皮样外观,乳头略微内陷。右侧腋下可触及一肿大的淋巴结,约 1cm×1.5cm 大小,质地较韧,界限清楚,活动度尚可。乳房钼靶 X 线检查见:肿物边缘不规则,呈毛刺状高密度影,其内可见砂砾样钙化。

　　问:1. 该患者可能性最大的临床诊断是什么? 依据何在?

　　　　2. 进一步应做什么检查以明确诊断?

第四节　良性肿瘤与恶性肿瘤的区别

　　正确区分良、恶性肿瘤,关系到肿瘤病人的治疗和预后。一般主要依据病理形态学表现并结合肿瘤生物学行为等多项指标综合判断肿瘤的良、恶性(表 5-1)。

表 5-1　良性肿瘤与恶性肿瘤的主要区别

	良性肿瘤	恶性肿瘤
分化程度	较高	较低
异型性	较小	较大
病理性核分裂象	无	有
生长速度	缓慢	较快
生长方式	膨胀性或外生性	浸润性或外生性
转移	不转移	可转移
复发	很少复发	容易复发
对机体影响	较小	较大

　　良性肿瘤与恶性肿瘤的区别是相对而言的。有些恶性肿瘤,分化程度较高,但却发生侵袭和转移;血管瘤虽呈侵袭性生长,却是良性肿瘤;生长在要害部位如颅内的良性肿瘤,如不能及时有效治疗,也常可危及生命。

　　有些肿瘤,在组织形态和生物学行为方面介于良性肿瘤与恶性肿瘤之间,称为交界性肿瘤,如膀胱乳头状瘤。有的交界性肿瘤有发展为恶性的倾向,应采取相应的治疗措施,防止恶变。

> **考点提示**
>
> 良、恶性肿瘤的区别

第五节　肿瘤的命名与分类

　　人体几乎所有的组织器官都可发生肿瘤,因而肿瘤的种类繁多,有必要对肿瘤做出正确的命名和科学的系统分类。

一、肿瘤的命名原则

　　肿瘤的名称必须反映出肿瘤的组织来源和性质。在实际工作中,还要在肿瘤名字前面标明其发生部位。有时也可结合肿瘤的大体形态或镜下组织学特征来命名。

　　1. 良性肿瘤的命名方法　组织来源名称 + 瘤。如平滑肌瘤,脂肪瘤,腺瘤。有的良性肿瘤,常常结合其大体形态特点命名,如乳头状瘤,浆液性囊腺瘤等。

　　2. 恶性肿瘤的命名方法

　　(1) 癌:来源于上皮组织的恶性肿瘤称为癌。其命名方法为:组织来源名称 + 癌。如鳞状细胞癌,腺癌。有些癌同时具有鳞状上皮和腺上皮两种来源成分,称为腺鳞癌。有的恶性肿瘤从形态上可以确定为癌,但缺乏向某种特定类型上皮分化的特征,无法判断其组织来源,称为未分化癌。

(2) 肉瘤:来源于间叶组织的恶性肿瘤称为肉瘤。其命名方法为:组织来源名称 + 肉瘤。如纤维肉瘤,脂肪肉瘤,骨肉瘤。一个肿瘤若既有癌的成分,又有肉瘤的成分,则称为癌肉瘤。

3. 肿瘤的特殊命名　少数肿瘤的命名,不依照上述命名原则。

(1) 母细胞瘤:来源于幼稚组织的肿瘤,称为母细胞瘤,多为恶性,如肾母细胞瘤,神经母细胞瘤等。少数为良性,如骨母细胞瘤。

(2) 在名字前直接冠以恶性两字:如恶性黑色素瘤、恶性畸胎瘤等。

(3) 以人名命名的恶性肿瘤:如尤文(Ewing)肉瘤、霍奇金(Hodgkin)淋巴瘤等。

(4) 依习惯命名的恶性肿瘤:如白血病,精原细胞瘤等。

(5) 以肿瘤细胞形态命名:如燕麦细胞癌,透明细胞癌等。

二、肿瘤的分类

肿瘤的分类主要以肿瘤组织的形态学为基础,结合其组织来源和生物学行为来划分,见表 5-2。

表 5-2　常见肿瘤的分类

组织来源	良性肿瘤	恶性肿瘤	组织来源	良性肿瘤	恶性肿瘤
一、上皮组织			造血细胞		白血病
鳞状细胞	乳头状瘤	鳞状细胞癌	四、神经组织		
基底细胞		基底细胞癌	神经鞘膜细胞	神经鞘瘤	恶性神经鞘瘤
腺上皮	腺瘤	腺癌	胶质细胞	胶质瘤	恶性胶质瘤
移行细胞	乳头状瘤	移行细胞癌	原始神经细胞		髓母细胞瘤
二、间叶组织			神经细胞	节细胞神经瘤	神经母细胞瘤
纤维组织	纤维瘤	纤维肉瘤	脑膜	脑膜瘤	恶性脑膜瘤
脂肪组织	脂肪瘤	脂肪肉瘤	五、其他肿瘤		
平滑肌	平滑肌瘤	平滑肌肉瘤	黑色素细胞		恶性黑色素瘤
横纹肌	横纹肌瘤	横纹肌肉瘤	胎盘滋养叶细胞	葡萄胎	恶性葡萄胎
血管	血管瘤	血管肉瘤			绒毛膜上皮癌
淋巴管	淋巴管瘤	淋巴管肉瘤	生殖细胞		精原细胞瘤
骨	骨瘤	骨肉瘤			无性细胞瘤
软骨	软骨瘤	软骨肉瘤			胚胎性癌
滑膜	滑膜瘤	滑膜肉瘤	性腺或胚胎剩件	畸胎瘤	恶性畸胎瘤
间皮	间皮瘤	恶性间皮瘤			
三、淋巴造血组织					
淋巴细胞		恶性淋巴瘤			

三、癌与肉瘤的区别

癌与肉瘤都是恶性肿瘤,但在临床表现和病理变化方面有明显差异,见表5-3。

表5-3 癌与肉瘤的区别

	癌	肉瘤
组织来源	上皮组织	间叶组织
发病率	较常见,约为肉瘤的9倍	较少见
好发年龄	多见于中老年人	多见于青少年
大体特点	质较硬、灰白色、较干燥	质软、灰红色、湿润、鱼肉状
组织学特点	多形成癌巢	瘤细胞弥漫分布,间质内血管丰富
网状纤维	癌细胞间多无网状纤维	瘤细胞间多有网状纤维
转移	多经淋巴道转移	多经血道转移

第六节 癌前病变、原位癌和早期浸润癌

一、癌前病变

癌前病变是指某些具有癌变潜在可能的良性病变或疾病。它的细胞增生较为活跃,且细胞形态有一定的异型性,如长期不愈,有可能转变为癌。从癌前病变发展为癌,可以经过很长时间,但并非一定发展为癌。常见的癌前病变及相关癌症有:

1. 口腔及外阴黏膜白斑、皮肤慢性溃疡与鳞状细胞癌。
2. 子宫颈糜烂与子宫颈癌。
3. 乳腺纤维囊性变与乳腺癌。
4. 结肠多发性息肉状腺瘤、慢性溃疡性结肠炎与结肠癌。
5. 慢性萎缩性胃炎、胃溃疡与胃癌。
6. 肝硬化与肝细胞癌。

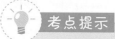

考点提示

癌前病变及原位癌定义

二、原位癌

原位癌是指癌变的细胞仅局限于上皮层内,尚未突破基膜向下浸润。常发生在子宫颈、食管、皮肤等有鳞状上皮被覆的部位。乳腺小叶的导管或腺泡发生癌变而尚未突破基膜向周围浸润者,分别称为导管内原位癌和小叶原位癌。原位癌是癌的早期阶段,无明显临床表现,如能及时发现,积极治疗,可以治愈。否则,可逐渐发展为浸润性癌,影响治疗效果。

知识链接

上皮内瘤变

从上皮非典型增生到原位癌这一连续的过程称为上皮内瘤变,用 CIN 表示。根据非典型增生的程度和范围,CIN 分为Ⅰ、Ⅱ、Ⅲ级。①CIN Ⅰ级:为轻度非典型增生。②CIN Ⅱ级:为中度非典型增生。③CIN Ⅲ级:包括重度非典型增生及原位癌,细胞异型性较明显,核分裂象增多,出现病理性核分裂象。CIN 级别越高,癌变几率越高,癌变所需时间越短。

三、早期浸润癌

早期浸润癌是指癌细胞突破上皮的基膜而发生局部浸润,但浸润的深度不超过5mm者。早期浸润癌一般肉眼无法判断,需借助显微镜观察才能确诊。由于癌细胞浸润较浅,又无局部淋巴结转移,如能及时进行手术治疗,预后较好。

第七节 常见肿瘤举例

一、上皮组织肿瘤

1. 乳头状瘤 来源于被覆上皮的良性肿瘤。多见于皮肤、膀胱等部位,呈外生性生长,向体表或腔面形成多个乳头状或指状突起,其根部常有细蒂与正常组织相连(图5-7)。瘤细胞分化程度高,术后一般不复发,但发生在膀胱、阴茎和外耳道的乳头状瘤容易复发或恶变。

2. 腺瘤 来源于腺上皮的良性肿瘤。多见于甲状腺、乳腺、肠道、卵巢等处,肿物常呈结节状、息肉状或囊状。瘤细胞分化较成熟,常具有一定的分泌功能,分泌物淤积在腺腔内可形成大小不等的囊腔。

3. 鳞状细胞癌 来源于鳞状上皮细胞的恶性肿瘤。常发生在皮肤、鼻咽、喉、肺、食管、子宫颈、阴茎等部位,外观多呈菜花状或溃疡状。癌细胞呈条索状、片块状排列,形成癌巢。高分化鳞状细胞癌,在癌巢中央可见层状角化物,称为角化珠或癌珠(图5-8)。低分化鳞状细胞癌无角化珠形成。

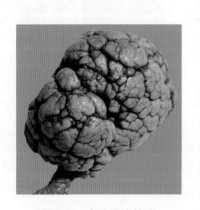

图5-7 皮肤乳头状瘤

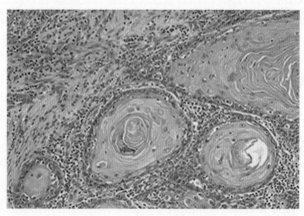

图5-8 高分化鳞状细胞癌

4. 腺癌 来源于腺上皮的恶性肿瘤。常见于胃、结肠、肝、乳腺、子宫体、甲状腺等处,外观多呈息肉状、结节状或溃疡状。分化较好的腺癌,癌细胞常排列成大小不等、形状不一、排列不规则的腺样结构;分化较差的腺癌,常无完整的腺样结构。特殊的腺癌有:囊腺癌、黏液癌、印戒细胞癌等。

5. 移行细胞癌 来源于移行上皮细胞的恶性肿瘤。见于膀胱、肾盂等部位,外观多呈乳头状。临床主要表现为无痛性血尿,术后容易复发。

二、间叶组织肿瘤

1. **脂肪瘤** 是最常见的良性软组织肿瘤,常见于躯干、四肢近端的皮下组织。外观呈分叶状或结节状,有完整包膜,质地柔软,切面呈浅黄色,似脂肪组织。瘤细胞分化成熟,结构上与正常脂肪组织几无差别。肿瘤生长缓慢,手术易切除且不易复发。

2. **血管瘤** 常见于儿童,一般认为是先天性血管发育畸形所致。多发生于面、颈部及口唇等处。在皮肤或黏膜的血管瘤,外观上常呈突起的鲜红肿块,或呈暗红或紫红色斑。浸润性生长,界限不清。

3. **平滑肌瘤** 多见于子宫,是女性生殖系统最常见的良性肿瘤。外观上呈球形或结节状,境界清楚,质地坚韧,切面呈编织状或漩涡状,灰白色(图 5-9)。瘤细胞分化较成熟,与正常平滑肌细胞相似。

4. **脂肪肉瘤** 来源于脂肪组织的恶性肿瘤。多见于中老年人,是成人最多见的肉瘤之一。常发生于大腿、腹膜后或其它深部软组织。外观多呈结节状或分叶状,切面浅黄色,似脂肪组织;或呈黏液样、鱼肉状。

5. **骨肉瘤** 多见于青少年。好发于四肢长骨干骺端,尤其是股骨下端和胫骨上端。外观多呈梭形肿块,切面灰白色、鱼肉状,常有出血坏死。肿瘤浸润破坏骨皮质,并形成反应性新生骨,向骨表面垂直生长,在 X 线上表现为日光放射状阴影;同时,在肿瘤上下两端的骨皮质和掀起的骨外膜之间形成三角形隆起,构成 X 线上所见的 Codman 三角(图 5-10)。骨肉瘤是最常见的骨组织恶性肿瘤,由于其生长迅速,侵袭破坏能力强,早期容易经血道转移至肺,预后极差。

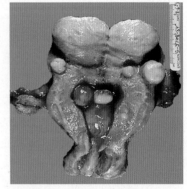

图 5-9 子宫平滑肌瘤

三、其他组织肿瘤

(一) 白血病

白血病是起源于造血干细胞的恶性肿瘤,俗称"血癌"。其病理特征是骨髓中有大量的幼稚白细胞弥漫增生取代正常骨髓组织,并进入外周血液,浸润肝、脾、淋巴结等全身组织和器官,导致这些组织、器官的结构与功能损害,但一般不形成肿块。

白血病可分为急性和慢性两大类。我国以急性白血病尤其是急性粒细胞白血病最为多见,常见于成人。儿童多为急性淋巴细胞白血病。

急性白血病起病急骤,病情凶险,常于数月内因颅内出血和继发感染而死亡。临床上常以贫血为其首发症状,半数以上病人出现发热及白细胞总数升高。由于其临床表现大多不具有特异性,必须经过骨髓活检方可确诊。

慢性白血病起病缓慢,病程较长,可达数年。早期多无症状,常因体检或因其它疾病就

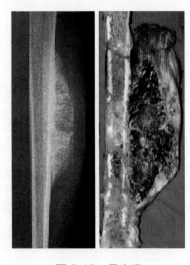

图 5-10 骨肉瘤

胫骨上端骨肉瘤的影像学和大体表现,肿瘤破坏骨皮质并浸润周围软组织和骨髓腔;切面鱼肉状伴出血坏死

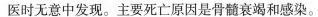

医时无意中发现。主要死亡原因是骨髓衰竭和感染。

(二) 畸胎瘤

畸胎瘤是来源于生殖细胞的肿瘤,大多由三个胚层来源的组织成分构成。常见于卵巢,多为囊性,囊腔内有大量毛发和皮脂等。囊性畸胎瘤又称皮样囊肿,良性。实性畸胎瘤多为恶性,常见于睾丸。

第八节　肿瘤的病因及发病机制

肿瘤的形成,是环境致癌因素和机体内因等多方共同作用的结果,它的发病机制十分复杂。

一、肿瘤的病因

(一) 环境因素

1. 化学致癌物　是引起癌症的主要原因。化学致癌物长期作用于机体,多数能导致体内 DNA 突变,对肿瘤的形成起激发、启动作用。常见的化学致癌物及其致癌作用见表 5-4。

表 5-4　常见化学致癌物及其致癌作用

化学致癌物	存在及分布	相关肿瘤
多环芳烃	石油、煤焦油、工业废气,燃烧烟草的烟雾,烟熏、烧烤和油炸食物等	肺癌、食管癌、胃癌
芳香胺类和氨基偶氮染料	染料、油漆、涂料、指甲油、染发剂、橡胶、塑料和皮革制品等	膀胱癌、肝癌、白血病
亚硝胺类物质	食品保鲜剂与着色剂,腌制的鱼、肉制品以及变质的蔬菜食品	肝癌、胃癌、食管癌、肺癌、鼻咽癌
霉菌毒素	霉变的花生、玉米及谷类,腌酸菜等	肝细胞癌

2. 物理性致癌因素　物理性致癌因素主要有:电离辐射(包括 X 射线、γ 射线等)、紫外线等。它能使染色体发生断裂、易位和点突变,导致癌基因激活或者肿瘤抑制基因灭活,从而诱发多种肿瘤如白血病、甲状腺癌、乳腺癌、肺癌、皮肤鳞状细胞癌等。

3. 生物性致癌因素　人类某些肿瘤可能与病毒有关,如人乳头瘤病毒(HPV)与子宫颈癌、Epstein-Barr 病毒(EBV)与 Burkitt 淋巴瘤和鼻咽癌、乙型肝炎病毒(HBV)与肝细胞癌有密切关系。幽门螺杆菌引起的慢性胃炎与胃恶性 B 细胞性淋巴瘤的发生,日本血吸虫与结肠癌,华支睾吸虫与胆管细胞性肝癌可能有关。

(二) 机体内因

肿瘤的发生,除受外界致癌因素的影响外,机体内因也起着重要作用。内因与外因相互作用,决定着肿瘤的发生发展。

1. 遗传　有的肿瘤如视网膜母细胞瘤、结肠多发性息肉状腺瘤等,遗传因素在其发生中起决定作用,故常有明显的家族史。有的患者 DNA 修复基因异常、对某种肿瘤具有易感性,属于隐性遗传。遗传因素还可与外界致癌因素发挥协同作用,促使肿瘤的发生。

2. 免疫　机体的免疫系统,可以监视、发现癌变的细胞并将其杀灭。因此,机体免疫功能低下时,肿瘤的发病率明显增加。

3. 种族　某些肿瘤的发生有相当明显的种族差别,如乳腺癌以欧美人种较多见,胃癌以日本人多见,说明种族与某些肿瘤的发生有一定关系,但也不能排除生活习惯和环境因素的影响。

4. 年龄、性别和激素　肿瘤的发生率在年龄和性别方面有一定差异。如视网膜母细胞瘤、肾母细胞瘤等多见于儿童,骨肉瘤则多见于青少年,而大部分癌则以老年人居多。乳腺癌女性患者明显高于男性,这可能与体内激素水平的差异以及接触致癌物的机会不同有关。

二、肿瘤的发病机制

目前我们还无法知晓各种致癌因素是如何使得正常细胞的分化失控并进一步衍变为肿瘤细胞的。导致细胞癌变的途径可能有:①基因突变,即细胞的 DNA 结构发生异常改变;②基因表达失常;③癌基因被激活或肿瘤抑制基因失活。同时,机体免疫监视功能的丧失也有利于肿瘤的形成。

知识链接

肿瘤的病理学检查

1. 活检　指从患者身体的病变部位取出小块组织或手术切除标本制成病理切片,观察细胞和组织的形态结构变化,以确定病变性质,作出病理诊断。活检是传统的目前确诊肿瘤性质、来源最为可靠的检查方法。

2. 脱落细胞学检查　常用的有阴道分泌物涂片检查子宫颈癌,痰涂片检查肺癌,胸、腹水离心后作涂片检查胸腔或腹腔的原发或转移癌等。

3. 免疫组织化学检查　利用抗原与抗体的特异性结合反应来检测组织中的肿瘤相关抗原,协助肿瘤的病理诊断。

4. 流式细胞术　是一种快速定量分析细胞的新技术,常用于肿瘤细胞 DNA 含量的检测。检测异常 DNA 含量不但可作为恶性肿瘤的标志之一,且可反映肿瘤的恶性程度及生物学行为。

小结

肿瘤是细胞异常增生而形成的新生物,通常表现为局部肿块,但肿块不一定是肿瘤。与起源细胞相比,肿瘤细胞分化不成熟,具有异常的形态结构和代谢功能。而且,机体对肿瘤细胞的生长失去控制,使肿瘤得以相对无限制生长。根据肿瘤细胞的分化成熟程度及其生物学行为,可将肿瘤分为良性及恶性肿瘤两种,一般来说,分化较好的肿瘤,其异型性小,侵袭性较弱,生长缓慢,多为膨胀性生长,边界清楚,不转移,属良性肿瘤。反之,分化较差、异型性大的肿瘤,生长较为迅速,多呈浸润性生长,边界不清,术后容易复发,其侵袭破坏能力强,可发生转移,属恶性肿瘤。各种恶性肿瘤中,以癌最为常见。癌是来源于上皮组织的恶性肿瘤,多见于中老年人,常通过淋巴道转移。肉瘤比较少见,多见于青少年,常通过血道转移。肿瘤的形状各异,从外表难以确定其良恶性,因此,临床上主要通过病理活检来确定肿瘤的性质和种类。

目标测试

A1 型题

1. 关于癌肿的特征,**不正确**的是
    A. 表面高低不平　　　B. 界限不清　　　C. 活动度差
    D. 生长较快　　　E. 早期就有疼痛

2. 下列关于肿瘤的描述,哪项**错误**
    A. 恶性肿瘤多呈浸润性生长
    B. 肉瘤常经血道转移
    C. 癌比肉瘤常见
    D. 凡称为"瘤"的都是良性肿瘤
    E. 癌多见于中老年人

3. 下列哪项是诊断恶性肿瘤的主要根据
    A. 肿瘤有出血　　　B. 肿瘤有坏死　　　C. 肿瘤呈浸润性生长
    D. 肿瘤有溃疡形成　　　E. 肿瘤的异型性明显

4. 癌最常转移到
    A. 脑　　　B. 脾　　　C. 骨
    D. 肾　　　E. 淋巴结

5. 下列哪种肿瘤形态恶性可能性最大
    A. 结节状　　　B. 囊状　　　C. 溃疡型
    D. 乳头状　　　E. 息肉状

6. Krukenberg 瘤的本质是
    A. 卵巢癌　　　B. 胃黏液癌　　　C. 肺癌
    D. 乳腺癌　　　E. 肝细胞癌

7. 下列哪种肿瘤的恶性型归入癌?
    A. 腺瘤　　　B. 脂肪瘤　　　C. 平滑肌瘤
    D. 血管瘤　　　E. 骨瘤

8. 原位癌的概念是
    A. 没有发生转移的癌
    B. 无症状和体征的癌
    C. 微小癌
    D. 早期浸润癌
    E. 癌细胞累及上皮全层,但未突破基膜

9. 肿瘤血道转移最常累及的器官是
    A. 肺和脑　　　B. 肺和肝　　　C. 肝和骨
    D. 肝和脑　　　E. 骨和脑

10. 良、恶性肿瘤的最根本区别是
    A. 形状　　　B. 大小　　　C. 生长方式
    D. 生长速度　　　E. 异型性

11. 癌前病变是指
    A. 癌的早期
    B. 上皮内瘤变
    C. 非典型增生
    D. 有癌变可能的良性病变
    E. 交界性肿瘤

12. 下列哪项**不属于**癌前病变
    A. 肝硬化
    B. 子宫颈糜烂
    C. 口腔黏膜白斑
    D. 十二指肠溃疡
    E. 结肠多发性息肉状腺瘤

13. 确定肿瘤性质最有价值的检查方法是
    A. B超
    B. MRI
    C. 腹腔镜
    D. 血管造影
    E. 病理活检

14. AFP检测在下列哪种肿瘤的诊断中意义较大
    A. 乳腺癌
    B. 宫颈癌
    C. 鼻咽癌
    D. 肝癌
    E. 大肠癌

A2 型题

15. 患者,男,53岁。半年来经常有上腹不适,隐隐作痛,食欲下降,伴有反酸、嗳气,按"慢性胃炎"治疗数月未见好转。近一个月来明显消瘦,5天前出现柏油样黑便。该患者最可能的诊断是
    A. 胃溃疡
    B. 十二指肠溃疡
    C. 慢性胃炎
    D. 胃癌
    E. 急性胃炎

16. 患者,男,60岁、胸痛、咳嗽、咯血痰两个月,胸片见右上肺周边一直径为 4cm×5cm 结节状阴影,边缘毛刺状。应首先考虑
    A. 肺结核球
    B. 周围型肺癌
    C. 矽肺
    D. 肺脓肿
    E. 肺肉质变

17. 患者,女,40岁,左侧乳房外上象限无痛性肿块,约 2cm×3cm 大小,质硬,表面不光滑,边界不清,活动度较差,乳腺皮肤呈橘皮样外观,乳头略微内陷。该患者可能是
    A. 乳腺纤维囊性变
    B. 乳腺小叶增生症
    C. 乳腺癌
    D. 乳腺纤维腺瘤
    E. 乳腺脓肿

18. 患者,女,46岁。宫颈活组织检查,镜下见子宫颈黏膜上皮全层上皮细胞呈重度非典型增生,核异型性大,细胞排列层次消失,但基底膜完整,应诊断为
    A. 宫颈重度非典型增生
    B. 宫颈原位癌
    C. 宫颈早期癌
    D. 宫颈浸润癌
    E. 癌前病变

19. 患者,男,50岁,20年前曾患"乙肝",近几年来,面、胸部常出现蜘蛛状血管痣,1个月前发现黄疸,肝脏明显肿大,表面高低不平,质较硬,X线摄片发现肺内多个阴影,AFP阳性,最可能的诊断为
    A. 肝硬化,肺转移性肝癌
    B. 肝硬化,肝转移性肺癌
    C. 肝炎后肝硬化,合并肝癌及肝癌肺转移
    D. 胆汁性肝硬化,合并肝癌及肺转移癌
    E. 慢性乙型肝炎合并门脉性肝硬化

(黄光明)

第六章　水、电解质代谢紊乱

学习目标

1. 掌握:脱水、水肿的概念;高钾血症、低钾血症的原因及影响。
2. 熟悉:脱水的原因及影响。
3. 了解:水肿的机制、病变特点及常见类型。

水、电解质是维系生命的重要物质,是人体内环境的重要成分。水、电解质的代谢紊乱,会导致机体内环境的不稳定,引起器官功能障碍。

第一节　水、钠代谢紊乱

病例6-1

患者,女性,66 岁。诊断为贲门癌,已有淋巴结转移,未行手术。每日仅吃清淡流质饮食,并间断呕吐,尿量少。查体:精神萎靡,表情淡漠,血压 90/60mmHg,脉搏细速、132 次 / 分,皮肤弹性差,眼眶凹陷,四肢发凉。化验血 K^+ 2.5mmol/L,Na^+ 118mmol/L,Cl^- 98mmol/L。

问:1. 该患者是否存在脱水? 如有,属于哪种类型?
　　2. 各型脱水形成的原因有哪些?

水、钠代谢紊乱是临床上最常见的水、电解质代谢紊乱,如脱水、水肿、水中毒等,常导致体液容量和渗透压的改变。

脱水是指体液容量的明显减少,并出现一系列功能代谢变化的病理过程。体内水和钠之间相互依赖,水、钠的变化总是同时或先后发生,使血浆渗透压发生改变。正常 Na^+ 约占血浆中阳离子的 90% 以上,其浓度为 130~150mmol/L,血浆渗透压主要受 Na^+ 影响,正常值为 280~310mmol/L。根据脱水时细胞外液渗透压的不同,可分为高渗性脱水、低渗性脱水和等渗性脱水。

一、高渗性脱水

高渗性脱水是失水多于失钠,以失水为主,血清钠浓度大于 150mmol/L,血浆渗透压大于 310mmol/L。

（一）原因

1. 饮水不足　常见于水源断绝或因病不能饮水者，如昏迷、咽喉和食管病症发生饮食障碍、极度衰弱丧失口渴感等。

2. 水丢失过多　主要见于：①高热、高温作业至大汗淋漓，使水分经皮肤、呼吸道丢失增多。②严重呕吐、腹泻。③尿崩症患者排出大量低渗尿或反复使用高渗液（如甘露醇、高渗葡萄糖等）引起渗透性利尿等。

（二）对机体影响

由于失水多于失钠，细胞外液呈高渗状态，水分由细胞内向细胞外转移，使细胞内液容量明显减少，而细胞外液容量减少不明显。临床主要表现有：

1. 口渴　细胞外液渗透压增高，刺激下丘脑口渴中枢而产生口渴感。

2. 尿量减少　细胞外液渗透压增高，刺激下丘脑渗透压感受器，引起抗利尿激素分泌增多，肾小管对水重吸收增多，尿量减少而尿比重增加。

3. 脱水热　严重脱水时，汗腺分泌减少，致使散热减少，体温上升，称为脱水热。临床上以婴幼儿较多见。

4. 中枢神经系统功能紊乱　细胞外液渗透压升高使脑细胞脱水，引起中枢神经系统功能紊乱。患者可出现嗜睡、抽搐、昏迷，甚至死亡。

> 💡 **考点提示**
>
> 高渗性脱水的特点。

二、低渗性脱水

低渗性脱水是失钠多于失水，以失钠为主，血清钠浓度小于 130mmol/L，血浆渗透压小于 280mmol/L。

（一）原因

1. 消化液大量丢失　这是最常见的原因，多见于呕吐、腹泻、胃肠引流等。

2. 经肾丢失　主要见于：①长期大量应用排钠利尿药，如呋塞米、利尿酸等。②肾上腺皮质功能不全或肾小管上皮细胞病变，使肾小管重吸收钠减少。③急性肾功能衰竭多尿期，水、钠排出增多。

3. 其他　如大量出汗、大面积烧伤、大量抽放胸、腹水等。

上述各种原因引起体液丢失过多，只补充水和葡萄糖溶液而未及时补盐，均可发生低渗性脱水。

（二）对机体的影响

由于失钠多于失水，细胞外液呈低渗状态，水分由细胞外向细胞内转移，导致细胞内液容量相对增多，细胞外液容量明显减少。临床主要表现有：

1. 脱水征　患者眼眶凹陷、皮肤弹性降低，这是由于水分由细胞外向细胞内转移，组织间液明显减少引起的。

2. 尿量变化　早期，尿量变化不明显。脱水严重时，因血容量不足，使抗利尿激素增多，肾小管重吸收水分增多，尿量减少，尿比重升高。

3. 休克　由于细胞外液容量明显减少，患者容易出现休克，表现有四肢厥冷、脉搏细速、血压下降和尿量减少等。

4. 中枢神经系统功能紊乱　由于细胞外液向

> 💡 **考点提示**
>
> 低渗性脱水的特点。

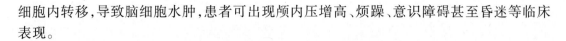

细胞内转移,导致脑细胞水肿,患者可出现颅内压增高、烦躁、意识障碍甚至昏迷等临床表现。

三、等渗性脱水

等渗性脱水是水与钠呈等比例的丢失,血清钠浓度130~150mmol/L,血浆渗透压280~310mmol/L。

(一)原因

任何等渗体液大量丢失所引起的脱水,在短时间内均属等渗性脱水。此型脱水在临床上最为常见,多见于:①胃肠液丢失,如:严重呕吐、腹泻和胃肠引流等。②大面积烧伤,大量血浆丢失。③大量抽放胸、腹水等。

(二)对机体的影响

等渗性脱水主要是细胞外液容量减少,细胞内液容量变化不大。由于细胞外液容量减少,引起醛固酮和抗利尿激素分泌增多,使尿量减少,尿比重增高。若细胞外液容量明显减少,则可出现休克。

等渗性脱水的患者,如未及时处理,可因水分不断丢失而转变为高渗性脱水。如只给患者补水而忽视了补钠,则可转变为低渗性脱水。

区别不同类型的脱水,是取得良好治疗效果的关键。三种类型脱水的比较见表6-1。

表6-1 三型脱水的比较

	高渗性脱水	低渗性脱水	等渗性脱水
特征	失水多于失钠	失钠多于失水	水、钠等比例丢失
主要失水部位	细胞内液	细胞外液	细胞外液
血钠浓度	>150mmol/L	<130mmol/L	130~150mmol/L
血浆渗透压	>310mmol/L	<280mmol/L	280~310mmol/L
主要表现	口渴明显、尿少、脱水热、脑细胞脱水	脱水征、休克、脑细胞水肿	口渴、尿少、脱水征不明显,严重时可休克
补液原则	补水为主	补钠为主	补水补钠

四、脱水的防治原则

首先防治原发病,其次补液的原则应按"缺什么,补什么","缺多少,补多少"的原则分别对待。

1. **高渗性脱水** 由于失水多于失钠,细胞外液呈高渗状态。因此,在治疗原发病的基础上,应以补水为主,能口服者口服,如不能口服者可输注5%葡萄糖溶液,之后还应补充一定量的含钠溶液,以免细胞外液转为低渗。

2. **低渗性脱水** 由于失钠多于失水,细胞外液呈低渗状态。因此,应以补钠为主,然后再补充一定量的5%葡萄糖溶液。有休克者要积极抗休克治疗。

3. **等渗性脱水** 由于水、钠呈等比例丢失,因此,应按生理盐水与5%葡萄糖溶液1:1的比例补充液体,以防转变成高渗性脱水或低渗性脱水。

第二节 钾代谢紊乱

 病例 6-2

　　患者,女,22岁。结核性腹膜炎并肠梗阻。手术后禁食,并连续作胃肠减压7天,共抽吸液体2200ml。每天静脉补5%葡萄糖液2500ml。每日尿量约2000ml。手术后两周,患者精神不振,面无表情,嗜睡,食欲减低,全身乏力,腱反射迟钝。血 K^+ 2.4mmol/L,血 Na^+ 140mmol/L。心电图显示:ST段下降,T波双相,有U波。立即开始每日以氯化钾加入5%葡萄糖液滴注,四天后血 K^+ 升至4.6mmol/L,一般情况显著好转,能坐起,面带笑容,食欲增进,腱反射恢复,心电图恢复正常。

　　问:1. 患者引起低钾血症的原因可能有哪些?

　　　　2. 哪些症状、体征与低钾血症有关?

　　钾是体内重要的阳离子之一,钾离子含量过高或过低,都严重影响细胞的代谢和电生理活动。正常人体内钾含量约为2g/kg体重,其中90%存在于细胞内液,血清钾浓度为3.5~5.5mmol/L。

　　正常人钾的来源全部从含钾丰富的食物中获得。排泄途径主要是肾脏(占总排泄量80%-90%),少量随粪便、汗液排出。肾脏排钾的特点是"多吃多排、少吃少排、不吃也要排"。

一、低钾血症

血清钾浓度低于3.5mmol/L,称为低钾血症。

(一) 原因

1. 钾摄入不足　见于长期不能进食的患者,如手术后禁食、昏迷、消化道梗阻等。由于钾的来源不足而肾仍继续排钾,故引起血清钾减少。进食不足或禁食3~4天就可以引起血清钾减少。

2. 钾的丢失过多　主要见于:①经消化道丢失,如剧烈呕吐或腹泻,胃肠引流时。这是小儿失钾最重要的原因。②经肾丢失,这是成人失钾最重要的原因。常见于长期或过多使用排钾利尿药,使 K^+ 丢失过多;长期大量使用肾上腺皮质激素、原发或继发醛固酮增多症,使肾上腺皮质激素分泌亢进,促使排钾增多;急性肾功能衰竭的多尿期亦可使 K^+ 丢失过多。③经皮肤丢失,如大量出汗。

3. 细胞外钾离子移入细胞内　主要见于:①碱中毒。②治疗糖尿病过程中大剂量使用胰岛素。③家族性周期性麻痹症发作。

(二) 对机体影响

1. 神经肌肉兴奋性降低　主要表现为四肢肌肉软弱无力,尤其以下肢肌肉最为明显。严重时可出现软瘫、麻痹性肠梗阻,甚至呼吸肌麻痹。这是由于细胞外液钾浓度急剧降低时,细胞内钾离子外流增多,导致细胞膜静息电位负值增大而处于超极化阻滞状态,肌细胞兴奋性降低所致。呼吸肌麻痹是低钾血症患者的主要死亡原因之一。

2. 对心脏的影响　①心肌电生理活动异常,表现为:兴奋性增高,自律性增高,收缩性增强,传导性降低。②心电图表现:T波低平,出现U波;可有ST段压低及Q-T间期延长(图6-1)。

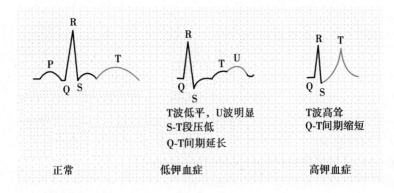

图 6-1 细胞外液钾浓度对心电图的影响

3. 对酸碱平衡的影响 低血钾时,因细胞内 K^+ 与细胞外 H^+ 相互置换,引起细胞外碱中毒,细胞内酸中毒。此时,肾小管上皮细胞排 H^+ 增加而排 K^+ 减少,尿液呈酸性,故称反常性酸性尿。

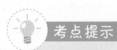

考点提示

低钾血症的影响。

知识链接

钾的分布与酸碱平衡的关系

钾在细胞内、外液的分布受酸碱平衡和激素的影响。酸中毒时,细胞外液中 H^+ 进入细胞内,细胞内 K^+ 释出到细胞外液,因此酸中毒可导致高钾血症。碱中毒时,H^+ 从细胞内液逸出,K^+ 由细胞外液进入细胞内,因此碱中毒可导致低钾血症。一般来讲,pH 值升、降 0.1,血 K^+ 浓度相应降低、增高 0.5~0.6mmol/L。

(三) 治疗原则

1. 病因治疗 去除引起低血钾的原因。
2. 补钾 补钾原则:①尽量让患者进食或口服补钾。②见尿补钾,每日尿量大于 500ml 时才可以静脉补钾。③严格控制补钾速度,一般控制在每小时 10mmol/L 为宜。④补钾过程中需密切观察病情变化或用心电图监护,定时测定血清钾浓度。

二、高钾血症

血清钾浓度高于 5.5mmol/L,称为高钾血症。

(一) 原因

1. 钾排出减少 常见于:①急性或慢性肾功能衰竭引起少尿或无尿,使肾脏排钾减少或不能排钾,这是引起高钾血症最常见的原因。②大量长期应用保钾利尿药,如螺内酯、氨苯喋啶等。
2. 钾输入过多 静脉输入钾盐过多、过快,或输入大量库存过久的血液,均可引起高钾血症。
3. 细胞内钾释出过多 见于:①酸中毒;②缺氧;③大量溶血;④严重创伤。

(二) 对机体影响

1. 对心脏的毒性作用 表现为:①心肌电生理活动异常。轻度高钾血症时,心肌兴奋性增高;重度高钾血症时,心肌的兴奋性、自律性、收缩性、传导性均降低,使心率减慢,出现严重的心律失常甚至心搏骤停,是高钾血症最主要的致死原因。②心电图表现:T 波高耸,Q-T 间期缩短(图 6-1)。

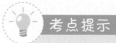
考点提示

高钾血症对心脏的毒性作用。

2. 神经肌肉兴奋性增高 高钾血症时骨骼肌的兴奋性随血钾逐步升高亦经历先升高后降低的过程,轻度高钾血症表现为手足感觉异常,肌肉震颤。重度高钾血症(血清钾浓度 7~9mmol/L)时,肌肉的兴奋性降低甚至消失,这种状态称为去极化阻滞,临床出现肌肉软弱无力,麻痹等症状。

3. 对酸碱平衡影响 高血钾时因细胞内 H^+ 与细胞外 K^+ 相互置换,引起细胞外酸中毒,细胞内碱中毒。此时,肾小管上皮细胞向管腔泌 H^+ 减少,尿液呈碱性,称为反常性碱性尿。

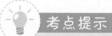
考点提示

反常性酸性尿和反常性碱性尿。

(三) 治疗原则

1. 病因治疗 去除引起高血钾的原因。

2. 降低血钾 ①停止钾的摄入和补充。②促使钾由细胞外向细胞内转移:可静脉输入 5% 碳酸氢钠,或同时静脉输注葡萄糖溶液和胰岛素等。③增加钾的排出:如阳离子交换树脂聚苯乙烯磺酸钠口服或灌肠;腹膜透析或血液透析等。

3. 抗心律失常 静脉注射或滴注 10% 葡萄糖酸钙溶液。

第三节 水 肿

过多的液体在组织间隙或体腔中积聚称为水肿。液体在体腔内积聚过多又称积水或积液,如胸腔积水(胸水)、腹腔积水(腹水)等。

水肿的分类方法有多种,根据分布范围,可把水肿分为全身性水肿和局部性水肿;按其发生部位分为脑水肿、肺水肿、皮下水肿等;也可按水肿的发生原因和机制命名,如心性水肿、肾性水肿、肝性水肿、营养不良性水肿、血管神经性水肿等。水肿不是一种独立性疾病,而是许多疾病时的一种重要病理过程。

病例 6-3

患儿,女,10 岁。两周前急性扁桃体化脓,近几天来眼睑和面部水肿明显,尿量减少;检查尿蛋白(++),尿红细胞(++),血压 140/90mmHg。

问:该病人发生水肿的主要原因和机制是什么?

一、水肿的原因和发生机制

正常人体的组织间液量相对恒定,约占体重的 15%。这主要是通过血管内外和机体内外两方面体液交换的动态平衡来维持,其中任何一个方面动态平衡发生了异常,即可引起水肿。

(一) 血管内外液体交换失平衡

促进液体从毛细血管内滤出的力量,主要是毛细血管流体静压和组织间液胶体渗透压。而促使液体回流入毛细血管内的力量,则是血浆胶体渗透压和组织间液流体静压。组织间液量的多少取决于这两种力量之差即有效滤过压的大小。除此之外,毛细血管壁通透性和淋巴回流状态对体液交换也具有很大的影响(图 6-2)。

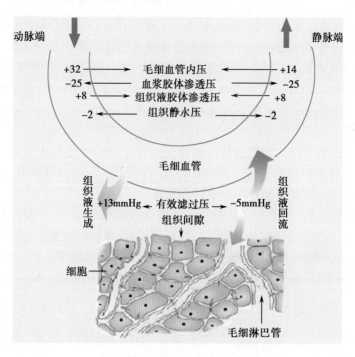

图 6-2　血管内外液体交换示意图

引起血管内外液体交换失平衡的原因有:

1. 毛细血管流体静压增高　最常见的原因是静脉淤血,引起毛细血管静脉端流体静压增高,致使组织间液生成增多引起水肿,例如右心衰竭引起体循环静脉压升高导致全身性水肿;肝硬化引起肝静脉回流受阻和门静脉高压导致腹水。

2. 血浆胶体渗透压降低　血浆蛋白含量降低,导致血浆胶体渗透压降低,组织间液回流减少。常见于:①蛋白质摄入不足:见于禁食、营养不良或胃肠道消化吸收功能降低。②蛋白质合成障碍:见于严重的肝功能不全如肝硬化晚期;③蛋白质丢失过多:见于肾病综合征时,大量蛋白质从尿液中排出。

3. 毛细血管壁通透性增高　毛细血管壁通透性增高时,使血浆清蛋白通过毛细血管壁进入组织间隙,引起组织间液的胶体渗透压升高;同时血浆胶体渗透压降低,有利于液体的滤出。常见于各种炎症、缺氧、酸中毒、变态反应等。

4. 淋巴回流受阻　当丝虫病或瘤细胞造成淋巴管阻塞或局部淋巴结摘除后(如乳腺癌根治术的广泛摘除淋巴结等),使淋巴回流受阻而发生水肿。

(二) 机体内外液体交换失平衡

正常人体主要通过肾小球的滤过和肾小管重吸收来调节水和钠盐的摄入量与排出量的动态平衡,从而保证体液总量和组织间液的相对恒定。当某些因素引起肾小球滤过率下降和(或)肾小管重吸收增多,使球 - 管平衡失调,就会造成水、钠潴留,引起水肿。

知识链接

肾小球 - 肾小管失平衡(球 - 管失衡)

肾在调节正常机体水、钠的动态平衡中起着重要作用,其调节作用主要依赖于肾内的球 - 管平衡,即肾小球滤过率增加,肾小管重吸收也随之增加;反之,肾小球滤过率减少,肾小管重吸收也随之减少。如果肾小球滤过率减少,而肾小管重吸收功能正常;或肾小球滤过率正常,而肾小管重吸收功能增高;或肾小球滤过率减少,而肾小管重吸收功能增高,均可引起球 - 管失衡,导致钠水潴留而产生水肿。

1. 肾小球滤过率下降　如急性肾小球肾炎时肾小球内增生性病变压迫肾小球毛细血管丛;慢性肾小球肾炎时肾单位进行性破坏使滤过面积减少;心力衰竭时,心输出量的下降引起肾脏血流减少等,均可引起肾小球滤过率下降。

2. 肾小管重吸收钠、水增多　无论肾小球的滤过率有否减少,只要肾小管和集合管对钠、水重吸收增多,就能引起钠、水潴留,这是引起全身性水肿的重要发病环节。常见于①肾脏血流重新分布。②各种原因引起的醛固酮、抗利尿激素分泌增多。

临床上常见的水肿,通常是几种因素共同或相继作用的结果。

二、常见水肿的类型

1. 心性水肿　由右心衰竭引起,首先出现于身体下垂部位如踝部。这是因为重力的影响,与心脏垂直距离越远的部位其毛细血管的流体静压越高。

2. 肾性水肿　多见于肾病综合征、急性肾小球肾炎等,水肿首先出现于眼睑或面部等疏松组织。这是因为结构疏松、伸展度大的组织,水肿液容易积聚。

3. 肝性水肿　严重的肝脏疾病引起的水肿,主要表现为腹水,全身水肿常不明显,最常见于各种肝硬化。这与肝硬化时门静脉血回流受阻以及肝细胞合成清蛋白减少有关。

4. 肺水肿　急性肺水肿常见于左心衰竭时,患者突发呼吸困难,表现为端坐呼吸和心性哮喘,可咳白色或粉红色泡沫样痰;慢性肺水肿的表现常不典型。

5. 脑水肿　又分为①血管源性脑水肿。见于脑出血、颅脑外伤、脑肿瘤等,是最为常见的脑水肿。②细胞毒性脑水肿。见于急性脑缺血、缺氧、中毒性脑病等。③间质性脑水肿。见于各种原因引起的急性或慢性梗阻性脑积水。

 知识链接

为什么大手术后快速、大量地输液易导致病人肺水肿?

大手术后快速、大量地输液可引起血容量增加,致血管内流体静压上升,同时由于血液稀释而胶体渗透压下降,导致组织液生成增多;大手术患者,机体处于应激状态,交感 - 肾上腺髓质系统兴奋,引起外周血管收缩,导致血液由体循环急速转移到肺循环,肺循环血容量急骤增加,使肺毛细血管内皮细胞间隙增大,导致血管通透性增大,引起肺水肿。

三、水肿的病变特点

(一) 水肿液的特点

根据水肿液所含蛋白质的多少,可将水肿液分为渗出液和漏出液。

1. 渗出液　多见于炎症引起的水肿,常见于结核杆菌、化脓性细菌感染等。水肿液蛋白含量较高。

2. 漏出液　指非炎症性原因引起的水肿,常见于心力衰竭、肝硬化和营养不良性水肿等。水肿液蛋白含量较低(淋巴性水肿除外)。

(二) 水肿组织的特点

发生水肿的组织或器官,体积增大、包膜紧张、重量增加、色泽苍白且光亮、弹性差。体表水肿时,由于液体在组织间隙大量积聚,用手指按压局部可出现凹陷,又称为凹陷性水肿。在全身性水肿时,测量每日体重的变化,是判断水肿程度较为理想的方法。

四、水肿对机体的影响

水肿对机体的影响主要取决于水肿发生的部位、发展速度以及持续的时间等。如果水肿发生在非生命重要器官如肢体,即使分布范围较广,可无严重后果。若水肿发生在要害部位或生命重要器官,即使范围不大,也可带来致命的后果。如咽喉部的急性水肿,可引起气道阻塞甚至窒息致死;脑水肿可引起颅内高压,严重时可致脑疝形成;急性肺水肿可因呼吸衰竭而危及生命。大量水肿液在组织间隙中积聚,可致细胞与毛细血管的距离加大,物质弥散距离相应增大,所以若水肿持续时间过久,可致组织细胞营养不良,慢性水肿的皮肤容易发生溃疡,且溃疡不易愈合。水肿病灶对感染的抵抗力下降,易于合并感染。

小结

水、钠代谢紊乱是临床上最常见的水、电解质代谢紊乱。各种原因引起体液容量明显减少时,称为脱水。根据细胞外液渗透压的变化,将脱水分为高渗性、低渗性和等渗性脱水。高渗性脱水时细胞内液显著减少,有明显口渴和细胞脱水;低渗性脱水时细胞外液明显减少,易引起休克。

钾代谢紊乱主要影响神经肌肉兴奋性和心脏的电生理活动。低钾血症主要引起神经肌肉的功能障碍,表现为四肢软弱无力,甚至出现软瘫以及明显的心律失常,心电图检查主要是 T 波低平。严重的高钾血症可导致机体致命性心室纤维颤动和心搏骤停,心电图检查 T 波高尖是其特征。

过多的体液积聚在组织间隙或体腔内,称为水肿。水肿的发生主要与血管内外液体交换失平衡,使组织液生成大于回流以及体内外液体交换失平衡,使体内钠水潴留有关。水肿不是一种独立性疾病,而是许多疾病时的一种重要病理过程。病因不同,水肿发生的部位不一样,造成的危害程度也不相同。

目标测试

A1 型题

1. 低渗性脱水时主要脱水部位是

  A. 细胞内液   B. 细胞外液   C. 血浆

  D. 淋巴液   E. 体液

2. 眼眶凹陷、皮肤弹性差,主要是哪个部位体液丢失所引起

  A. 血浆丢失   B. 细胞内液丢失   C. 组织间液丢失

  D. 体腔内液丢失   E. 淋巴液丢失

3. 严重挤压伤患者易引起

  A. 低钾血症   B. 高钠血症   C. 水肿

  D. 高钾血症   E. 低钠血症

4. 高钾血症对机体最严重危害是

  A. 严重酸中毒   B. 对心肌的毒性   C. 呼吸麻痹

  D. 对脑细胞损伤   E. 急性肾衰竭

5. 下列哪项**不是**引起外科手术后低钾血症的原因

  A. 术后禁食   B. 呕吐   C. 胃肠引流

  D. 术后注射大量葡萄糖液   E. 术后输入大量库存血

6. 缺钾患者补钾时哪项**错误**

  A. 口服氯化钾

  B. 无尿患者不宜补钾

  C. 静脉滴注补钾不宜过快

  D. 静脉滴注补钾不宜过浓

  E. 10% 氯化钾溶液静脉推注

7. 某患者口渴、尿少、尿钠含量高、血钠 150mmol/L,其属于何种类型水电解质代谢紊乱

  A. 等渗性脱水   B. 高渗性脱水   C. 低渗性脱水

  D. 水肿   E. 水中毒

8. 某患者因呕吐、腹泻三天而进当地卫生院补液,曾给予 5% 葡萄糖液 200ml,检查:心率 110 次 / 分,血压 11.3~8.0kPa,眼窝凹陷、皮肤弹性差,血钠 125mmol/L。请问该患者的诊断

  A. 高渗性脱水   B. 低渗性脱水   C. 等渗性脱水

  D. 高钠血症   E. 水中毒

9. 某急性肾衰竭患者,血钾 6.0mmol/L,血钠 140mmol/L,检查其心电图变化,可出现

  A. T 波低平   B. Q-T 间期缩短   C. T 波高尖,QRS 波增宽

  D. ST 段压低   E. T 波倒置

10. 判断机体是否有水肿较理想的方法是

  A. 是否有凹陷性水肿   B. 检查肾功能   C. 测量体重

  D. 肉眼观察   E. 活体组织病理检查

(赵 鸿)

第七章 酸碱平衡紊乱

1. 掌握：代谢性酸中毒的概念、原因、常用指标变化及对机体的影响。
2. 熟悉：呼吸性酸中毒的概念、原因、常用指标变化及对机体的影响。
3. 了解：酸碱平衡紊乱的概念；酸碱平衡的调节；反映酸碱平衡的指标及其意义；代谢性碱中毒；呼吸性碱中毒；混合型酸碱平衡紊乱。

人体内环境适宜的酸碱度是维持机体正常代谢活动的基本条件。虽然机体经常摄入一些酸性或碱性食物，在代谢过程中也不断生成酸性或碱性物质，但依靠体内的缓冲和调节，使体液的酸碱度稳定在恒定的范围内，pH 值为 7.35~7.45。在某些病因作用下，引起酸碱超负荷、严重不足或调节机制障碍，导致体液酸碱度的稳态破坏，称为酸碱平衡紊乱。

第一节 酸碱平衡的调节

一、酸碱的概念及其来源

在化学反应中，凡能释放出 H^+ 的化学物质称为酸，如 H_2CO_3；反之，能接受 H^+ 的化学物质称为碱，如 HCO_3^-。

体液中的酸，主要是细胞在物质分解代谢过程中产生的。包括挥发酸和固定酸。挥发酸指碳酸（H_2CO_3），是体内酸性物质的主要来源，是糖、脂肪和蛋白质氧化分解的最终产物 CO_2 与 H_2O 结合生成的。H_2CO_3 可释放出 H^+，也可转变成 CO_2，经肺排出体外。固定酸又称非挥发酸，不能变成气体由肺呼出，只能通过肾由尿排出。如蛋白质代谢产生的硫酸、磷酸和尿酸；糖酵解产生的甘油酸、丙酮酸和乳酸；脂肪代谢产生的 β - 羟丁酸和乙酰乙酸等。

体内的碱主要来自食物，代谢也可产生一些碱，如 HCO_3^-、氨等，但其生成量与酸相比则少得多。

二、酸碱平衡的调节

虽然机体不断生成和摄取酸碱物质，但血液的 pH 并不发生明显变化，这是因为机体通过体内缓冲系统以及一系列调节作用来维持血液 pH 的稳定。

（一）血液缓冲系统的调节

血液缓冲系统的作用是通过接受 H^+ 或释放 H^+，将强酸或强碱转变成弱酸或弱碱，减少 pH 波动的幅度，以保持 pH 相对稳定。

血液缓冲对的组成

血液的缓冲系统由缓冲酸及其相对应的缓冲碱组成。主要有：碳酸氢盐缓冲对（$NaHCO_3/H_2CO_3$）、磷酸盐缓冲对（NaH_2PO_4/Na_2HPO_4）、血浆蛋白缓冲对（Pr^-/HPr）、血红蛋白缓冲对（Hb^-/HHb）和氧合血红蛋白缓冲对（$HbO_2^-/HHbO_2$）五种。其中，最重要的是碳酸氢盐缓冲对，约占血液缓冲对的 1/2 以上，具有强大且迅速的缓冲酸碱度的能力。

（二）肺的调节作用

肺通过呼吸运动改变 CO_2 的排出量来调节血浆碳酸浓度，从而维持血浆 pH 相对恒定。当 $PaCO_2$ 升高或 pH 值降低时，通过刺激延髓中枢或外周化学感受器，兴奋呼吸中枢，使呼吸加深加快，肺排出 CO_2 增加从而使 $PaCO_2$ 下降。反之，呼吸变浅变慢。

（三）肾对酸碱平衡的调节

肾通过排泄固定酸和维持血浆 $NaHCO_3$ 的浓度对酸碱平衡进行调节。肾小管上皮细胞在不断分泌 H^+ 的同时，将肾小球滤过的 HCO_3^- 重新吸收入血，防止细胞外液 $NaHCO_3$ 的丢失。也可以通过磷酸盐的酸化和泌 NH_4^+ 生成新的 $NaHCO_3$，以补充机体的消耗，从而维持血液 HCO_3^- 浓度的相对恒定。肾脏对酸碱平衡的调节作用虽然大，但发挥作用慢，因此只对慢性酸碱平衡紊乱有调节作用。

（四）组织细胞对酸碱平衡的调节作用

组织细胞的缓冲作用主要是通过细胞内外的离子交换进行的。如酸中毒时，细胞外液 H^+ 浓度增加，H^+ 弥散进入细胞内，同时细胞内的 K^+ 和 Na^+ 则移出细胞外，从而维持细胞内外的电荷平衡；碱中毒时恰好相反。这种离子交换虽然能缓冲细胞外液 H^+ 浓度的变化，但同时会导致血清 K^+ 浓度的变化。

第二节 反映酸碱平衡状况的指标及其意义

一、血液 pH

pH 为 H^+ 浓度的负对数，它的变化反映酸碱平衡紊乱的性质及严重程度。pH<7.35 为失代偿性酸中毒；pH>7.45 为失代偿性碱中毒；pH 正常是酸碱平衡、代偿性酸碱平衡紊乱或者混合型酸碱平衡紊乱。但 pH 变化不能区分引起酸碱平衡紊乱的原因是呼吸性还是代谢性。

二、二氧化碳分压（$PaCO_2$）

$PaCO_2$ 是指血浆中呈物理溶解状态的 CO_2 分子所产生的张力。正常值为 33~47mmHg。主要反映肺泡通气情况，是判断呼吸性酸碱平衡紊乱的重要指标。$PaCO_2$ 升高表示有 CO_2 潴留，见于呼吸性酸中毒或代偿性代谢性碱中毒；$PaCO_2$ 降低表示肺通气过度，见于呼吸性碱中毒或代偿性代谢性酸中毒。

三、标准碳酸氢盐(SB)和实际碳酸氢盐(AB)

SB 是指全血在标准状态下,即温度为 38℃,$PaCO_2$ 为 40mmHg,血氧饱和度为 100% 的条件下测得的血浆 HCO_3^- 含量。正常值为 22~27mmol/L。由于 SB 不受呼吸因素的影响,所以它是判断代谢性酸碱平衡紊乱的重要指标。AB 是指隔绝空气的条件下,在实际体温、血氧饱和度、$PaCO_2$ 条件下测得的血浆 HCO_3^- 含量。AB 受代谢和呼吸两方面因素的影响,正常人 AB=SB。如果两者数值都低说明有代谢性酸中毒;如果两者数值都高说明有代谢性碱中毒;如果 SB 正常,AB>SB,说明有 CO_2 潴留,见于呼吸性酸中毒;如果 SB 正常,AB<SB,说明 CO_2 排出过多,见于呼吸性碱中毒。

四、缓冲碱(BB)

BB 是指血液中一切具有缓冲作用的阴离子总和。正常值为 45~55mmol/L。它是反映代谢性因素的指标,代谢性酸中毒时 BB 减少,代谢性碱中毒时 BB 升高。

五、碱剩余(BE)

BE 是指在标准条件下用酸或碱滴定全血标本至 pH=7.4 时所需的酸或者碱的量。正常值为 −3.0mmol/L~+3.0mmol/L。若用酸滴定使血液 pH 达到 7.4,则表示被测血液碱过多,BE 用正值表示;若用碱滴定使血液 pH 达到 7.4,则表示被测血液酸过多,BE 用负值表示。代谢性酸中毒时,BE 负值增大;代谢性碱中毒时,BE 正值增大。

第三节　单纯性酸碱平衡紊乱

 病例 7-1

　　患者,女,51 岁,患糖尿病 13 年。曾多次出现糖尿病昏迷,此次因精神萎靡、嗜睡、呼吸深快而入院。体温 38℃。查:血糖 61mmol/L,尿糖 ++++,血 pH7.03,$PaCO_2$ 16mmHg,AB 3.8mmol/L,BE−25.5mmol/L,[K^+]=6.9mmol/L。

　　经静脉推注 5% 碳酸氢钠、补液以及胰岛素治疗 3 天后复查:血 pH=7.56,$PaCO_2$ 37mmHg,AB 33.2mmol/L,BE 9.8mmol/L,[K^+]2.0mmol/L。

　　问:1. 患者入院治疗前为何种类型酸碱平衡紊乱?

　　　　2. 入院治疗后为何种类型酸碱平衡紊乱?

一、代谢性酸中毒

代谢性酸中毒是指以血浆 HCO_3^- 浓度原发性减少为特征的酸碱平衡紊乱。

(一) 原因和发生机制

1. 体内固定酸增加　①长期或过量服用阿司匹林等水杨酸类药物。②休克、心衰等导致缺氧,使葡萄糖无氧酵解增强,乳酸生成过多。③糖尿病、严重饥饿或禁食、酒精中毒时,由于葡萄糖利用减少或糖原储备不足,使脂肪分解加速,酮体生成增加。④急、慢性肾衰竭晚期肾小管泌 H^+ 障碍。

2. HCO₃⁻丢失过多 ①严重腹泻、小肠及胆道瘘、肠吸引术等引起大量碱性消化液丢失。②重金属（汞、铅等）及药物（磺胺类等）的影响，使肾小管排酸障碍。

3. 高钾血症 细胞外液 K^+ 浓度增高，使细胞内 H^+ 外移。

（二）机体的代偿调节

1. 血液的缓冲作用 代谢性酸中毒时，血液中增多的 H^+ 立即被血液缓冲系统所缓冲，使血液中 HCO_3^- 不断被消耗。

2. 肺的调节 血液中 H^+ 增加或 pH 降低，通过刺激化学感受器，兴奋呼吸中枢，反射性引起呼吸加深加快，使 CO_2 呼出量增加，血 H_2CO_3 浓度下降。

3. 肾的调节 酸中毒时，肾通过泌 H^+ 和 NH_4^+，重吸收 HCO_3^- 增加来进行调节。当肾功能障碍时，肾不能发挥代偿调节作用。

4. 细胞内外离子交换 细胞外液 H^+ 增加时，通过细胞内外 H^+–K^+ 交换，H^+ 进入细胞内，被细胞内缓冲碱缓冲，细胞内 K^+ 逸出，导致高钾血症。

（三）常用指标变化

代谢性酸中毒时，血浆 pH 正常（代偿性）或下降（失代偿性），SB、AB、BB 均降低，BE 负值增大；继发性改变有：$PaCO_2$ 降低，AB<SB，血 K^+ 升高。

（四）对机体的影响

1. 心血管系统 ①心肌收缩力减弱：H^+ 浓度增高和高血钾能够引起心肌兴奋 - 收缩耦联障碍，使心肌收缩力下降，心输出量减少。②心律失常：因继发性高血钾，导致心肌传导阻滞和心肌兴奋性降低，出现心律失常甚至心脏停搏。

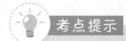
考点提示
代谢性酸中毒血气指标

2. 中枢神经系统 主要表现为抑制效应，如疲乏无力、头晕、意识障碍、嗜睡甚至昏迷。这与 H^+ 增多抑制生物氧化酶类的活性，使 ATP 生成减少，脑组织能量供应不足以及抑制性神经递质生成增多有关。

（五）防治原则

1. 预防和治疗原发病 治疗原发病是防治的主要措施，要纠正水、电解质紊乱，恢复有效循环血量和改善肾功能。

2. 适当使用碱性药物 轻症代谢性酸中毒患者可口服碳酸氢钠片，严重的代谢性酸中毒患者应给予一定量的碱性药物对症治疗，通常多使用作用迅速、疗效确切的碳酸氢钠溶液。

二、呼吸性酸中毒

呼吸性酸中毒是指以血浆 H_2CO_3 浓度原发性升高为特征的酸碱平衡紊乱。

（一）原因与发生机制

1. CO_2 排出减少 常见于各种原因引起的外呼吸功能障碍，如：①呼吸中枢抑制：见于颅脑损伤、脑炎、脑血管意外、麻醉药或镇静药过量等。②呼吸肌麻痹：见于病毒性脑脊髓炎、重症肌无力、重度低钾血症等。③呼吸道阻塞：见于喉头痉挛或水肿、气管异物等。④胸廓或肺顺应性降低：见于胸部创伤、气胸、大量胸腔积液以及肺炎、肺气肿、肺水肿等肺部疾病。

2. CO_2 吸入过多 较为少见。可见于通风不良的环境（坑道、矿井等）和呼吸机使用不当。

（二）机体的代偿调节

呼吸性酸中毒时，机体主要以下列方式进行代偿调节。

1. **细胞内外离子交换与细胞内缓冲** 是急性呼吸性酸中毒的主要代偿调节方式。H_2CO_3 浓度增高，解离成 H^+ 和 HCO_3^-，H^+ 与细胞内 K^+ 交换，H^+ 进入细胞内被血红蛋白缓冲，同时引起高钾血症。由于这种缓冲能力有限，肾的代偿调节又启动缓慢，因此，急性呼吸性酸中毒常为失代偿性呼吸性酸中毒。

2. **肾的代偿调节** 是慢性呼吸性酸中毒的主要代偿方式。主要通过肾小管泌 H^+、泌 NH_4^+ 和重吸收 HCO_3^- 增加，达到排酸保碱的目的。

（三）常用指标变化

急性呼吸性酸中毒时，血 pH 降低，为失代偿性呼吸性酸中毒。$PaCO_2$ 原发性升高，AB>SB；继发性变化是 SB 和 AB 略升高，BB 和 BE 变化不大。慢性呼吸性酸中毒时，血 pH 正常（代偿性）或略降低（失代偿性），$PaCO_2$ 原发性升高，AB>SB；继发性改变是SB、AB、BB 升高，BE 正值加大，血 K^+ 升高。

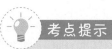

考点提示

呼吸性酸中毒血气指标

（四）对机体的影响

1. **心血管系统** 血浆中 H^+ 和 K^+ 浓度的升高可以引起心肌收缩力减弱、心律失常和周围血管扩张，严重者可出现血压下降甚至发生心力衰竭。

2. **中枢神经系统** 呼吸性酸中毒对中枢神经系统功能的影响比代谢性酸中毒更明显。CO_2 潴留可引起脑血管扩张，使颅内压增高，患者可出现头痛、视觉模糊、恶心、呕吐、精神错乱、谵妄、嗜睡，甚至昏迷，临床称其为肺性脑病。

（五）防治原则

1. **积极治疗原发病** 治疗原发病，尽快改善肺泡的通气功能。如排除呼吸道异物、控制感染、解除支气管平滑肌痉挛等，必要时可作气管切开术、使用呼吸中枢兴奋药以及正确使用人工呼吸机等。

2. **适当使用碱性药物** 对于 pH 下降明显的呼吸性酸中毒患者可适当使用碱性药物。使用时需特别谨慎，必须在肺通气较好的情况下才能使用，因为 HCO_3^- 与 H^+ 结合所生成的 H_2CO_3 需由肺排出体外，在肺通气功能障碍时，CO_2 不能及时排出，引起 $PaCO_2$ 进一步升高，反而会加重呼吸性酸中毒。

三、代谢性碱中毒

代谢性碱中毒是指以血浆 HCO_3^- 原发性增多为特征的酸碱平衡紊乱。

（一）原因与发生机制

1. **酸性物质丢失过多** ①经胃丢失：见于频繁呕吐或胃液引流时。②经肾丢失：某些利尿剂（如噻嗪类、呋塞米等）使用不当和肾上腺皮质激素增多。

2. **碱性物质摄入过多** 常为医源性，如口服或输入过量 $NaHCO_3$、大量输入库存血以及摄入乳酸钠、乙酸钠、枸橼酸钠等有机酸盐过多，在体内经氧化可产生较多的碳酸氢钠。

3. **低钾血症** 低钾血症使肾小管泌 H^+ 和重吸收 HCO_3^- 增多，是引起代谢性碱中毒的重要原因和维持因素。同时，细胞内 K^+ 外移，细胞外液 H^+ 移入细胞内，导致细胞外碱中毒和细胞内酸中毒。

（二）机体的代偿调节

1. 血液的缓冲作用　血浆中 H^+ 浓度降低时，OH^- 浓度升高，OH^- 可被血液缓冲系统中的弱酸所缓冲。血液对碱中毒的缓冲能力较弱。

2. 肺的代偿调节　血浆中 H^+ 浓度降低可抑制呼吸中枢，使呼吸变浅变慢，肺泡通气量减少，$PaCO_2$ 代偿性升高，pH 下降。

3. 细胞内外离子交换　细胞外液 H^+ 浓度降低时，细胞外 K^+ 进入细胞内，细胞内 H^+ 逸出，使血 K^+ 浓度降低，导致低钾血症。

4. 肾的代偿调节　血浆中 H^+ 浓度降低和 pH 升高，使肾小管泌 H^+、泌 NH_4^+ 和重吸收 HCO_3^- 减少，使血浆 HCO_3^- 浓度下降，尿液呈碱性。

（三）常用指标变化

代谢性碱中毒时，pH 正常（代偿性）或升高（失代偿性）。原发性改变是 SB、AB、BB 均升高，AB>SB，BE 正值加大；$PaCO_2$ 继发性上升，血 K^+ 降低。

（四）对机体的影响

1. 中枢神经系统　严重的碱中毒可使血红蛋白与氧的亲和力增强，使氧合血红蛋白不易释放出氧，造成组织供氧不足，脑缺氧；pH 升高会使脑内抑制性神经递质的数量减少，所以，代谢性碱中毒患者常出现烦躁不安、精神错乱、谵妄、意识障碍等兴奋的表现。

2. 神经肌肉的变化　碱中毒时血浆中游离钙浓度降低，使神经肌肉的兴奋性增高，患者常出现腱反射亢进、肢体麻木、手足搐搦等表现。

3. 血清 K^+ 的变化　碱中毒时，细胞外液 H^+ 浓度降低，细胞内 H^+ 外逸而细胞外 K^+ 内移，血钾降低；同时肾小管上皮细胞排 H^+ 减少，H^+–Na^+ 交换减少，而 K^+–Na^+ 交换增强，故肾排 K^+ 增加，导致低钾血症。

（五）防治原则

1. 积极治疗原发病　治疗原发病，消除病因及维持因素。

2. 适量输生理盐水　一般轻度的代谢性碱中毒，去除病因后再给予适量的生理盐水，生理盐水含 Cl^- 量高于血浆，通过扩充血容量和补充 Cl^- 使过多的 HCO_3^- 从肾排泄，达到治疗代谢性碱中毒的目的，无需使用酸性药物。

3. 适当使用酸性药物　对于严重的代谢性碱中毒患者，可给予少量含氯酸性药物。如使用 0.1mmol/L 的稀盐酸或者 NH_4Cl 来迅速中和过多的 HCO_3^-。

四、呼吸性碱中毒

呼吸性碱中毒是指以血浆 H_2CO_3 浓度原发性减少为特征的酸碱平衡紊乱。

（一）原因与发生机制

凡能引起肺过度通气，使 CO_2 排出过多的因素，都能引起呼吸性碱中毒。如：①高原缺氧、肺炎、肺水肿等。缺氧刺激呼吸运动增强，CO_2 排出增多。②中枢神经系统疾病或精神障碍，如脑血管意外、脑炎、颅脑损伤及脑肿瘤、癔症发作等。③高热、甲亢以及呼吸机使用不当等。

（二）机体的代偿调节

呼吸性碱中毒时，虽然 $PaCO_2$ 降低对呼吸中枢有抑制作用，但只要刺激肺过度通气的原因不消除，肺的代偿作用就不明显。因此，呼吸性碱中毒主要靠以下方式进行代偿调节。

1. 细胞内缓冲和细胞内外离子交换　这是急性呼吸性碱中毒的主要代偿方式，由于

血浆 H_2CO_3 浓度降低,HCO_3^- 浓度相对增高,细胞内 H^+ 逸出与细胞外液中的 HCO_3^- 结合成 H_2CO_3,使血液中 H_2CO_3 浓度有所回升。血浆中的 HCO_3^- 进入红细胞内与 Cl^- 交换,HCO_3^- 在红细胞内与 H^+ 结合生成 H_2CO_3,H_2CO_3 分解成 CO_2 和水,CO_2 在从细胞内外出,使血液中 H_2CO_3 浓度进一步回升。

2. 肾的代偿调节 急性呼吸性碱中毒时,肾来不及发挥代偿调节作用。慢性呼吸性碱中毒时,肾泌 H^+、泌 NH_4^+ 和重吸收 HCO_3^- 减少来进行代偿调节,尿液呈碱性。

(三)常用指标变化

急性呼吸性碱中毒常为失代偿性,血 pH 升高,$PaCO_2$ 原发性降低,AB<SB;继发改变是 SB、AB 略降低,BB 与 BE 基本不变。慢性呼吸性碱中毒时,根据肾脏的代偿程度,血 pH 可正常或升高。$PaCO_2$ 原发性降低,AB<SB;SB、AB、BB 继发性减少,BE 负值加大。

(四)对机体的影响

呼吸性碱中毒对机体的影响与代谢性碱中毒相似,主要影响中枢神经系统和神经肌肉的兴奋性。

1. 中枢神经系统 急性呼吸性碱中毒引起的中枢神经系统功能障碍往往比代谢性碱中毒更明显,患者常出现烦躁不安、感觉异常、抽搐、精神错乱、谵妄、意识障碍等表现。

2. 神经肌肉的变化 碱中毒时血浆中游离钙浓度降低,使神经肌肉的兴奋性增高,患者出现腱反射亢进、肢体麻木、手足搐搦等表现。

(五)防治原则

1. 积极治疗原发病 首先应积极治疗原发病,去除引起呼吸性碱中毒的原因,多数患者可自行缓解。对于精神性过度通气患者可酌情使用镇静剂。

2. 增加吸入气的 CO_2 浓度,可用纸袋罩住患者口鼻,使患者再吸入其呼出的气体,或让患者吸入含 5% 的 CO_2 的混合气体,以提高血浆 H_2CO_3 浓度。

各种单纯型酸碱平衡紊乱常用酸碱指标的变化及离子变化见表 7-1。

表 7-1 各种单纯型酸碱平衡紊乱的血浆酸碱指标和离子变化

		pH	$PaCO_2$	AB	SB	BB	BE	Cl^-	K^+
代谢性酸中毒		↓(−)	↓	↓	↓	↓	↓	↑(−)	↑
呼吸性酸中毒	急性	↓	↑	↑(−)	↑(−)	(−)	(−)	↓	↑
	慢性	↓(−)	↑	↑	↑	↑	↑	↓	↑
代谢性碱中毒		↑(−)	↑	↑	↑	↑	↑	↓	↓
呼吸性碱中毒	急性	↑	↓	↓(−)	↓(−)	(−)	(−)	↑	↓
	慢性	↑(−)	↓	↓	↓	↓	↓	↑	↓

注:↑升高,↓降低,(−)无变化

第四节 混合型酸碱平衡紊乱

同一患者有两种或两种以上单纯型酸碱平衡紊乱同时存在,称为混合型酸碱平衡紊乱,可分为双重型酸碱平衡紊乱和三重型酸碱平衡紊乱。临床上以呼吸性酸中毒合并代谢性酸中毒最常见,其次为呼吸性酸中毒合并代谢性碱中毒。混合型酸碱平衡紊乱类型见表 7-2。

表7-2　临床上常见的混合型酸碱平衡紊乱类型

双重型酸碱平衡紊乱	三重型酸碱平衡紊乱
呼吸性酸中毒合并代谢性酸中毒	呼吸性酸中毒合并代谢性酸中毒加代谢性碱中毒
呼吸性酸中毒合并代谢性碱中毒	呼吸性碱中毒合并代谢性酸中毒加代谢性碱中毒
呼吸性碱中毒合并代谢性酸中毒	
呼吸性碱中毒合并代谢性碱中毒	
代谢性酸中毒合并代谢性碱中毒	

需要指出的是,无论是单纯型酸碱平衡紊乱或是混合型酸碱平衡紊乱,都不是一成不变的,随着疾病的发展,治疗措施的影响,原有的酸碱平衡可能被纠正,也可能转变或合并其他类型的酸碱平衡紊乱。因此,在诊断和治疗酸碱平衡紊乱时,一定要密切注意患者病情的发展变化,并结合其血气分析及时作出正确的诊断和适当的治疗。

 小结

机体的代谢活动必须在具有适宜酸碱度的体液内环境中进行。酸碱平衡紊乱是在某些病因作用下,机体内环境酸碱度的稳定性遭到破坏。体液中的酸或碱主要是细胞在物质分解代谢过程中产生的,而酸的产生量远远超过碱。酸碱平衡的调节主要通过血液缓冲系统、肺、肾以及细胞进行。临床上,通过检测血液 pH、$PaCO_2$、SB、AB、BB 和 BE 等指标的变化,并结合患者的临床表现来判断酸碱平衡紊乱的类型及其发展变化。单纯性酸碱平衡紊乱包括代谢性酸中毒、呼吸性酸中毒、代谢性碱中毒和呼吸性碱中毒。其中,以血浆 HCO_3^- 原发性减少为特征的代谢性酸中毒最为常见。若血浆 H_2CO_3 原发性升高,为呼吸性酸中毒。代谢性碱中毒时,血浆 HCO_3^- 原发性升高。而呼吸性碱中毒,其血浆 H_2CO_3 原发性减少。同一患者有两种或两种以上单纯性酸碱平衡紊乱同时存在,称为混合型酸碱平衡紊乱,以呼吸性酸中毒合并代谢性酸中毒最常见。

 知识链接

判断酸碱平衡紊乱类型的方法

1. 根据 pH 判断酸中毒或碱中毒

pH 值变化的意义有三方面:①pH 值增高一定是碱中毒;②pH 降低一定是酸中毒;③pH 值正常可见于正常人,也可能为代偿性酸中毒或碱中毒,或者是酸中毒合并碱中毒。可见 pH 值变化只能判断是酸中毒或碱中毒,并不能确定是代谢性还是呼吸性酸碱平衡紊乱。

2. 根据原发因素判断代谢性或呼吸性酸碱平衡紊乱

原发性 HCO_3^- 增多或减少是代谢性碱中毒或酸中毒的特征;原发性 H_2CO_3 增多或减少是呼吸性酸中毒或碱中毒的特征。所以从病史中分析找出原发因素是判断代谢性或呼吸性酸、碱中毒的重要依据。

目标测试

A1 型题

1. 血液缓冲系统中最重要的是

    A. 碳酸氢盐缓冲系统   B. 磷酸盐缓冲系统   C. 血红蛋白缓冲系统

    D. 血浆蛋白缓冲系统   E. 氧合血红蛋白缓冲系统

2. 下列哪项**不是**代谢性酸中毒的原因

    A. 高热   B. 休克   C. 长期饥饿

    D. 持续大量呕吐   E. 急性肾功能衰竭

3. 血浆 HCO_3^- 原发性降低见于

    A. 代谢性酸中毒   B. 代谢性碱中毒   C. 呼吸性酸中毒

    D. 呼吸性碱中毒   E. 呼碱合并代碱

4. 高血钾引起的酸碱平衡紊乱的特点是

    A. 血浆 HCO_3^- ↓ 血浆 H^+ ↑ 细胞内 H^+ ↑ 尿液 H^+ ↑

    B. 血浆 HCO_3^- ↓ 血浆 H^+ ↑ 细胞内 H^+ ↓ 尿液 H^+ ↓

    C. 血浆 HCO_3^- ↑ 血浆 H^+ ↓ 细胞内 H^+ ↓ 尿液 H^+ ↓

    D. 血浆 HCO_3^- ↑ 血浆 H^+ ↓ 细胞内 H^+ ↑ 尿液 H^+ ↑

    E. 血浆 HCO_3^- ↓ 血浆 H^+ ↑ 细胞内 H^+ ↑ 尿液 H^+ ↓

A2 型题

5. 某患者血液生化测定为 pH 7.31，$PaCO_2$ 30mmHg，$NaHCO_3$ 20mmol/L。提示该患者可能发生了

    A. 混合性酸中毒   B. 代谢性酸中毒   C. 代谢性碱中毒

    D. 混合性碱中毒   E. 呼吸性碱中毒

6. 某肺心病患者，血气检查结果为 pH 7.32，$PaCO_2$ 68mmHg，$NaHCO_3$ 36mmol/L。提示该患者可能发生了

    A. 混合性酸中毒   B. 代谢性酸中毒   C. 代谢性碱中毒

    D. 混合性碱中毒   E. 呼吸性酸中毒

（田齐凯）

第八章 发　热

 学习目标

1. 掌握:发热与过热的概念;发热的原因。
2. 熟悉:发热时机体的机能和代谢变化。
3. 了解:发热的机制、经过和治疗原则。

人体具有相对稳定的体温,这是维系细胞新陈代谢和生命活动的需要。正常成人体温在 37℃±,随昼夜呈周期性波动,但波动幅度一般不超过 1℃。

第一节　概　述

当体温上升超过正常值 0.5℃时,称为体温升高。体温升高不一定都是发热。发热是指机体在致热原作用下,因体温调节中枢的调定点上移而引起的调节性体温升高。发热分感染性发热和非感染性发热两种,前者由病原微生物感染引起,占所有发热的 50%~60%;后者由病原微生物以外的致热物质引起。在某些生理情况下,如月经前期、妊娠期或剧烈运动时的体温上升属于生理性体温升高。另外,某些因体温调节失控或调节障碍引起的被动性体温升高,其调定点并未发生改变,称为过热。过热见于:①产热过多如癫痫发作、甲状腺功能亢进。②散热障碍如环境高温所致中暑。③体温调节障碍如下丘脑的损伤、出血等。体温升高分类见图 8-1。

临床上,根据体温的高低将发热分为:①低热(38℃以下)。②中等热(38.1~39℃)。③高热(39.1~41℃)。④超高热(41℃及以上)。

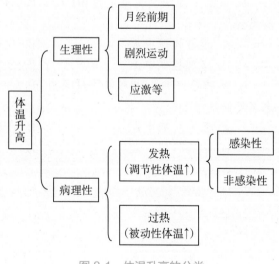

图 8-1　体温升高的分类

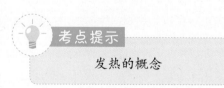

考点提示

发热的概念

第二节　发热的原因与机制

发热首先是由发热激活物作用于机体,激活产内生致热原细胞(产 EP 细胞)产生和释放内生致热原(EP),再经一些后继环节引起体温升高。

一、发热激活物

能刺激机体产生致热性因子的物质称为发热激活物,包括外致热原和体内产物。

(一) 外致热原

指来自体外的致热物质,包括细菌及其毒素、病毒、真菌、螺旋体和疟原虫等。其中革兰阴性细菌的内毒素是一种具有较强作用的发热激活物,在临床输液或输血过程中,病人有时出现寒战、高热等反应,多因输入的液体或输液器具被内毒素污染所致。从革兰阳性细菌菌体能分离出有致热作用的外毒素,也是较强的发热激活物。

(二) 体内产物

指机体内产生的致热物质,如:抗原抗体复合物、非传染性致炎刺激物、致热性甾族化合物(类固醇)产物等。

发热激活物的分子量大,不能通过血 - 脑屏障,不能直接作用于体温调节中枢引起发热,但能激活体内产 EP 细胞,产生和释放 EP。

二、内生致热原(EP)

产 EP 细胞在发热激活物的作用下,产生和释放能引起体温升高的物质,称之为内生致热原。所有能产生和释放 EP 的细胞都称之为产 EP 细胞,包括单核细胞、巨噬细胞、内皮细胞、淋巴细胞、星状细胞以及肿瘤细胞等。已经证实的 EP 主要有白细胞介素 -1、肿瘤坏死因子、干扰素和白细胞介素 -6 等。

内生致热原分子量小,可以通过血 - 脑屏障直接作用于体温调节中枢,引起中枢发热介质的释放,从而引起调定点上移,通过效应器调温反应引起发热。

三、发热时的体温调节机制

体温调定点的升高,是发热的关键。目前认为,发热的机制包括三个环节:①信息传递。发热激活物激活产 EP 细胞,使其产生和释放 EP,经血液循环到达下丘脑体温调节中枢。②中枢调节。EP 以某种方式,很可能通过改变中枢介质(包括正调节介质与负调节介质)如前列腺素、环磷酸腺甘等,引起调定点上移。

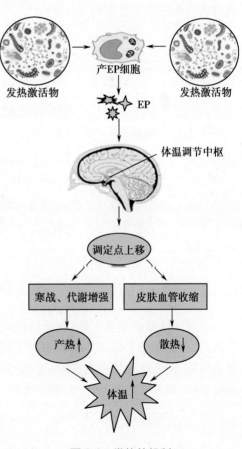

图 8-2　发热的机制

③效应器调温反应。由于调定点上移(调定点高于血温),中枢发出冲动,产热增加、散热减少,体温逐渐升高,直至达到新的调定点水平(图 8-2)。

第三节　发热的分期及各期的特点

 病例 8-1

　　患儿,女,3 岁。3 天前下午,患儿畏寒,诉"冷",出现"鸡皮疙瘩"和寒战,皮肤苍白。当晚发热,烦躁,不能入睡,哭诉头痛、喉痛。次日,患儿思睡,偶有恶心、呕吐。半小时前突起惊厥而急送入院。 查体:T41.4℃,P116 次／分,R24 次／分,BP13.3 kPa/8kPa。疲乏、嗜睡,重病容,面红。口唇干燥,咽部明显充血,双侧扁桃体肿大(++),颈软。心率 116 次／分,律整。双肺呼吸音粗糙。实验室检查:WBC17.4×10⁹/L(正常 4~10×10⁹/L),杆状 2%,分叶 80%,淋巴 16%。入院后立即物理降温、输液及抗生素治疗等。1h 后大量出汗,体温降至 38.4℃,住院 4 天病愈出院。

　　问:1. 该患儿的发热属于哪种类型? 其发热过程中机体有哪些变化特点?
　　　　2. 患儿寒战、惊厥、出汗等症状如何解释?

　　多数发热尤其是急性传染病和急性炎症的发热,其临床经过大致可分三个阶段,每个阶段有各自临床和热代谢特点(表 8-1)。

表 8-1　发热各时相临床特点及其机制

	主要临床表现	产生机制	热代谢特点
上升期	皮肤苍白	皮肤血管收缩,血流↓	产热大于散热
	畏寒	皮肤血管收缩,血流↓体表温度↓	
	寒战	骨骼肌不随意收缩	
	"鸡皮"	皮肤竖毛肌收缩	
持续期	皮肤发红	皮肤血管舒张,皮肤血流↑	产热与散热在较高水平保持平衡
	自觉酷热	热血灌注,体表温度↑	
	皮肤干燥	皮肤水分蒸发较多	
退热期	皮肤潮湿	大量出汗	散热大于产热

一、体温上升期

　　此期因体温调定点上移,血温低于调定点,故热代谢特点是产热增加,散热减少,产热大于散热,体温上升。病人常有畏寒和寒战,并出现"鸡皮",皮肤苍白。寒战是全身骨骼肌不随意收缩,使产热增加;"鸡皮"是交感神经兴奋,竖毛肌收缩所致。由于皮肤血管收缩,体表温度下降,刺激冷感受器,产生畏寒感觉。此期持续时间短者几分钟,长者可达数天。

二、高热持续期

　　当体温上升到新的调定点,血温与上升的调定点水平相适应,产热与散热在较高水平保持相对平衡,体温便持续在较高水平。此期皮肤血管开始扩张,自觉酷热,皮肤发红;由于高热使皮肤水分蒸发,因而皮肤、口唇干燥。此期持续时间长短因病而异,短者仅数小时,长者达两周以上。

三、体温下降期

当致热原和中枢介质作用消失,调定点回复到正常水平,由于调定点水平低于血温,故散热明显增加,体温逐渐恢复正常,患者皮肤血管扩张,汗腺分泌增加,大量出汗。此期持续几小时甚至几天。

知识链接

发热的热型

将体温绘制在体温单上,互相连接,就构成了体温曲线,各种体温曲线的形状称为热型。热型可反映某些疾病的病情变化,并可作为诊断、疗效评价、预后估计的重要参考。常见的热型有以下类型。

1. 稽留热 持续发热,24 小时波动不超过 1℃,多见于大叶性肺炎、伤寒等。

2. 弛张热 持续发热,24 小时波动在 1℃以上,可达 2℃~3℃。多见于败血症、风湿热、结核病等。

3. 间歇热 24 小时内体温波动很大,可能突然骤升,又迅速下降至正常或略低于正常,每日或隔日复发一次,多见于疟疾、化脓性局灶性感染、急性肾盂肾炎等。

4. 周期热 又称波浪热,特点是体温在数天内逐渐上升至高峰,然后又逐渐降至正常,数天后又复发。见于布鲁氏菌病和回归热。

5. 不规则热 发热无规律,持续时间不定,可见于流行性感冒、结核病、风湿热等。

第四节 发热时机体的代谢和功能变化

一、代谢变化

由于产热需要,体温每升高 1℃,基础代谢率提高 13%。因此,发热时营养物质消耗增多,同时可出现水、电解质代谢紊乱。病人应注意及时补充水、电解质和各类营养物质。

(一)营养物质代谢

糖、脂肪、蛋白质的分解代谢增强,维生素消耗增多(尤其是 C 族和 B 族)。因糖异生增多可使血糖升高甚至出现糖尿;葡萄糖无氧酵解增加使乳酸产生增多,这是发热患者肌肉酸痛的原因之一;发热时蛋白质的分解量可为正常的 3~4 倍,使血浆蛋白减少,如果未能及时补充将产生负氮平衡,出现消瘦、抵抗力降低、组织修复能力减弱。

(二)水、电解质的代谢

在体温上升期,由于肾血管收缩,病人尿量减少,Na^+、Cl^+ 排出减少。在体温下降期,尿量恢复加上大量出汗,使水分大量丢失,可引起脱水及电解质代谢紊乱。

二、功能变化

（一）心血管功能变化

体温上升 1℃，心率每分钟增加 10~20 次，但也有例外，如肠伤寒病人。心率加快使每分钟心排血量增多，但舒张期缩短，心肌耗氧量增加，这对原有心肌损伤的病人来说可诱发心力衰竭的发生。在高热持续和退热期，由于外周血管舒张以及大量出汗，可发生虚脱。

（二）中枢神经系统

发热使中枢神经系统兴奋性升高，患者可有头痛、头晕、烦躁、谵语和幻觉等症状。持续高热时，中枢神经系统由兴奋转为抑制，可出现嗜睡甚至昏迷。婴幼儿高热时容易引起全身抽搐，发生高热惊厥，可能与小儿中枢神经系统尚未发育成熟和脑缺氧有关。

（三）呼吸系统

血温升高可刺激呼吸中枢引起呼吸加深、加快，一般认为这样可以加强散热并促进氧的供应。但高热引起 CO_2 排出过多也会发生呼吸性碱中毒。

（四）消化系统

发热时，消化液分泌减少，病人常常口干、食欲低下和消化不良。同时由于胃肠道蠕动减弱，食糜在肠内停滞，发酵和腐败作用增强，产气增多，可引起便秘和腹胀。

（五）泌尿系统

发热初期由于肾血管收缩，尿量减少、比重增高。高热持续可引起肾小管上皮细胞损伤，可出现轻度蛋白尿和管型尿。体温下降期肾血管扩张，尿量增多，比重逐渐降至正常。

第五节　发热的生物学意义及处理原则

一、发热的生物学意义

发热是一种旨在消除致热原而促使病体康复的防御反应。同时发热是疾病的一个重要信号，其热型及其演变对病因诊断、疗效评价和预后判断都有重要的参考意义。在有些急性传染病中，一定程度的发热常表示机体有良好的反应能力；对病情严重而发热不显著的病人，常表示机体缺乏反应能力。一般认为，一定程度的体温升高能增加吞噬细胞的吞噬功能，增强肝解毒能力，而且促进机体抗体的生成。不过体温过高或发热持续时间过长，对机体是不利的，包括发生热惊厥甚至昏迷、心肌负荷加重、组织器官功能障碍、负营养平衡以及水、电解质和酸碱平衡紊乱等。

 知识链接

高热时的物理降温方法

1. 冷湿敷法　用温水浸湿毛巾或纱布敷于患者前额、后颈部、双侧腹股沟、双侧腋下及膝关节后面，每 3~5 分钟换一次。注意对 39℃ 以上高热的患者来说，水温不宜过凉，明显低于体温即可。

2. 酒精擦浴　用 30%~50% 酒精重点擦抹上述湿敷部位及四肢皮肤，但不擦胸腹部。

3. 冷盐水灌肠　婴幼儿用冷盐水 150~300ml，儿童用 300~500ml，冷盐水温度为

20℃左右。

4. 温水浴　适用于四肢循环不好(面苍白、四肢凉)的病人。让病人置于 37~38℃ 温水中,为时 15~20 分钟,或根据体温情况延长时间,做完后擦干全身。

在做物理降温时应注意:每隔 20~30 分钟应量一次体温,同时注意呼吸、脉搏及皮肤颜色的变化。

二、发热的处理原则

(一) 原因不明的发热不要急于退热

对热度不高且发热原因不明者,通常不主张急于退热,以免掩盖病情,降低机体抵抗力。应集中精力尽早找到病因。

(二) 遇有下列情况可及时退热

体温过高,如达 39℃ 以上,特别是小儿因为易发生热惊厥,可考虑退热。肿瘤性发热将加重病人体内物质的消耗,对原有心肌损伤的病人,发热会加重心肌负荷,诱发心力衰竭的发生,如遇到这些病例也可考虑及时退热。

(三) 加强对高热或持久发热病人的监护

发热期间应进食易消化的清淡流质、半流质,要求低脂、高蛋白、高维生素,少量多餐;并增加水分摄入,每日 2500ml~3000ml,预防脱水和虚脱的发生。注意纠正水、电解质和酸碱平衡的紊乱;对心肌梗死或有心肌损伤的发热病人,应进行心血管监护;对发热病人应密切观察体温变化并做好记录。

(四) 选择适宜的退热措施

发热不是孤立的症状或病理过程,所以必须针对发热病因采取有效的措施。致热原性发热,应根据发热机制及解热剂药理特性,选用合适的解热措施。物理降温(如冷敷、冰袋和酒精擦拭等),主要用于散热障碍引起的过热或体温一时性过高(如 40℃ 以上)时。因体温调定点升高引起的发热,通过物理降温热度虽被强行降下,但冷刺激导致的寒战和产热反应,又会使体温重新迅速上升。

小结

发热是机体在各种发热激活物作用下,单核、巨噬细胞等产生和释放内生致热原,导致体温调节中枢的调定点上移而引起的调节性体温升高。发热的原因很多,临床上归纳为感染性与非感染性发热两大类,但以前者为多见。

多数发热尤其是急性传染病和急性炎症的发热,其临床经过大致可分三个时期:①体温上升期。此期机体产热增加,散热减少,产热大于散热,患者面色苍白,有畏寒、寒战等。②高热持续期。此期机体产热与散热在较高水平保持相对平衡,患者皮肤发红,干燥,有酷热感。③体温下降期。此期机体散热大于产热,患者大量出汗,皮肤潮湿。

发热患者,特别是长时间发热,使机体营养物质消耗增加,以及水、电解质代谢紊乱、代谢性酸中毒;各系统功能大多数亢进(心血管、呼吸等),少数器官功能抑制(如消化系统等),或重要器官功能障碍,如心负荷加重诱发心衰、热惊厥等。

目标测试

A1 型题

1. 发热最常见的病因是
   A. 变态反应 　　　　B. 病原微生物 　　　　C. 恶性肿瘤
   D. 大手术后 　　　　E. 类固醇代谢产物

2. 输液反应出现发热大多是由于什么原因造成的
   A. 变态反应 　　　　B. 外毒素污染 　　　　C. 内毒素污染
   D. 真菌污染 　　　　E. 药物的毒性作用

3. 发热机制的中心环节是
   A. 产热增加 　　　　B. 散热降低 　　　　C. 细菌内毒素入血
   D. 体温调节中枢的调定点上移 　　E. 细菌外毒素入血

4. 体温上升期热代谢的特点是
   A. 产热大于散热 　　B. 散热大于产热 　　C. 产热障碍
   D. 散热障碍 　　　　E. 产热、散热都增加

5. 幼儿高热时易出现惊厥,是由于
   A. 体弱 　　　　　　B. 小儿对致热原较敏感 　C. 脱水热
   D. 神经系统发育尚不成熟 　　E. 肌肉收缩

6. 高热骤退导致虚脱的主要机理是
   A. 发热使心肌受损 　B. 血压突然上升 　　C. 中枢兴奋性降低
   D. 有效循环血量不足 　E. 代谢性酸中毒

A2 型题

7. 患者,女,25岁,发热、咳嗽、咳铁锈色痰、胸痛伴呼吸困难3天。查体:体温39.8℃,呼吸28次/分,心率103次/分,右下肺叩诊呈实音,听诊呼吸音弱,胸透示右肺下叶呈大片密度均匀致密的阴影。临床诊断为大叶性肺炎。患者的发热属于
   A. 低热 　　　B. 中热 　　　C. 高热 　　　D. 过高热 　　　E. 超高热

8. 应给予该患者什么食物比较合适?
   A. 大量蛋白和脂肪
   B. 大量蛋白和维生素
   C. 较多的蛋白和水
   D. 较多的糖、水、维生素
   E. 较多的蛋白、脂肪、糖、水、维生素

（赵　鸿）

第九章 休 克

学习目标

1. 掌握:休克的概念;发生机制;休克各期微循环变化的特征。
2. 熟悉:休克时各器官系统功能的变化。
3. 了解:引起休克的常见原因、分类。

休克(shock)是指机体遭受各种强烈致病因子作用,引起有效循环血量急剧减少、组织血液灌流量严重不足,导致组织细胞代谢紊乱及结构损伤,使重要器官功能障碍甚至衰竭的全身性病理过程。休克发生时,病情发展快,恶化迅速,如果治疗不及时或处理不当,患者死亡率极高。

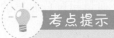

考点提示

休克概念

知识链接

对休克的认识

1743年,法国外科医生Le Dran在其《枪弹伤经验所得的印象》一书中,首次将机体遭受强烈震荡或打击时发生的一种危急状态用法语描述为secousseuc,英国医生Clare将其翻译成shock,从此,shock作为医学术语一直沿用至今。

医学界对休克的认识和研究已有200多年的历史,其间经历了四个主要发展阶段:①症状描述阶段;②急性循环衰竭的认识阶段;③微循环灌流障碍学说的创立阶段;④细胞分子水平研究阶段。19世纪末,Warren和Crile描述了休克的典型临床表现,即"面色苍白或发绀、四肢湿冷、脉搏细速、脉压变小、尿量减少、神志淡漠和血压降低",并称之为"休克综合征"。上述关于休克临床表现的描述十分生动具体,至今对休克的诊断仍有重要的临床意义。

病例 9-1

患者,男,45岁,车祸致左侧大腿撕裂伤,腹痛急诊入院。查体:患者面色苍白,精神淡漠,意识尚清。全身多处软组织挫伤。左腹股沟处简单包扎,并有大量渗血。血压105/85mmHg,心率96次/分。B超示脾破裂,腹腔积血约600ml。

手术探查左腹股沟处长约7cm撕裂伤口,股动、静脉部分离断,脾破裂,遂行血管修补术和脾摘除术。术中输血400ml。术后持续输注5%葡萄糖溶液。术后2h患者血压 80/50mmHg,神志模糊,持续无尿,皮肤发凉。给予肾上腺素、左旋多巴,血压维持在 85/60mmHg。次日 7 时血压降至 70/40mmHg,静推肾上腺素血压不能回升,患者昏迷,7 时 30 分血压测不到,呼吸、心跳微弱。7 时 50 分抢救无效,宣告死亡。

　　问:1. 患者出现了什么主要病理过程?

　　　　2. 为什么患者入院时血压基本正常,经治疗后血压反而下降?

　　　　3. 为什么后期给予缩血管药物血压不回升?

第一节　休克的分类

引起休克的原因很多,分类方法也不统一。比较常见的分类方法有:

一、按休克发生的病因分类

(一) 失血失液性休克

常见于外伤、大血管破裂、肝脾破裂、产后大出血,以及剧烈呕吐、腹泻等引起大量体液丧失。一般快速失血量超过总血量的 20% 即可引起休克,超过总血量的 45%~50%,往往迅速死亡。

(二) 创伤性休克

常见于各种严重的创伤,如骨折、挤压伤和战伤等,其发生与疼痛和失血有关。

(三) 烧伤性休克

大面积烧伤并伴有血浆大量渗出可以导致烧伤性休克,此种休克的发生与血容量降低和烧伤引起的疼痛有关。

(四) 感染性休克

由各种病原微生物的严重感染引起。是临床常见且死亡率较高的休克类型,尤其是革兰阴性菌感染伴发的休克。革兰阴性细菌产生的内毒素在这种休克发生中起重要作用。

(五) 过敏性休克

过敏体质者使用某些药物(如青霉素)、血清制品(如破伤风抗毒素)或疫苗等后所引起的休克,称过敏性休克。

(六) 心源性休克

常见于各种原因导致的心泵功能急剧降低,如大面积急性心肌梗死、急性心肌炎、严重的心律失常、急性心包填塞等,其中以大面积心肌梗死最为常见。

(七) 神经源性休克

高位脊髓麻醉或脊髓损伤、剧烈疼痛等强烈的神经刺激可引起血管扩张,外周阻力降低,回心血量减少,血压下降。

二、按休克发生的始动环节分类

(一) 低血容性休克

由于血容量降低而引起的休克称为低血容性休克,常见于失血、失液、烧伤、创伤等。血容量急剧降低导致回心血量减少,心输出量不足和血压下降,进一步引起组织灌流量减少。

（二）血管源性休克

由于血管床容量增大引起的有效循环血量相对不足而引起的休克称为血管源性休克，常见于过敏性、部分感染性及神经源性休克。上述原因作用时，微血管扩张，血管床容量增大，血液淤滞在微循环中，有效循环血量下降，心输出量减少，组织血液灌流不足。

（三）心源性休克

由于急性心泵功能衰竭使心输出量急剧降低而引起的休克称为心源性休克。常见于大面积心肌梗死、心包填塞及严重的心律失常等。

知识链接

冷休克与暖休克

按休克时血流动力学的特点，可将休克分为：①低排高阻型休克。又称低动力型休克，是最常见的休克类型。其血流动力学特点是心输出量低于正常水平，而外周阻力升高。由于皮肤血管收缩，血流量减少，使皮肤温度明显降低，又称为"冷休克"。此型休克主要见于失血失液性休克、心源性休克、创伤性休克和大多数的感染性休克等。②高排低阻型休克。又称为高动力型休克，其血流动力学特点是心输出量高于或不低于正常水平，而外周血管阻力降低。由于皮肤血管扩张，血流量增多，使皮肤温度明显升高，又称为"暖休克"。高排低阻型休克常见于神经源性休克和少数感染性休克。

第二节　休克的发生机制

尽管休克发病机制尚未完全阐明，但有效循环血量减少是多数休克发生的共同基础。以失血性休克为例，休克时的微循环改变大致可分为三期（图9-1）。

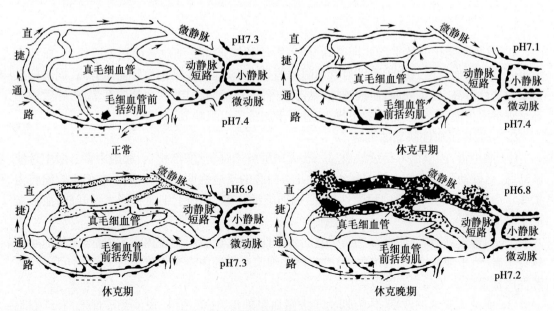

图9-1　休克各期微循环改变示意图

一、缺血性缺氧期(休克早期)

1. 微循环变化的特点 此期微动脉、后微动脉、毛细血管前括约肌强烈收缩,微静脉和小静脉轻度收缩,使微循环灌注阻力显著增加。大量真毛细血管网关闭,以致微循环血液灌流量明显减少,微循环处于少灌少流、灌少于流的状态。同时,部分血液流经直捷通路或经开放的动静脉吻合支迅速流入微静脉,加重了组织的缺血缺氧。

2. 微循环变化的机制 在休克初期,各种原因引起的有效循环血量减少,导致交感-肾上腺髓质系统兴奋,儿茶酚胺等缩血管物质大量释放,导致微循环痉挛,组织缺血、缺氧。

3. 微循环变化的代偿意义

(1) 维持动脉血压:①"自身输血":由于儿茶酚胺等缩血管物质使微静脉、小静脉等容量血管及肝脾储血库收缩,可迅速增加回心血量,起到"自身输血"的代偿作用。②"自身输液":由于毛细血管前阻力比后阻力增加显著,毛细血管血压降低,组织液回吸收增加,起到"自身输液"的代偿作用。③交感-肾上腺髓质系统兴奋,使心率加快,心肌收缩力增强,外周血管阻力增加。上述变化使回心血量增加,心输出量得以维持,血压基本维持在正常水平甚至略升高。

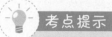

考点提示

休克各期微循环变化特点

(2) 保证心、脑血液供应:不同器官对儿茶酚胺的反应性不同,皮肤、腹腔内脏血管明显收缩,血流量明显减少。脑动脉变化不大,而冠状动脉反而扩张,使脑和心脏的血流量得以维持。这种变化被称为血流重分布,其保证心、脑等重要生命器官的血液优先供应,具有十分重要的代偿意义。

4. 临床表现 主要有神志清楚、烦躁不安、皮肤苍白,四肢湿冷,尿量减少,脉搏细速,血压略降或正常,但脉压减小。

此期是休克的可逆期,如果尽快消除病因,采取输血、输液、解除血管痉挛等有效措施,可防止休克进一步发展。

二、淤血性缺氧期(休克期)

1. 微循环变化的特点 此期微动脉、后微动脉扩张和毛细血管前括约肌松弛,血液大量进入真毛细血管网。由于毛细血管前阻力明显小于后阻力,毛细血管血压升高,同时微血管壁通透性升高,血浆外渗,血液浓缩,黏滞性升高,血流阻力增大,血流速度缓慢,导致微循环呈现多灌少流,灌多于流的淤积状态,进一步加重了组织缺氧。

2. 微循环淤血性缺氧的机制

(1) 酸中毒:因微循环持续缺血、缺氧,无氧酵解增强,乳酸堆积,引起酸中毒。酸中毒使微动脉、后微动脉和毛细血管前括约肌对儿茶酚胺的反应性明显降低,因此它们由收缩转为扩张。微静脉对酸性物质的耐受性较强,因而继续收缩,于是毛细血管网大量开放,血液淤滞于微循环中。

(2) 内毒素:除革兰阴性菌感染引起的感染性休克,患者可出现内毒素血症外,其他类型休克患者,由于缺血缺氧,肠道屏障功能降低,细菌产生的内毒素大量吸收入血,亦可引起肠源性内毒素症。

(3) 血液流变学的改变:休克期由于大量血浆外渗,血液浓缩,血液黏滞性增高,红细胞和血小板易于聚集;血流速度缓慢,白细胞滚动、贴壁,并黏附于内皮细胞上,嵌塞毛细血管,加大了毛细血管的后阻力。

(4) 其他舒血管物质的作用:在休克的微循环淤血期,微循环发生淤血还与腺苷、激肽、组胺等血管活性物质的增多或被激活有关。

3. 微循环变化的病理生理学意义 由于酸中毒,微循环前阻力血管广泛扩张,大量血液淤滞在毛细血管中,"自身输血"停止;淤血使毛细血管内流体静压升高,血管壁通透性增加,"自身输液"丧失,大量的血浆外渗,有效循环血量锐减,心输出量和血压进行性下降,心、脑血液灌流量减少。微循环淤血又加重缺氧和酸中毒,酸中毒与微循环淤血互为因果形成恶性循环。

4. 临床表现 由于全身组织处于淤血性缺氧状态,回心血量和心输出量减少,因而血压进行性下降;冠状动脉和脑血管灌流不足,出现心、肺功能障碍,患者脉搏细速,心音低钝,神志淡漠,严重可发生昏迷;肾血流量严重不足,出现少尿甚至无尿;皮肤淤血缺氧,出现发绀或出现花斑。

休克此期如果得到及时正确的救治,仍是可逆的,否则病情进一步恶化进入休克晚期。

三、微循环衰竭期(晚期)

1. 微循环变化的特点 此期微血管呈麻痹性扩张状态,血液进一步浓缩,血细胞黏附和聚集加重,血流缓慢,呈现"淤泥状",微循环中常有大量微血栓形成,并阻塞微循环,使微循环处于不灌不流状态。

2. 微循环衰竭的机制

(1) 微循环血管麻痹扩张:严重的缺氧和酸中毒,血管壁细胞的功能、代谢甚至结构严重受损,对血管活性物质逐渐失去反应,微血管因而麻痹扩张。

(2) 弥散性血管内凝血(DIC):与以下机制如下。①血液流变学改变:由于微循环淤血的不断加重,血液浓缩,血液黏滞性升高,血流速度缓慢,使血小板和红细胞易于聚集。②血管内皮细胞损伤:由于缺血缺氧、酸中毒和内毒素损伤血管内皮细胞使胶原暴露,可激活凝血XII因子,启动内源性凝血系统,同时长期缺氧使内皮细胞的抗凝能力下降。③严重组织损伤释放组织因子,启动了外源性凝血系统。④其他促凝物质的释放:休克时体内生成的血小板活化因子、TXA_2 等,可促进血小板和红细胞聚集,加速 DIC 形成。

3. 微循环变化的病理生理学意义

(1) 由于微循环内微血管扩张,有大量微血栓阻塞,同时由于大量凝血因子的消耗及继发性纤溶亢进,患者易发生出血造成血容量减少,使微循环障碍进一步加重,回心血量进一步降低。

(2) 在凝血和纤溶过程形成的纤维蛋白降解产物(FDP)和某些补体成分,增加了血管通透性,加重了微血管舒缩功能紊乱,促使休克进一步恶化。

(3) 由于广泛的微血栓形成,导致细胞受损甚至死亡,使心、脑、肾、肺、肠等重要器官同时或相继发生功能障碍。

4. 临床表现 此期休克恶化成为难治性休克,患者的动脉血压进行性下降,静脉严重塌陷,中心静脉压降低,脉搏更加细弱。患者感觉迟钝,嗜睡,甚至有意识障碍或昏迷。重要生命器官包括心、脑、肺、肾等出现功能障碍或衰竭。患者还可出现 DIC 的表现,如出血等。

第三节 休克时机体细胞代谢障碍和器官功能的变化

一、细胞代谢障碍

休克时组织缺氧,有氧氧化障碍,无氧酵解增强,ATP 生成不足和乳酸堆积造成代谢性酸中毒;同时,肝功能障碍,利用乳酸能力下降,也加剧了酸中毒。ATP 含量的减少使细胞膜上钠泵转运失灵,导致细胞水肿和血钾增高。

二、重要器官功能障碍

(一) 急性肾功能衰竭

休克时,肾是机体内最易受损的器官之一。各种类型休克常伴发急性肾功能衰竭,又称休克肾。临床表现有少尿或无尿、氮质血症、高钾血症及代谢性酸中毒。

休克早期,由于肾灌流不足,可出现功能性肾功能衰竭,如能及时治疗,使休克逆转,肾功能可恢复正常。若休克持续时间过久,可因肾严重缺血而发生急性肾小管坏死,导致急性器质性肾功能衰竭,使休克进一步恶化,甚至危及患者生命。临床上,常以尿量的变化作为判断内脏微循环灌流量状况的重要指标之一,如果尿量每小时少于 20ml,提示微循环灌流不足。因此,在监护过程中,应仔细观察休克患者的尿量变化。

(二) 休克肺

休克早期,患者的外呼吸功能增强,肺通气增加,缓解组织缺氧。随着病情的进展,到休克晚期,患者常发生休克肺。休克肺的主要病理变化是肺淤血、肺水肿、肺出血、肺微血栓形成、局限性肺不张和肺泡腔透明膜形成等。临床上,患者的主要表现为急性进行性呼吸困难又称急性呼吸窘迫综合征。一旦发生休克肺,死亡率很高,据统计约有 1/3 的休克患者死于休克肺。

(三) 心功能障碍

除心源性休克已有原发性心功能障碍外,其他类型休克的初期,心功能尚可维持在正常状态。随着休克的发展,可出现心功能下降,心输出量减少,甚至发生心力衰竭而促进休克迅速恶化。其发生机制是:①血压下降和心率过快使冠脉灌流量减少,心肌缺血、缺氧。②交感神经兴奋使心率加快、心肌收缩力加强,导致心肌耗氧量增加,加重心肌缺氧。③酸中毒引起心肌兴奋收缩耦联障碍,使心肌收缩力下降。④重度高钾血症时,患者出现心律失常和心肌的收缩性下降。⑤心肌抑制因子使心肌收缩力减弱。⑥内毒素、氧自由基等使心肌受损。

(四) 脑功能障碍

休克早期,由于血液的重新分配和脑循环的自身调节,保证了脑的血液供应。当动脉血压低于 6.65kPa(50mmHg) 或脑内发生 DIC 时,脑血流量明显减少,脑组织明显缺血、缺氧,患者出现神志淡漠,意识模糊,甚至昏迷等脑功能障碍的表现。缺血缺氧使脑血管壁通透性增高可引起脑水肿和颅内压升高,严重者可形成脑疝而危及生命。

(五) 多器官功能障碍

在严重创伤、大手术、休克、感染或复苏后,短时

考点提示

休克时重要器官功能改变

间内出现 2 个或 2 个以上的器官、系统功能障碍,称为多器官功能障碍综合征(MODS)。休克时,MODS 的发病机制甚为复杂,可能是多因素综合作用的结果。

第四节　休克防治护理的病理学基础

(一) 病因学防治

积极治疗引发休克的原发病,去除休克的始动因素,如止血、止痛、输血输液、控制感染等。

(二) 发病学防治

及时补充血容量是恢复有效循环血量和改善组织血液灌流的基本措施,在此基础上合理应用血管活性药物,改善微循环,有效提高微循环血液灌流量,同时纠正酸中毒,保护细胞功能,防止细胞损伤,改善和恢复器官功能,防止发生多器官功能衰竭。

 小结

　　休克是指机体遭受各种强烈致病因子作用,引起有效循环血量急剧减少、组织血液灌流量严重不足,导致组织细胞代谢紊乱及结构损伤,使重要器官功能严重障碍的全身性病理过程。引起休克的病因很多,临床上常根据病因将休克分为:失血失液性休克、创伤性休克、烧伤性休克、感染性休克、过敏性休克、心源性休克和神经源性休克。各种原因所致休克的始动环节不尽相同又各具其特点,其血流动力学和微循环变化有着一定的规律。以失血性休克为例,休克过程经历三个阶段:缺血性缺氧期、淤血性缺氧期和微循环衰竭期。认清三个阶段微循环变化特点及发生机制,熟悉其病理生理学意义,了解各期临床表现对于防治休克有着极其重要的作用。休克发生过程中,组织细胞会发生一系列功能和代谢变化,重要生命器官也会出现功能障碍,发生肾功能衰竭、呼吸功能衰竭、心力衰竭和脑功能障碍,严重者可以发生多器官功能障碍综合征。休克病情发展快,恶化迅速,死亡率极高,必须积极治疗原发病,有效提高组织器官血液灌注量,保护重要器官功能,挽救患者生命。

 目标测试

A1 型题

1. 临床上常用的休克分类是根据什么
   - A. 血流动力学特点
   - B. 微循环改变特点
   - C. 休克的病因
   - D. 休克的发病学特点
   - E. 缺血缺氧的类型

2. 感染性休克最常见的病因是
   - A. 革兰阳性菌
   - B. 革兰阴性菌
   - C. 真菌
   - D. 病毒
   - E. 螺旋体

3. 休克缺血性缺氧期组织微循环灌流的特点是
   - A. 多灌少流,灌多于流
   - B. 少灌少流,灌少于流
   - C. 少灌多流,灌少于流
   - D. 少灌少流,灌多于流
   - E. 多灌多流,灌多于流

4. 休克早期(缺血性缺氧)引起微循环血管收缩最主要的体液因子是

A. 血管紧张素Ⅱ增加　　　　B. 血管升压素增加　　　C. 儿茶酚胺增加

D. 心肌抑制因子增加　　　　E. 血栓素 A_2 增加

5. 休克缺血性缺氧期"自身输液"作用的主要机制是

A. 动 - 静脉短路开放,回心血量增加

B. 容量血管收缩,回心血量增加

C. 血管紧张素增加,动脉收缩

D. 醛固酮增多,钠水重吸收增加

E. 毛细血管内压降低,组织液回流增多

6. 低血容量性休克早期最易受损的器官是

A. 心　　　　　　　　　　B. 脑　　　　　　　　C. 肾

D. 肝　　　　　　　　　　E. 肺

7. 休克晚期发生微循环衰竭最主要的原因是

A. 脑功能障碍　　　　　　B. 酸碱平衡紊乱　　　　C. 肾衰竭

D. DIC　　　　　　　　　　E. 心功能不全

8. 休克早期发生的急性肾衰竭属于

A. 肾前性肾衰竭　　　　　B. 肾性肾衰竭　　　　　C. 肾后性肾衰竭

D. 器质性肾衰竭　　　　　E. 肾小管坏死

9. 休克时最易发生的酸碱平衡紊乱类型是

A. 呼吸性酸中毒　　　　　B. 呼吸性碱中毒　　　　C. 代谢性酸中毒

D. 代谢性碱中毒　　　　　E. 呼吸性酸中毒合并代谢性酸中毒

10. 休克发生发展的关键在于

A. 血容量减少　　　　　　B. 血管内容量增加　　　C. 微循环障碍

D. 血压下降　　　　　　　E. 心 - 脑缺血缺氧

(李艳雷)

第十章 心血管系统疾病

学习目标

1. 掌握：高血压病的分期及病变特点；动脉粥样硬化、风湿病的基本病变。
2. 熟悉：冠心病的类型及其影响；心力衰竭的原因及诱因。
3. 了解：高血压病、动脉粥样硬化、风湿病的病因和发病机制；心力衰竭机体功能及代谢的变化。

心血管系统疾病是威胁人类健康和生命安全的最常见的一组疾病。在我国许多地区，心血管疾病在居民致死原因中仅次于恶性肿瘤，居第二位。

第一节 高 血 压 病

病例 10-1

  患者，男性，59岁，突然昏迷2小时入院。患者10年前发现有高血压病，近年来常感心悸，尤以体力活动时为显著。今日上午在田间劳动时突然跌倒，不省人事。入院检查：体温38℃，脉搏60次/分，呼吸16次/分，血压220/120mmHg，神志昏迷。入院后治疗效果不明显，患者终因呼吸、心跳停止而死亡。尸体解剖：心脏增大约为患者右拳1.5倍，左心室壁增厚达2.0cm。镜下见，心肌纤维明显变粗。脑右侧内囊处可见4cm×3cm×3cm的血肿，脑室内见大量血凝块，桥脑、中脑处亦见出血灶。

  问：1. 本病例病理诊断及依据是什么？

    2. 本病例中哪些组织器官因高血压病出现病变？

  高血压是指成人收缩压≥140mmHg(18.4kPa)和(或)舒张压≥90mmHg(12.0kPa)。高血压可分为原发性高血压和继发性高血压两种类型。原发性高血压又称高血压病，是原因未明、以体循环动脉血压持续升高为主要表现的临床综合征。继发性高血压又称症状性高血压，是某些疾病，如慢性肾小球肾炎、肾动脉狭窄等的临床表现之一。本节主要探讨原发性高血压。

一、病因和发病机制

高血压病的病因和发病机制尚未完全清楚，目前认为可能与以下因素有关：

1. 遗传因素　高血压病患者常有明显的遗传倾向。目前认为高血压病是一种受多基因遗传影响，在多种后天因素的作用下，正常血压调节机制失调而导致的疾病。

2. 饮食因素　日均摄盐量高的人群比日均摄盐量低的人群患高血压病的几率明显升高。因钠摄入过多可引起钠水潴留，使血容量增加，导致血压升高。

3. 社会、心理应激因素　长期高度精神紧张、过度惊恐、忧伤等刺激，使大脑皮质功能失调，对皮层下血管舒缩中枢调控能力丧失，当血管舒缩中枢产生持续的收缩兴奋时，引起全身细小动脉收缩或痉挛，使外周阻力增加，血压升高。

4. 其他因素　肥胖、吸烟、年龄增长和缺乏体力活动等，也是血压升高的重要危险因素。

二、类型和病理变化

高血压病分为良性高血压病和恶性高血压病两种类型。

(一) 良性高血压病

良性高血压病又称缓进型高血压病，约占高血压病的95%，多见于中、老年人，起病隐匿，病变进展缓慢，病程可长达十余年或数十年。其病变发展过程可分为三期。

1. 功能紊乱期　此期为高血压病的早期阶段。此期患者的全身细、小动脉间歇性痉挛收缩，血压呈间歇性升高，但细小动脉及心、脑、肾等器官无器质性病变。经过休息或治疗后，患者的血压常降到正常范围。

2. 动脉病变期

(1) 细动脉硬化：是良性高血压病最主要基本病变，表现为细动脉玻璃样变，管壁增厚、管腔狭窄甚至闭塞。这是由于细动脉长期痉挛，使内皮细胞及基底膜受损，内膜通透性增强，血浆蛋白渗入到内皮下；同时，平滑肌细胞分泌细胞外基质增多，渗入的血浆蛋白和增多的基质相互融合所致。

(2) 小动脉硬化：主要表现为内膜及中膜胶原纤维、弹性纤维增生，中膜平滑肌细胞不同程度增生、肥大，致血管壁增厚、管腔狭窄。

3. 内脏病变期　此期患者的血压进一步升高，并引起内脏器质性损害。

(1) 心脏：长期高血压，使左心室的后负荷长期增加引起高血压性心脏病，主要表现为左心室肥大。肉眼观：左心室肥大，心脏重量增加，左心室壁增厚，可达1.5~2.0cm，乳头肌和肉柱增粗，但心腔不扩张，称之为向心性肥大(图10-1)。镜下观：心肌细胞变粗、变长、核大

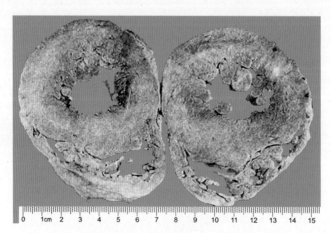

图 10-1　高血压病左心室向心性肥大

而深染。晚期,肥大的心肌因供血不足收缩力降低,逐渐出现心腔扩张,称之为离心性肥大。严重时,患者可发生心力衰竭。

(2)脑:高血压时,由于脑的细、小动脉痉挛和硬化,患者的脑部常出现脑水肿、脑软化和脑出血等病变。①脑水肿:主要是脑的细、小动脉痉挛和硬化,脑组织缺血、缺氧,毛细血管通透性增加所致。临床上,患者出现头晕、头痛、呕吐、视物模糊等表现。如果发生血压骤升,引起急性脑水肿和颅内高压,患者出现剧烈头痛、呕吐、抽搐,甚至发生昏迷等症候群,称为高血压脑病。②脑软化:脑的细、小动脉硬化和痉挛,使其供血区的脑组织发生缺血性梗死,坏死组织液化并形成筛网状的多发性坏死灶。软化灶通常较小,一般不引起严重后果。

③脑出血:又称为脑中风,是高血压病最严重的并发症。出血的原因主要是由于细、小动脉硬化使血管壁变脆,当血压突然升高时引起破裂出血。脑出血常发生于基底核、内囊。肉眼观:出血区域脑组织完全破坏,形成囊腔状,其内充满坏死脑组织和血凝块(图10-2)。因出血部位和范围不同,患者可形成复杂多样的临床表现。

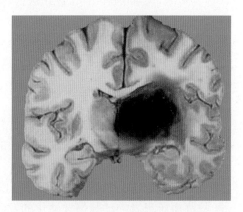

图 10-2　高血压病脑出血

(3)肾脏:良性高血压病患者晚期,肾脏因细、小动脉硬化致长期缺氧而发生萎缩和硬化,形成原发性颗粒性固缩肾。肉眼观:双侧肾脏对称性缩小、重量减轻,质地变硬,表面呈细颗粒状。切面皮质变薄,皮、髓质之间的界限模糊。镜下观:肾入球小动脉玻璃样变和小动脉硬化,肾小球纤维化和玻璃样变,相应肾小管萎缩、消失;间质纤维组织增生;部分残存的肾单位代偿性肥大、扩张。患者逐渐出现肾功能不全的表现,部分可因肾衰竭而死亡。

(4)视网膜:早期可见视网膜的血管迂曲、反光增强;以后视网膜中央动脉硬化时可见动静脉交叉处出现压痕;晚期出现视乳头水肿、视网膜出血,可引起视力减退。

(二)恶性高血压病

恶性高血压病又称急进型高血压病,较少见,多见于青壮年。其特征性病变是增生性小动脉硬化和坏死性细动脉炎。患者血压常超过230/130mmHg,病情进展迅速,可发生高血压脑病、肾衰竭。多数患者在一年内死于尿毒症、脑出血或心力衰竭等并发症。

第二节　动脉粥样硬化

 病例 10-2

　　患者,男性,84岁,三天前突发心前区闷痛而急诊入院。入院检查:心率92~96次/分,血压126/104mmHg。心电图提示心肌梗死。入院第三天因血压下降、呼吸及心跳停止而死亡。

　　尸体解剖:心脏体积增大,心腔扩张,左心室壁增厚达2.0cm,左心室前壁有一梗死区,其心内膜处有附壁血栓形成。冠状动脉可见粥样硬化斑块形成,导致管腔狭窄,以左前降支及右后降支为重。镜下观:梗死区心肌细胞变性坏死并有炎细胞浸润。主动脉、髂动脉、肾动脉均有广泛的粥样斑块形成,大小新旧不一。部分斑块形成溃疡,溃疡表面有血栓形成。

问:1. 本病例病理诊断及依据是什么?

2. 动脉粥样硬化的基本病变和继发改变有哪些? 本病例出现哪些继发改变?

动脉粥样硬化主要累及大、中动脉,病变特征是动脉内膜脂质沉积,引起内膜纤维化、粥样斑块形成,使动脉壁变硬、管腔狭窄,导致组织器官缺血,可引起严重的并发症。

一、病因和发病机制

动脉粥样硬化的病因和发病机制尚未完全阐明。目前认为引起动脉粥样硬化的主要危险因素为:

(一) 高脂血症

高脂血症是引起动脉粥样硬化最主要的危险因素。实验证明,高胆固醇和高脂肪饮食可引起血脂增高,可促进动脉粥样硬化的形成。

(二) 高血压

由于高血压时血流的压力和冲击作用使动脉内膜易于受损,有利于血浆脂蛋白深入内膜,故高血压患者的动脉粥样硬化的发病率明显高于其他人群。

(三) 吸烟

大量吸烟能使血中一氧化碳浓度增高、内皮细胞损伤致血管壁通透性增高,使脂质移入内膜增多。

(四) 糖尿病

糖尿病患者常并发脂代谢障碍,血中甘油三酯和低密度脂蛋白水平明显升高,而高密度脂蛋白水平较低,可促进动脉粥样硬化的发生。

(五) 其他因素

家族性高胆固醇血症患者动脉粥样硬化的发生率明显高于对照组,且动脉粥样硬化的发生随年龄增长而增加。女性在绝经期前,由于雌激素的作用,冠状动脉粥样硬化的发生率低于同年龄组男性,但绝经期后这种差异消失。腹部脂肪过多的肥胖患者,形成冠状动脉粥样硬化及冠心病的危险性增大。

二、基本病理变化

动脉粥样硬化病变演变过程分四个阶段。

(一) 脂斑、脂纹期

脂斑、脂纹是动脉粥样硬化的早期病变。肉眼观:在动脉内膜表面出现浅黄色的斑点或长短不一的条纹,表面平坦或微隆起。镜下观:病灶处的内皮细胞下有大量泡沫细胞聚集,散在少量中性粒细胞和淋巴细胞。

(二) 纤维斑块期

纤维斑块是由脂纹进一步发展而来。肉眼观:内膜表面可见散在不规则隆起的斑块,初为淡黄或灰黄色,后因斑块表面胶原纤维的增多和玻璃样变而变为瓷白色(图10-3)。镜下观:

病灶表层为大量胶原纤维、平滑肌细胞和少量弹力纤维形成的纤维帽,纤维帽下方可见数量不等的泡沫细胞、平滑肌细胞、细胞外基质和炎性细胞。

(三) 粥样斑块期

粥样斑块是动脉粥样硬化的典型病变。肉眼观:动脉内膜面可见明显隆起的灰黄色斑块,切面见纤维帽的下方有黄色粥糜样物,是斑块深部组织坏死、崩解,与脂质混合而形成。镜下观:

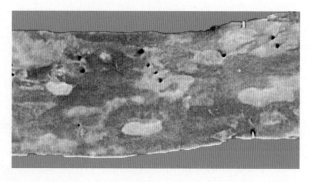

图 10-3 主动脉粥样硬化纤维斑块期

表面为纤维帽,纤维帽下方含有大量不定形坏死物。坏死物中还可见胆固醇结晶。粥样斑块压迫中膜,使平滑肌萎缩、弹力纤维破坏,中膜变薄(图 10-4)。

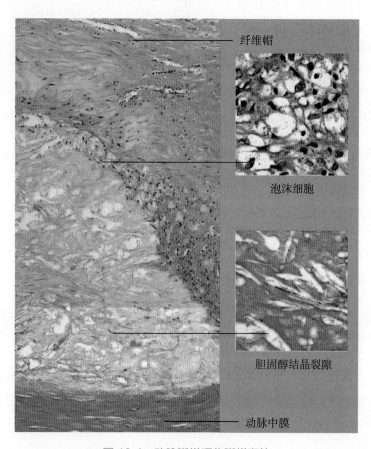

纤维帽

泡沫细胞

胆固醇结晶裂隙

动脉中膜

图 10-4 动脉粥样硬化粥样斑块

(四) 继发性病变

动脉粥样硬化斑块形成后,可继发血栓形成、斑块内出血、斑块破裂、钙化、及动脉瘤形成等病变,从而导致动脉供血障碍,引起器官缺血及梗死,或导致动脉破裂,引起致命性大出血。

三、重要器官的病理变化及对机体的影响

(一) 主动脉粥样硬化

主动脉粥样硬化病变以腹主动脉最重,其次为降主动脉、主动脉弓和升主动脉,病变常见于动脉后壁和分支开口处。由于主动脉管径大,血流急,一般不引起血流障碍,临床症状不明显。但严重者可形成动脉瘤或夹层动脉瘤,如动脉瘤破裂可发生致命性大出血。

(二) 冠状动脉粥样硬化

冠状动脉粥样硬化的病变常呈节段性分布,好发于左冠状动脉前降支,其次为右主干、左主干或左旋支、后降支。病变多发生于血管的心肌侧,呈新月形,使管腔呈偏心性狭窄(图10-5)。冠状动脉粥样硬化常伴发冠状动脉痉挛及血栓形成,导致心肌缺血,发生冠状动脉粥样硬化性心脏病。

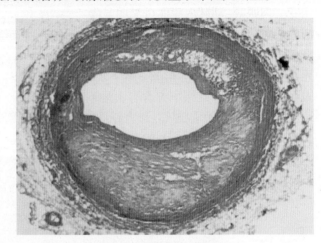

图 10-5 冠状动脉粥样硬化

(三) 颈动脉及脑动脉粥样硬化

颈动脉及脑动脉粥样硬化发生较晚,常见于颈内动脉起始处、基底动脉、大脑中动脉和 Willis 环。常导致动脉管腔不同程度狭窄,脑组织因长期供血不足发生萎缩。患者记忆力降低,智力下降甚至痴呆。如果出现继发改变,动脉管腔闭塞,则引起相应部位发生脑梗死,致患者偏瘫、失语,甚至死亡。脑动脉粥样硬化可继发动脉瘤,如果破裂可造成脑出血。

(四) 肾动脉粥样硬化

肾动脉粥样硬化主要累及肾动脉主干及其大分支,导致肾缺血、肾实质萎缩和间质纤维化,可引起顽固性肾性高血压。

(五) 四肢动脉粥样硬化

病变主要发生在下肢动脉,导致动脉狭窄,下肢供血不足。患者行走时出现疼痛,休息后好转,即间歇性跛行。当管腔完全阻塞,侧支循环不能代偿,可导致足趾部干性坏疽。

四、冠状动脉粥样硬化性心脏病

临床上一般把由冠状动脉粥样硬化引起的心脏病称为冠状动脉粥样硬化性心脏病,简称冠心病。依其临床表现不同可分为:

(一) 心绞痛

心绞痛是由于心肌短暂性缺血、缺氧所引起的临床综合征。表现为阵发性胸骨后压榨感或紧缩性疼痛,可放射至左肩和左臂,每次发作持续 3~5 分钟,应用硝酸甘油或稍休息后可缓解。体力活动、暴饮暴食、情绪激动等为心绞痛的常见诱因。

临床上,心绞痛又分为:①稳定性心绞痛。一般在体力负荷加重、心肌耗氧量增加时发作;②不稳定性心绞痛。在体力活动、休息时均可发作,并且疼痛加重、持续时间更长或更频繁;③变异性心绞痛。多无明显诱因,常在静息或梦醒时发作。

（二）心肌梗死

心肌梗死是由于冠状动脉供血中断,心肌严重持久的缺血、缺氧所致的心肌细胞坏死。临床上,心肌梗死患者多有剧烈而较持久的胸骨后疼痛.应用硝酸甘油或休息后疼痛多不能缓解。

1. 发生机制　多在冠状动脉粥样硬化的基础上并发血栓形成使冠状动脉血流中断,也可由于斑块内出血或冠状动脉持续性痉挛等使冠脉血流减少,或过度劳累使心脏负荷加重,心肌供血严重不足,使心肌因缺血而坏死。

2. 梗死部位　心肌梗死一般发生于左心室,其中 40%~50% 发生于左心室前壁、心尖部及室间隔前 2/3,相当左冠状动脉前降支的供血区;其次是左心室后壁、室间隔后 1/3 及右心室大部,相当右冠状动脉供血区。

3. 梗死类型　根据梗死灶的范围和深度把心肌梗死分为两型:①心内膜下心肌梗死:指梗死主要累及心室壁内侧 1/3 的心肌,并波及肉柱和乳头肌。常为多发性、小灶性梗死。②透壁性心肌梗死:为临床上最常见类型,是指梗死累及心室壁全层或接近全层,梗死面积大小不一(图 10-6)。

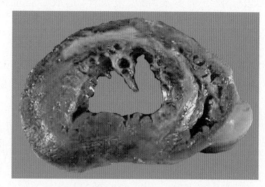

图 10-6　心肌梗死

4. 病理变化　心肌梗死属贫血性梗死。一般梗死在 4~6 小时后肉眼才能辨认,梗死灶形状不规则,呈地图状,苍白色,8~9 小时后呈土黄色。光镜下,心肌纤维呈凝固性坏死,间质水肿,有多少不等的中性粒细胞浸润。3 星期后病灶开始机化,逐渐形成瘢痕组织。

5. 并发症及后果　①心律失常:梗死累及传导系统时,可引起心律失常,严重时可导致心脏骤停、猝死。②心力衰竭:梗死后心肌收缩力丧失,可致急性左心或右心衰竭。③心源性休克:当梗死面积>40% 时,心肌收缩力极度降低,心脏输出量显著减少,导致心源性休克。④心脏破裂:是透壁性心肌梗死的严重并发症,好发于梗死后的 1~2 周。破裂后血液流入心包腔造成急性心包填塞而致患者迅速死亡。⑤室壁瘤:由于梗死心肌或瘢痕组织在心室内压力作用下,局限性向外膨隆形成室壁瘤。⑥附壁血栓形成:由于梗死处心内膜粗糙,或因室壁瘤处涡流形成,进而局部形成附壁血栓。

（三）心肌硬化

中、重度冠状动脉粥样硬化性狭窄,可引起心肌长期缺血、缺氧,发生广泛性、多灶性心肌纤维化,伴邻近心肌纤维萎缩,导致心肌硬化。

（四）冠状动脉性猝死

冠状动脉性猝死是指冠状动脉缺血所致的突发性死亡。可发生于某种诱因后,如饮酒、劳累、吸烟及运动后等。临床上,主要表现为患者突然昏倒,四肢抽搐,小便失禁;或突然发生呼吸困难,口吐白沫,迅速昏迷,从而引起立即死亡或在 1 至数小时后死亡;但也有的在夜间睡眠中死亡。

第三节 风 湿 病

风湿病是一种与 A 组乙型溶血性链球菌感染有关的变态反应性疾病。病变主要累及全身结缔组织,最常侵犯心脏,其次为关节。风湿病的急性期被称为风湿热,患者常出现心脏和关节的损害、发热、皮疹、皮下结节、小舞蹈病、血沉加快、抗链球菌溶血素"O"滴度升高等表现。

风湿病多始发于 5~14 岁的儿童,以 6~9 岁的儿童为发病高峰。本病好发于寒冷、潮湿地区,秋冬季多发,常反复发作,造成心脏损害,形成风湿性心瓣膜病。

一、病因和发病机制

风湿病的发生与 A 组乙型溶血性链球菌有间接的关系。患者发病前 2~3 周常有咽炎、扁桃体炎等链球菌感染的病史;但风湿病发病时患者的血液或病灶中检不出链球菌,其典型病变也不是链球菌感染所致的化脓性炎症。

风湿病的发病机制仍未完全阐明,目前多数倾向于抗原抗体交叉反应学说。即链球菌感染后机体产生相应的抗体与结缔组织、心肌及血管平滑肌细胞产生交叉反应,引发炎症反应和组织损伤。

二、基本病理变化

风湿病病变发展过程大致可被分为三期。

(一) 变质渗出期

变质渗出期是风湿病的早期改变,可持续 1 个月。病变部位的结缔组织基质发生黏液样变性和胶原纤维的纤维素样坏死,同时伴有充血、浆液和纤维蛋白渗出,间质少量淋巴细胞、浆细胞、单核细胞浸润。

(二) 增生期

此期病变特点是形成具有诊断意义的风湿小体(风湿性肉芽肿)。约持续 2~3 个月。风湿小体主要分布于心肌间质、心内膜下和皮下结缔组织,小动脉旁多见。其中央是纤维素样坏死,周围出现成团的风湿细胞及成纤维细胞,伴有数量不等的淋巴细胞、浆细胞等(图10-7)。风湿细胞是由增生的巨噬细胞转变而来,其体积大,呈圆形或多边形,胞浆丰富;核大,单个多见,圆形或椭圆形,核膜清晰;染色质聚集于核中央并呈细丝状向核膜放散,横切面似枭眼状,纵切面呈毛虫状。

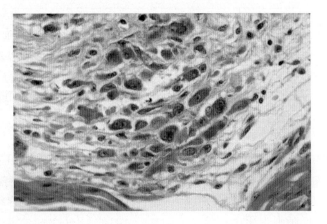

图 10-7 风湿小体

(三) 纤维化期(愈合期)

随风湿小体中的纤维素样坏死物逐渐被溶解吸收,风湿细胞演变为成纤维细胞,产生胶原纤维,风湿小体最后形成梭形小瘢痕。此期约持续 2~3 个月。

上述病变病程约历时 4~6 个月。由于风湿病反复发作,故受累的器官和组织中常可见不同阶段的病变。病变反复出现,瘢痕不断形成,最终可导致受累器官的功能障碍。

三、风湿性心脏病

风湿性心脏病常可以累及心脏各层,根据累及心脏的部位不同,风湿性心脏病被分为风湿性心内膜炎、风湿性心肌炎和风湿性心外膜炎,若累及心脏全层则称为风湿性全心炎。

(一) 风湿性心内膜炎

风湿性心内膜炎的病变主要累及心瓣膜,其中以二尖瓣受累最常见,其次是二尖瓣和主动脉瓣同时受累,三尖瓣和肺动脉瓣极少受累。

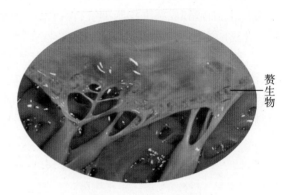

赘生物

图 10-8 风湿性心内膜炎

病变早期,肉眼观:瓣膜肿胀、增厚,瓣膜闭锁缘上可见单行排列疣状赘生物,粟粒大小(1~2mm)、灰白色半透明状、数量多、与瓣膜紧密粘连、不易脱落(图 10-8)。镜下,赘生物是主要由血小板和纤维素构成的白色血栓。

病变后期,赘生物被机化形成瘢痕。瘢痕收缩导致瓣膜变硬、卷曲、短缩变形、瓣叶互相粘连,最后形成瓣膜关闭不全和狭窄等慢性心瓣膜病。

(二) 风湿性心肌炎

风湿性心肌炎主要累及心肌间质,主要病变是在心肌间质内的小血管旁形成风湿小体。病变后期,风湿小体纤维化,形成小瘢痕。发生于儿童者,常表现为弥漫性渗出性心肌炎,心肌间质明显水肿,有较多淋巴细胞、浆细胞浸润,心肌细胞也可发生水肿及脂肪变性。患者主要表现为心率加快、第一心音低钝、早搏及房室传导阻滞等,重者可影响心肌收缩而发生急性心力衰竭。

(三) 风湿性心外膜炎

风湿性心外膜炎病变主要累及心包脏层,呈浆液性或纤维素性炎症。心包腔内有大量浆液渗出,形成心包积液,听诊时心音遥远。当渗出以纤维素为主时,覆盖于心外膜表面的纤维素成绒毛状,称为绒毛心。听诊时可闻及心包摩擦音。后期,各种渗出物均可逐渐被吸收,仅少数患者因渗出的大量纤维素不能彻底溶解吸收而发生机化,致心包粘连,形成缩窄性心包炎。

四、其他组织器官的病变

(一) 风湿性关节炎

风湿病急性发作时,约75%的患者可出现风湿性关节炎。风湿性关节炎最常侵犯膝、踝、肩、腕、肘等大关节,其病变主要是关节滑膜的浆液性炎症,滑膜充血、水肿,关节腔内有浆液及少量纤维素渗出。临床上,患者关节出现红肿、游走性疼痛及功能受限。急性期过后,渗出物易被完全吸收,一般不留后遗症。

(二) 皮肤病变

风湿病急性期,皮肤可出现环形红斑和皮下结节,具有诊断意义。

1. 环形红斑 多见于躯干和四肢皮肤,为淡红色环状红晕,中央皮肤色泽正常,病变常在 1~2 天消退。镜下见红斑处真皮浅层血管充血,血管周围组织水肿及淋巴细胞、巨噬细胞浸润,属渗出性病变。

2. 皮下结节 为增生性病变。多见于肘、腕、膝、踝等大关节附近的伸侧皮下,呈圆形或椭圆形,直径 0.5~2cm,质地较硬,可活动,无压痛。镜下,中心为纤维素样坏死,周围由增生的风湿细胞和成纤维细胞围绕,伴有淋巴细胞浸润。

(三) 风湿性脑病

多见于 5~12 岁儿童,女孩较多。其主要病变为脑的风湿性动脉炎和皮质下脑炎。风湿性动脉炎表现为血管壁的纤维素样坏死;皮质下脑炎表现为神经细胞变性及胶质细胞增生等。当锥体外系受累时,患儿出现面肌和肢体的不自主运动,称之为小舞蹈症。

第四节 心瓣膜病

心瓣膜病是指心瓣膜因先天性发育异常或后天性疾病造成的器质性病变,表现为瓣膜口狭窄和(或)关闭不全,最后导致心功能不全,引起全身血液循环障碍。

瓣膜口狭窄是指心瓣膜开放时不能完全张开,导致血流通过障碍。瓣膜关闭不全是指心瓣膜关闭时瓣膜口不能完全闭合,使部分血液发生返流。瓣膜关闭不全和狭窄可单独存在,亦可合并存在。

一、二尖瓣狭窄

二尖瓣狭窄多由风湿性心内膜炎反复发作所致,少数由感染性心内膜炎引起,偶为先天性。

病变早期瓣膜轻度增厚,呈隔膜状;后期瓣膜呈鱼口状(图 10-9)。二尖瓣狭窄的标记性病变是相邻瓣叶粘连。

二尖瓣狭窄可引起一系列血流动力学及心脏变化,早期由于二尖瓣口狭窄,左心房流入左心室的血流受阻,左心房代偿性肥大扩张,使血液快速通过狭窄口,引起漩涡与震动,产生心尖区舒张期隆隆样杂音。后期左心房代偿失调,左心房内淤血,肺静脉血回流受阻,引起肺淤血、肺水肿。当肺静脉压升高和缺氧时,通过神经反射引起肺内小动脉收缩痉挛,使肺动脉压升高。长期肺动脉高压,可导致右心室代偿性肥大,继而失代偿,右心室扩张,三尖瓣相对关闭不全,最终引起右心房淤血扩张及体循环静脉淤血。

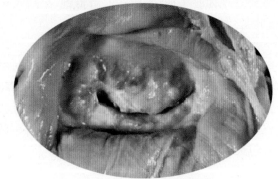

图 10-9 二尖瓣狭窄

临床表现有呼吸困难、发绀、咳嗽和咳出带血的泡沫痰等左心衰竭症状及颈静脉怒张,肝脾肿大,下肢水肿等右心衰竭症状。听诊心尖区可出现舒张期隆隆样杂音。X 线显示左心房、右心室、右心房增大，左心室不增大甚至略小，心脏呈倒置的"梨形"。

二、二尖瓣关闭不全

二尖瓣关闭不全常伴随二尖瓣狭窄出现。二尖瓣关闭不全时，左心室收缩期部分血液从左心室返流入左心房内，加上接纳肺静脉的血液，左心房血容量增多，逐渐出现左心房代偿性肥大、扩张。当左心室舒张时左心房内过多的血液流入左心室，左心室容量负荷增加，使左心室代偿性肥大、扩张。最终亦可引起右心室、右心房代偿性肥大、扩张，右心衰竭和体循环淤血。

临床表现听诊心尖区可闻及收缩期吹风样杂音。全心衰竭时，心脏四个腔均肥大扩张、X线显示呈"球形"。

三、主动脉瓣狭窄

主动脉瓣狭窄主要由风湿性主动脉瓣膜炎引起，少数是先天性发育异常或动脉粥样硬化引起的主动脉瓣膜钙化所致。主动脉瓣增厚、变硬，并发生钙化致瓣膜口狭窄。主动脉瓣狭窄后左心室排血受阻，发生代偿性肥大，室壁增厚；后期左心代偿失调，出现左心衰竭，进而引起肺淤血、右心衰竭和大循环淤血。临床表现：听诊主动脉瓣区可闻收缩期喷射性杂音。X线显示左心室明显肥厚、扩张，心脏呈"靴形"。患者可出现头晕、心绞痛等心脏供血不足的症状。

四、主动脉瓣关闭不全

主动脉瓣关闭不全主要由风湿性主动脉瓣膜炎引起，亦可由感染性心内膜炎、梅毒性主动脉炎引起。在舒张期，由于主动脉瓣关闭不全，主动脉部分血液返流至左心室，左心室血容量增加，发生左心室离心性肥大。后期，相继发生左心衰竭、肺淤血、肺动脉高压，进而引起右心肥大，体循环淤血。临床表现：听诊主动脉区可闻及舒张期吹风样杂音。患者可出现心绞痛等心脏供血不足的表现，并有脉压差增大、水冲脉、血管枪击音及毛细血管搏动现象。

第五节 心力衰竭

心力衰竭是指在各种致病因素作用下心脏舒缩功能发生障碍，导致心输出量绝对或相对减少，不能满机体组织代谢需求的病理生理过程或综合征。

一、心力衰竭的原因、诱因和分类

（一）原因和诱因

心力衰竭可由心脏本身的疾病引起，也可继发于某些心外疾病，如甲状腺功能亢进症，维生素 B1 缺乏等等。心力衰竭的病因可以概括为下述两类。

1. 心脏负荷加重　心脏的负荷可被分为前负荷与后负荷两种。前负荷又被称为容量负荷，是指心脏在收缩之前所承受的负荷。后负荷又被称为压力负荷，是指心室收缩时所承受的负荷，相当于心室射血需克服的阻力。前负荷过重常见于室间隔缺损、瓣膜关闭不全等；后负荷过重常见于原发性高血压、肺动脉狭窄、肺动脉高压等。

2. 原发性心肌舒缩功能障碍 由心肌结构损伤和代谢障碍所致。如维生素缺乏、严重缺血、缺氧引起的能量代谢障碍；心肌梗死、心肌病，心肌炎等原因造成的心肌细胞变性坏死等。

心力衰竭的常见诱因有：①全身感染；②酸碱平衡失调及电解质代谢紊乱；③心律失常；④妊娠与分娩；⑤其他，如劳累、紧张、贫血、甲亢、洋地黄中毒等。

（二）心力衰竭的分类

心力衰竭的病因繁多，分类标准不一，常用的有以下几种分类法。

1. 根据心脏的受损部位分类

（1）左心衰竭：主要是左心室泵功能障碍，常见于高血压病、冠心病、风湿性心脏病等。

（2）右心衰竭：主要是右心室泵功能障碍，常见于肺动脉高压、三尖瓣和肺动脉瓣病变等。

（3）全心衰竭：左、右心都发生泵功能障碍，常见于风湿性心肌炎、严重贫血和长期左心衰竭导致右心室的后负荷加重时等。

2. 根据发病的速度分类

（1）急性心力衰竭：发病急骤，心输出量急剧减少，机体来不及充分发挥代偿作用，可伴有心源性休克。常见于急性心肌梗死，严重的心肌炎等。

（2）慢性心力衰竭：较常见，患者长期处于一种持续的心力衰竭状态，并伴有静脉淤血和水肿。常见于心脏瓣膜病、高血压病、肺动脉高压等。

二、心力衰竭发生过程中机体的代偿反应

心肌受损或心脏负荷加重时，体内出现一系列的代偿活动，通过这些代偿可使心血管系统的功能维持于相对正常状态。

（一）心脏的代偿作用

1. 心率加快 心率加快是一种快速代偿反应。当心输出量减少引起动脉血压降低或（和）心房及腔静脉压力升高时，引起交感 - 肾上腺髓质系统兴奋，心率加快。心率加快在一定范围内可提高心输出量，对维持动脉压、保证对脑血管、冠脉的灌流有积极意义。

2. 心肌紧张源性扩张 当心肌纤维被适度拉长时，心肌的收缩力随之增大，称之为紧张源性扩张。心肌的紧张源性扩张可以增强心肌收缩力，具有积极的代偿意义。如果心肌纤维被过度拉长，超过肌节的最适初长度时，心肌的收缩力随之降低，称之为肌源性扩张。肌源性扩张则失去了代偿意义。

3. 心肌肥大 在心脏负荷持续增加的情况下，心肌纤维增生，使心肌细胞增粗或增长，心脏体积增大，重量增加。心肌发生肥大后，在一定范围内收缩力增强，具有一定的代偿意义。后负荷增加会引起向心性肥大，前负荷增加则引起离心性肥大。

4. 心肌收缩性增强 心输出量减少时，由于交感 - 肾上腺髓质系统兴奋，儿茶酚胺分泌增加，心肌细胞内儿茶酚胺浓度增高，可以增强心肌收缩性。

（二）心脏外的代偿作用

1. 血容量增加 慢性心力衰竭时，有效循环血量降低，肾脏血流减少，肾小球滤过率降低而肾小管对钠和水的重吸收增加，导致机体内出现钠、水潴留和血容量增加。血容量增多能增加心室充盈量，对提高心输出量及维持动脉血压有重要意义。

2. 血液重新分布 心输出量不足时，交感 - 肾上腺髓质系统兴奋，皮肤和腹腔内脏的小

动脉收缩、血流减少,而心、脑的血液供应相对增加。

3. 红细胞增多 心力衰竭造成的循环淤血、血流速度减慢、肺淤血等引起缺氧,刺激肾脏促红细胞生成素分泌增多,刺激骨髓造血,红细胞数量增加。

4. 组织利用氧的能力增加 心力衰竭时,组织缺氧,组织细胞通过自身结构、功能、代谢的调整进行代偿,提高利用氧的能力。

三、心力衰竭的发生机制

(一)心肌收缩功能减弱

1. 心肌纤维被破坏 当心肌在炎症、缺血、中毒等因素作用下,心肌纤维的结构被破坏,导致心肌不可复性地失去收缩能力。

2. 心肌能量代谢障碍 包括心肌能量生成障碍、贮存减少和利用障碍。

3. 心肌兴奋 - 收缩耦联障碍 心肌的兴奋是电活动,而收缩是机械活动,Ca^{2+} 在把兴奋转化为收缩中发挥了重要的中介作用。任何影响 Ca^{2+} 转运、分布的因素都会导致心肌兴奋 - 收缩耦联障碍。

(二)心肌舒张功能障碍

1. 钙离子复位延缓 心力衰竭时,由于心肌 ATP 含量降低,Ca^{2+} 复位延迟。导致胞浆内 Ca^{2+} 浓度不能降至正常,引起心肌的舒张功能障碍。

2. 肌球 - 肌动蛋白复合体解离障碍 心力衰竭时,由于 Ca^{2+} 与肌钙蛋白不易分离或 ATP 缺乏,肌球 - 肌动蛋白复合体难于解离,影响心肌舒张。

3. 心室舒张势能减少 心室舒张的势能来自心室的收缩。心室收缩越好这种势能就越大,对于心室的舒张也就越有利。因此,凡是削弱收缩功能的因素也可通过减少舒张势能影响心室的舒张。

4. 心室顺应性下降 心室顺应性是指心室在单位压力变化下所引起的容积改变。心肌肥大、心肌纤维化和水肿等发生时,心室壁硬度增大,顺应性下降,其舒张能力必然降低。

(三)心脏各部位舒缩活动不协调

心脏左 - 右心之间,房 - 室之间的高度协调是维持心功能稳定的重要因素。一旦心房、心室的舒缩协调性被破坏,必将因心泵功能紊乱而导致心输出量下降,引起心力衰竭。常见于各种类型的心律失常。

四、心力衰竭时机体功能和代谢的变化

(一)心输出量减少

表现为心排出量减少和心脏指数降低。心脏指数是指单位体表面积(m^2)所占的心排出量。机体的心输出量不足,可使交感 - 肾上腺髓质系统兴奋,皮肤血管收缩、血流减少,患者出现皮肤苍白。由于有效循环血量减少,机体出现功能性急性肾功能障碍,主要表现为少尿甚至无尿,尿比重升高。心力衰竭严重时,机体可出现血压降低和心源性休克。

(二)静脉系统淤血

1. 肺循环淤血主要表现为呼吸困难及肺水肿。

(1)呼吸困难:多见于左心衰竭。如果患者仅在体力活动时发生呼吸困难,称为劳力性

呼吸困难。严重时,患者在静息状态也有呼吸困难,平卧时加重,被迫采取坐位或半卧位以减轻呼吸困难,称之为端坐呼吸。患者夜间入睡后,因突然感觉气闷而被惊醒,呼吸困难在端坐咳嗽后得以缓解,称之为夜间阵发性呼吸困难。左心衰竭时,患者出现呼吸困难的主要机制是肺淤血、肺水肿和肺的顺应性降低。

(2) 肺水肿:肺水肿是急性左心衰最重要的表现,主要原因是:①肺毛细血管压升高。②肺的毛细血管通透性增加。

2. 体循环淤血是全心衰或右心衰的结果,其主要表现为:

(1) 静脉淤血和静脉高压:右心衰竭时,体循环的静脉回流障碍,使体循环静脉系统内大量血液淤积,静脉扩张。临床上,患者可表现为颈静脉怒张、肝 - 颈静脉回流征阳性等。

(2) 全身水肿:与体循环静脉淤血致毛细血管压升高和钠水、潴留有关。

(3) 肝肿大和肝功能异常:右心衰竭时,肝脏因淤血而肿大,患者出现肝区不适甚至疼痛;长期肝淤血可使患者出现肝脂肪变性或淤血性肝硬化。

(4) 胃肠道淤血:右心衰竭时,因胃肠道发生淤血,患者出现消化和吸收不良,其主要临床表现为食欲缺乏、恶心、呕吐和腹泻等。

五、心力衰竭防治原则

(一) 防治原发病

在心力衰竭的防治中,应首先防治引起心力衰竭的各种原发病,如风湿病、高血压、慢性支气管炎、克山病等。

(二) 消除诱因

对于心脏负荷过重或心肌受损者,应避免和消除使心肌耗氧量增加或供氧减少的因素,如感染性疾病、过度的体力负荷、精神紧张、疲劳等。

(三) 改善心功能

1. 调整前负荷　前负荷过高的心功能不全的患者,应限制其钠盐的摄入,并消除水肿、减少血容量和回心血量。

2. 调整后负荷　适当应用血管扩张剂,可以降低心脏的后负荷,增加每搏心输出量。

3. 加强心肌收缩性　对于心肌收缩性减弱引发的心力衰竭,可适当应用强心剂,加强心肌收缩力,提高心输出量,以满足机体的供血需求。

4. 改善组织的供氧　给氧(吸氧)是临床上对心力衰竭病人常规治疗措施之一。

📊 **小结**

高血压病是以体循环动脉血压持续升高为主要表现的临床综合征。又可分为良性高血压和恶性高血压两种,临床以良性高血压为主。良性高血压起病隐匿,进展缓慢,病程长,病变发展分为三个阶段:功能紊乱期、动脉病变期和内脏病变期。

动脉粥样硬化是以动脉壁形成粥样斑块为主要病变特征的血管病变。主要累及大中动,其中冠状动脉粥样硬化可引起冠状动脉粥样硬化性心脏病,表现为心绞痛、心肌梗死、心肌硬化和冠状动脉性猝死等不同类型。

风湿病主要累及全身结缔组织,最常侵犯心脏,其特征性病变是形成风湿小体。风湿性心脏病可分为风湿性心内膜炎、风湿性心肌炎和风湿性心外膜炎三种类型。除心脏病变外,风湿病还可以形成风湿性关节炎,风湿性皮肤病变和风湿性脑病等。

心瓣膜病是指心脏瓣膜因先天或后天因素造成的器质性病变,表现为瓣膜口狭窄和(或)关闭不全。心瓣膜病的主要危害是引起血流动力学紊乱,加重心脏负荷,最后导致心力衰竭。

心力衰竭是指在各种致病因素作用下心脏泵功能发生障碍,导致心输出量绝对或相对减少,以致不能满足组织代谢需求的病理生理过程或综合征。心力衰竭可由心脏本身的疾病引起,也可继发于某些心外疾病。心力衰竭发生后机体可形成各种代偿活动,以缓解心输出量不足。心力衰竭主要形成心输出量不足和静脉系统淤血两类临床表现。

 目标测试

A1 型题

1. 缓进型高血压的基本病变是
   A. 动脉粥样硬化　　　　　　B. 小动脉硬化　　　　　　C. 细动脉玻璃样变性
   D. 动脉纤维素样坏死　　　　E. 动脉中膜钙化

2. 高血压性心脏病形成的主要原因是
   A. 心肌结构破坏　　　　　　B. 左心室的压力负荷过重
   C. 心脏的容量负荷过重　　　D. 回心血量增加　　　　　E. 血容量增加

3. 动脉粥样硬化形成过程中出现的泡沫细胞来源于
   A. 巨噬细胞、内皮细胞　　　B. 巨噬细胞、平滑肌细胞
   C. 内皮细胞、成纤维细胞　　D. 平滑肌细胞、内皮细胞
   E. 巨噬细胞、成纤维细胞

4. 冠状动脉粥样硬化最常累及的部位是
   A. 左前降支　　　　　　　　B. 左旋支　　　　　　　　C. 左主干
   D. 右冠状动脉　　　　　　　E. 右回旋支

5. 风湿病可累及全身结缔组织,病变最易侵犯的是
   A. 心脏　　　　　　　　　　B. 关节　　　　　　　　　C. 血管
   D. 皮肤　　　　　　　　　　E. 脑

6. 风湿病具有诊断意义的基本病变是
   A. 纤维素样坏死　　　　　　B. 风湿小体　　　　　　　C. 梭形瘢痕
   D. 炎细胞浸润　　　　　　　E. 黏液样变性

7. 风湿性心内膜炎最常累及的部位是
   A. 主动脉瓣　　　　　　　　B. 三尖瓣　　　　　　　　C. 二尖瓣
   D. 肺动脉瓣　　　　　　　　E. 二尖瓣与主动脉瓣同时受累

8. 左心衰竭发生呼吸困难的最主要机制是
   A. 肺动脉高压　　　　　　　B. 心肌损伤　　　　　　　C. 心肌缺血、缺氧
   D. 肺淤血、肺水肿　　　　　E. 右心室内膜

9. 二尖瓣狭窄时最常见的临床表现是
   A. 左心室扩张　　　　　　　B. 左心房扩张　　　　　　C. 右心室扩张

D. 右心房扩张   E. 左心肥大

10. 患者,男,54 岁。突发胸骨后疼痛,持续 5 小时,伴恶心、呕吐、冷汗,平卧休息及含服硝酸甘油不能缓解,患者最可能是

    A. 急性胃炎   B. 急性胆囊炎   C. 急性心肌梗死

    D. 心肌炎   E. 肋间神经疼

(李艳雷)

第十一章　呼吸系统疾病

学习目标

1. 掌握:慢性支气管炎、大叶性和小叶性肺炎的病理变化、病理临床联系;肺心病、呼吸衰竭的概念。
2. 熟悉:间质性肺炎的病变特点;肺气肿及肺心病的病理变化。
3. 了解:慢性支气管炎、肺炎及呼吸衰竭的病因及发病机制;呼吸衰竭时机体的代谢和功能变化。

　　呼吸系统与外界直接相通,各种有害物质,如病原微生物、烟雾、粉尘和有害气体等均可随空气进入呼吸系统,正常情况下机体可通过呼吸系统局部防御功能将各种有害物质清除,使进入的空气得以净化,以维持呼吸系统健全功能。如果外界的有害物质侵入过多、毒力过强或者呼吸系统防御功能减弱,则可造成呼吸道损伤引起各种疾病的发生。

第一节　慢性支气管炎

病例 11-1

　　患者,男,55 岁。因心悸、气短、双下肢水肿加重 5 天来院就诊。患者 12 年前出现咳嗽、咳痰(痰为白色黏液泡沫状)、气喘,尤以冬春季节为甚。近几年发作频繁,两年前出现心悸、气短,时而双下肢水肿,休息后缓解。5 天前因受凉感冒病情加重,不能平卧。患者有吸烟史 38 年。体格检查:神志清晰,口唇发绀,颈静脉怒张,体温 37.8℃,心率130 次 / 分,胸廓呈桶状,叩诊过清音,两肺布满干、湿啰音,肝肋下 3cm,质软,轻压痛,双下肢凹陷性水肿,胸片示双肺透亮度增加,心脏体积增大,肺动脉段突出、增粗。
　　问:1. 该患者的诊断是什么?
　　　　2. 根据所学知识分析解释其临床表现。

　　慢性支气管炎是发生在支气管黏膜及其周围组织的慢性非特异性炎症。临床上以反复发作的咳嗽、咳痰、喘息为特征,病程在两年以上,每年发病不少于 3 个月。此病多发生于中老年人,农村和北方寒冷地区较为多见。

一、病因和发病机制

慢性支气管炎的病因极为复杂,目前认为,主要与下列因素有关:

1. 理化因素 吸烟、空气污染与寒冷气候是引发慢性支气管炎的常见因素,特别是吸烟,是慢性支气管炎最主要的发病因素,吸烟者比不吸烟者患病率高 2~8 倍,患病率与吸烟时间长短、日吸烟量呈正比。

2. 感染因素 病毒、细菌感染是慢性支气管炎发病和加剧的另一个重要因素。常见的细菌有流感嗜血杆菌、肺炎杆菌、肺炎链球菌、奈瑟球菌等。

3. 过敏因素 一些慢性支气管炎的发生与细菌致敏的速发型和迟发型变态反应有关,尤其是喘息型慢性支气管炎患者。变态反应使支气管收缩或痉挛、组织损伤和炎症反应,继而发生慢性支气管炎。

其他内部因素如副交感神经功能亢进、营养不良、年龄等与外因共同作用,促进慢性支气管炎的发生、发展,并导致并发症的发生。

二、病理变化

慢性支气管炎病变主要累及支气管,由较大支气管,逐渐向细小支气管蔓延,各级支气管均可受累。主要病变表现有:

1. 黏膜病变 支气管黏膜上皮细胞变性、坏死,纤毛粘连、倒伏、脱落,可伴有鳞状上皮化生。

2. 腺体变化 支气管黏膜上皮细胞中杯状细胞数目增多,黏膜下黏液腺增生、肥大,部分浆液腺黏液化生,使黏液分泌亢进。

3. 管壁病变 早期支气管壁充血、水肿,慢性炎细胞浸润。后期支气管壁平滑肌束及环状软骨萎缩、断裂,管壁纤维结缔组织增生等,导致管壁塌陷、管腔狭窄、变形(图 11-1)。

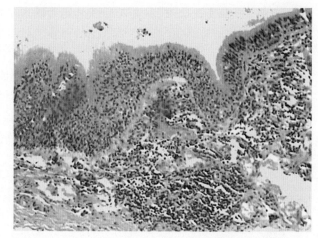

图 11-1 慢性支气管炎

三、病理临床联系

慢性支气管炎的主要临床表现为咳嗽、咳痰、喘息。由于慢性炎症刺激,腺体分泌增加,导致患者出现咳嗽、咳痰,痰液一般为白色黏液泡沫状。由于支气管痉挛或支气管狭窄及黏液阻塞而引起喘息,患者表现为呼气困难,肺部听诊可闻及两肺干湿性啰音;有喘息发作时,双肺布满哮鸣音,患者呼吸急促,不能平卧。

四、结局与并发症

慢性支气管炎如能去除病因,积极预防感冒,及时控制感染,加强锻炼,增强体质,避免反复发作,多数患者病情可以控制,否则可出现下列并发症:

1. 慢性阻塞性肺气肿 为慢性支气管炎最常见的并发症。炎症反复发作使支气管壁受损,黏液滞留或黏液栓形成,支气管腔不完全阻塞,吸入的气体不易呼出,使末梢肺组织过度充气形成肺气肿。

2. 慢性肺源性心脏病 慢性支气管炎合并慢性阻塞性肺气肿时,导致肺动脉压力升高,右心肥大,肺源性心脏病发生。

3. 支气管扩张症 长期反复发作的炎症,使支气管壁受损,管壁平滑肌、弹性纤维及软骨减少或消失,纤维结缔组织增生,支气管壁回缩力减弱,同时周围组织对支气管壁牵拉,咳嗽时支气管腔内压力升高,促使支气管持久性扩张。临床上以长期咳嗽、大量脓痰、反复咳血为主要特征,属于一种慢性化脓性疾病。

4. 支气管肺炎 老年人由于机体抵抗力低下,慢性支气管炎容易蔓延至支气管周围肺组织中,引起支气管肺炎。

> 💡 **考点提示**
>
> 慢性支气管炎最常见并发症

第二节　慢性阻塞性肺气肿

知识链接

> **慢性阻塞性肺疾病**
>
> 慢性阻塞性肺疾病是一组由肺实质和肺内小气道受损所致,以慢性气道阻塞,呼吸困难为特征的肺疾病的统称。主要包括慢性支气管炎、慢性阻塞性肺气肿、支气管哮喘和支气管扩张症等。吸烟是慢性阻塞性肺疾病的主要原因,吸烟者发病率比不吸烟者高 10 倍以上,戒烟后受损的支气管黏膜可以不同程度地恢复。因此,戒烟是预防慢性阻塞性肺疾病的有效措施。

肺气肿是指末梢肺组织过度充气呈持久性扩张的病理状态。临床上以慢性阻塞性肺气肿多见。

一、病因和发病机制

慢性阻塞性肺气肿常为支气管和肺疾病的并发症,其中以慢性支气管炎最为多见。其发病主要与以下因素有关:

1. 细支气管不完全阻塞 慢性支气管炎使细、小支气管壁增厚,管腔狭窄,同时分泌物增多、滞留或黏液栓形成,导致呼吸道不完全阻塞,被动呼气过程受阻,主动吸气过程相对通畅,气体滞留于末梢肺组织中,肺含气量增多,肺泡扩张,间隔变薄、断裂,相邻肺泡互相融合形成肺气肿。

2. 细支气管壁弹性降低 慢性支气管炎造成细支气管、肺泡壁损伤,回缩力降低,呼气时支气管壁塌陷,呼气困难,导致末梢肺组织过度充气,逐渐形成肺气肿。

二、病理变化

肉眼观:病变肺脏的体积增大,边缘钝圆,灰白色或苍白色,质地柔软,弹性降低,表面可见肋骨压痕,有时表面可见大小不等的含气囊泡。切面肺组织呈蜂窝状,可见扩大的肺泡囊腔,大者超过 1mm。

镜下观:肺泡扩张,间隔变窄,肺泡孔扩大,部分肺泡间隔断裂,扩张的肺泡融合成较大的囊腔(图 11-2)。

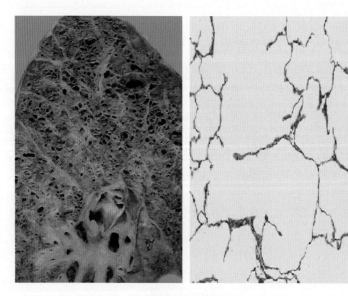

图 11-2 肺气肿

三、病理临床联系

早期,患者多无明显表现,仅在劳动、登高时出现气急。随着病变发展,因呼吸面积、肺泡壁毛细血管逐渐减少,平地活动,甚至在静息时也感觉气急,如并发感染,病变加重,可出现缺氧及酸中毒等。由于长期进行性呼气性呼吸困难,肺残气量增加,患者胸廓前后径加大,呈桶状胸,叩诊呈过清音,X 线检查肺野透亮度增加,膈肌下移。

四、结局与并发症

本病如能去除病因,积极治疗,有效预防感染,合理膳食,增强抵抗力,病变可以控制,症状可以缓解,否则可并发慢性肺源性心脏病及右心衰竭、自发性气胸、呼吸衰竭和肺性脑病。

第三节 慢性肺源性心脏病

慢性肺源性心脏病简称肺心病,是由慢性肺疾病、肺血管疾病及胸廓运动障碍性疾病引起的以肺动脉高压,右心室肥大、扩张为特征的心脏病。

一、病因和发病机制

肺心病发生的关键环节是肺动脉压增高,右心阻力负荷加重,导致右心室肥厚、扩张。引起肺动脉高压的原因有:

1. 肺疾病 以慢性支气管炎并发慢性阻塞性肺气肿最常见。其次为支气管哮喘、支气管扩张症、肺结核病和肺尘埃沉着病等。这些疾病既可造成肺的通气和换气障碍,引起机体缺氧,使肺小动脉痉挛,又可引起肺小动脉中膜肥厚,压力升高,还可使肺毛细血管减少,肺循环阻力增加,肺动脉压增高,导致右心室肥大、扩张。

2. 胸廓疾病 如胸廓畸形、脊柱侧弯等,既可引起限制性通气障碍,又可压迫肺血管,导致肺动脉高压。

3. 肺血管疾病　较少见,如原发性肺动脉高压、结节性多动脉炎等可直接引起肺动脉压力升高。

二、病理变化

1. 肺部病变　肺心病除肺原发病变外,主要是肺小动脉的变化如肺小动脉中膜平滑肌细胞增生,使血管壁增厚,管腔狭窄。还可发生肺小动脉炎、肺小动脉血栓形成与机化及肺泡壁毛细血管显著减少。

2. 心脏病变　心脏体积增大,重量增加,心尖钝圆,肺动脉圆锥显著膨隆,通常以肺动脉瓣下 2cm 处右心室肌壁厚度超过 5mm(正常为 3~4mm)作为诊断肺心病的形态标准。

三、病理临床联系

临床上肺心病首先有原发疾病的表现,如由慢性支气管炎演变而来的,患者有咳嗽、咳痰、喘息等表现;有呼吸功能障碍的,表现出呼吸困难、发绀等。还逐渐出现右心衰竭的症状和体征,如下肢水肿、腹水等,严重时发生肺性脑病。

第四节 肺　炎

肺炎是肺组织的急性渗出性炎症。根据病变部位、范围分为大叶性肺炎、小叶性肺炎和间质性肺炎等。

 病例 11-2

患者,男,20 岁。酗酒后遭雨淋,当天晚上突然起病,寒战、高热、呼吸困难、胸痛,继而咳嗽、咳铁锈色痰,其家属急送当地医院就诊。听诊左肺下叶闻及大量湿性啰音,触诊语颤增强,化验 WBC 17.0×10^9/L,X 线示左肺下叶有大片致密阴影。入院经抗生素治疗,病情好转,各种症状逐渐消失,住院 7 天出院。

问:1. 该患者最有可能的临床诊断是什么?

2. 用病理学知识解释患者出现寒颤、高热、白细胞计数增加、咳铁锈色痰的原因。

一、大叶性肺炎

大叶性肺炎属于急性纤维素性炎症。病变从肺泡开始,迅速蔓延到肺段乃至整个大叶或几个大叶。临床表现为骤然起病、寒战、高热、胸痛、咳嗽、咳铁锈色痰、呼吸困难,并有肺实变体征及外周血白细胞计数增加等。此病多见于青壮年。

(一)病因和发病机制

大叶性肺炎 95% 以上是由肺炎链球菌引起。肺炎链球菌存在于正常人的鼻咽部,受冷、疲劳、醉酒、感冒、麻醉等使呼吸道防御功能减弱时,细菌进入肺泡内生长、繁殖,并通过肺泡间孔迅速向邻近肺组织蔓延,从而波及整个大叶引起肺泡壁毛细血管扩张,通透性增高,大量纤维素渗出。

（二）病理变化及病理临床联系

病变一般发生在单侧肺脏,多见于左肺下叶,累及一个肺叶或先后发生于两个以上肺叶。病变特征是肺泡腔中大量纤维素渗出,肺泡壁结构未被破坏。病变发展过程可分为四期:

1. **充血水肿期** 为发病后第1~2天。肉眼观:病变肺叶肿大,重量增加,暗红色,切面可挤出血性泡沫状液体。镜下观:肺泡壁毛细血管扩张充血,肺泡腔内有较多的浆液渗出,并有少量红细胞和中性粒细胞、单核细胞,渗出液可检出肺炎链球菌。临床出现寒战、高热、周围血白细胞计数增加等毒血症表现,X线检查见片状模糊阴影。

2. **红色肝样变期** 为发病第2~4天。肉眼观:病变肺叶肿大,重量增加,颜色暗红,质实如肝。镜下观:肺泡壁毛细血管进一步扩张、充血,肺泡腔内有大量的红细胞和一定量的纤维素、中性粒细胞和少量的巨噬细胞(图11-3)。红细胞崩解使含铁血黄素混入痰中,患者咳铁锈色痰。肺泡因大量渗出物致肺实变而通气功能障碍,通气与血流比例降低,大量静脉血未能氧合流入左心,导致动脉血氧降低,患者出现呼吸困难、发绀和肺实变体征,X线检查病变肺部呈大片均匀致密阴影。病变如波及胸膜,可出现胸痛。

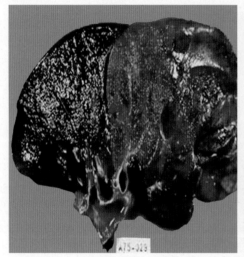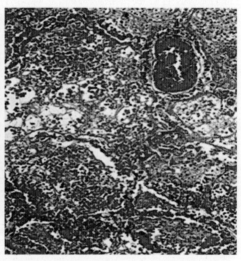

图 11-3 大叶性肺炎红色肝样变期肉眼和镜下结构图

3. **灰色肝样变期** 为发病后第5~6天。肉眼观:肺叶仍肿大,重量增加,颜色灰白,质实如肝。镜下观:肺泡壁毛细血管受压闭塞,肺泡腔内充满致密纤维素网,网眼中有大量中性粒细胞,红细胞基本消失(图11-4)。临床表现基本同红色肝样变期,但因实变区血流大为减少,未经氧合的静脉血流入左心也随之减少,故缺氧状况有所改善。因肺泡腔中渗出的红细胞消失,咳出的痰由铁锈色痰逐渐变为黏液浓性痰。

4. **溶解消散期** 发病后7天左右进入此期。此时肺泡腔内渗出的中性粒细胞将纤维素吞噬溶解液化,溶解物部分经气道咳出,部分经淋巴管吸收或被巨噬细胞清除,空气再度进入肺泡内。最终肺组织逐渐恢复正常结构和功能,患者各种症状消失,X线检查阴影密度逐渐降低。

> 考点提示
>
> 大叶性肺炎的病变分期及特点

上述四期经过是一个连续的过程,无绝对界限。

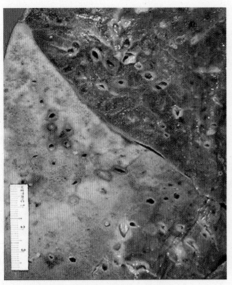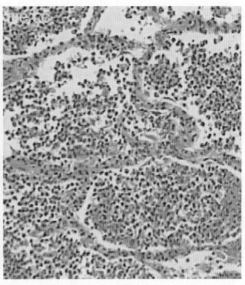

图 11-4 大叶性肺炎灰色肝样变期肉眼和镜下结构图

(三) 结局与并发症

由于病变局限于肺泡内,肺泡壁结构未被破坏,绝大多数患者经过积极治疗均可痊愈,少数患者由于治疗不及时、机体抵抗力低或病情严重可出现下列并发症:

1. 感染性休克　多见于严重病例,是大叶性肺炎严重的并发症。

2. 败血症或脓毒败血症　严重感染时,细菌侵入血流并生长繁殖,可引起全身中毒症状及化脓性脑膜炎、心内膜炎、关节炎等。

3. 肺脓肿及脓胸或脓气胸　多见于由金黄色葡萄球菌引起的肺炎。肺组织坏死化脓形成脓肿,脓肿累及胸膜或破入胸腔引起脓胸或脓气胸。

4. 肺肉质变　因中性粒细胞渗出较少,肺泡腔内的纤维素不能完全溶解吸收清除时,则由肉芽组织取代,病变部位肺组织变成褐色肉样纤维组织,称肺肉质变。

二、小叶性肺炎

 病例 11-3

　　患儿,男,4 岁,因咳嗽、咳痰、气喘一周,加重 2 天入院。体格检查:患儿精神萎靡,呼吸急促,鼻翼翕动,口周发绀,体温 39.5℃,呼吸 32 次 / 分,心率 166 次 / 分,心音钝,两肺下部背侧可闻及湿性啰音,化验 WBC 23.0×10^9/L,中性粒细胞分类 84%,X 线示双肺下叶灶状阴影。

　　问:该患者最可能的临床诊断是什么?

小叶性肺炎是以细支气管为中心,肺小叶为单位,呈灶状散在分布的肺组织的急性化脓性炎症,也称支气管肺炎。多见于小儿、老年人和体弱者。

(一) 病因和发病机制

小叶性肺炎常为多种细菌混合感染所致,致病菌有肺炎链球菌、葡萄球菌、绿脓杆菌、大肠杆菌、流感嗜血杆菌等。某些诱因如患呼吸道急性传染病、醉酒、全身麻醉等使机体抵抗力下降,呼吸道防御机能受损,黏液分泌增多,这些细菌即可入侵细支气管及末梢肺组织并繁殖,引起小叶性肺炎。因此,小叶性肺炎常为某些疾病的并发症。

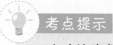

考点提示

小叶性肺炎的病变性质

(二) 病理变化

小叶性肺炎是以细支气管为中心的化脓性炎症。病变分布于两肺各叶,以下叶背侧为重。病灶大小不等,形状不规则,暗红色或灰黄色。严重者,病灶相互融合(图 11-5),很少累及胸膜。镜下观:病变呈多灶性,病变表现和严重程度不一。受累的细支气管壁充血、水肿,中性粒细胞浸润。管腔内充满大量的中性粒细胞、浆液、脓细胞、脱落的黏膜上皮细胞。细支气管周围受累的肺泡壁毛细血管扩张充血,肺泡腔内见浆液、中性粒细胞和少量纤维素等。病灶周围肺组织呈不同程度肺气肿。

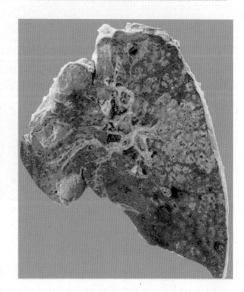

图 11-5 小叶性肺炎

(三) 病理临床联系

小叶性肺炎起病隐匿,临床症状容易被原发病所掩盖。临床上因化脓性炎症而出现发热、咳嗽和咳黏液脓性痰或脓痰等症状。病变细支气管和肺泡腔中含有渗出物,听诊可闻及两肺散在湿啰音。病灶小而且分散,除融合性小叶性肺炎外,肺实变体征不明显,X 线检查可见散在不规则小片状或斑点状模糊阴影。

(四) 结局和并发症

小叶性肺炎如发现及时、治疗恰当,多数患者预后良好。但并发其他严重疾病时,预后较差。常见的并发症有:

1. 呼吸衰竭 若病变范围广泛,影响肺泡通气和换气功能,则引起呼吸衰竭。

2. 心力衰竭 由于缺氧,肺小动脉痉挛,肺循环阻力增加,加之毒血症,心肌细胞变性,可导致心力衰竭发生。

3. 肺脓肿及脓胸或脓气胸 多见于由金黄色葡萄球菌引起的肺炎。肺组织坏死化脓形成脓肿,脓肿累及胸膜或破入胸腔引起脓胸或脓气胸。

4. 支气管扩张症 支气管破坏严重且病程长者,可导致支气管扩张症。

三、间质性肺炎

间质性肺炎是指发生在肺间质的炎症,以淋巴细胞、单核细胞浸润为特征。主要由病毒和肺炎支原体引起。

(一) 病毒性肺炎

病毒性肺炎多见于儿童,症状轻重不等,但婴幼儿和老年患者病情较重。

1. 病因与发病机制 病毒性肺炎是由流感病毒、呼吸道合胞病毒、副流感病毒、麻疹病毒、腺病毒、巨细胞病毒和冠状病毒等引起的间质性肺炎。上呼吸道病毒感染从支气管、细支气管开始,沿肺间质向下蔓延而引起肺炎。

2. 病理变化 肉眼观:病变可不明显,肺组织因充血、水肿而轻度肿大。镜下观:肺间质充血、水肿,淋巴细胞和单核细胞浸润,肺泡间隔明显增宽。肺泡腔内一般无渗出物或仅有少量浆液,病变严重时肺泡腔内可出现由浆液、少量纤维蛋白、红细胞及巨噬细胞组成的炎性渗出物,甚至可发生肺组织坏死。肺内可见圆形、椭圆形、红细胞大小、红染,周围有一清晰透明晕的病毒包涵体,为诊断病毒性肺炎的重要组织学依据。

3. 病理临床联系 由于病毒血症患者出现发热、头疼、全身酸痛、倦怠等症状。由于炎症刺激支气管壁可引起剧烈咳嗽,但痰量不多。如渗出性病变明显时,患者可有呼吸困难、发绀。早期肺部无实变体征和啰音,X 线见肺部斑点状、片状阴影。严重病例或合并细菌感染时,可造成心力衰竭、呼吸衰竭等严重后果。周围血白细胞计数正常、稍高或偏低。

(二) 支原体肺炎

支原体肺炎多见于儿童和青少年,通过呼吸道飞沫传播。

1. 病因与发病机制 支原体侵入呼吸道后,在支气管黏膜繁殖,当局部免疫力下降时,向四周扩散引起肺间质炎症。

2. 病理变化 肉眼观:病变常仅累及一个肺叶,以下叶多见,病灶呈节段性分布,暗红色,无明显实变,切面可有少量红色泡沫状液体溢出。镜下观:病变区域肺泡间隔明显增宽,有大量淋巴细胞、浆细胞和单核细胞浸润,肺泡腔内无渗出物或仅有少量混有单核细胞的浆液性渗出物。

3. 病理临床联系 一般起病较急,多有发热、头痛、咽痛及剧烈咳嗽,常为干性呛咳。X线检查显示肺纹理增重及网织状阴影。痰、鼻分泌物及咽喉拭子能培养出肺炎支原体。

第五节 呼 吸 衰 竭

呼吸衰竭是指由于外呼吸功能障碍,导致动脉血氧分压(PaO_2)低于 60mmHg(8kPa),伴有或不伴有二氧化碳分压($PaCO_2$)高于 50mmHg(6.67kPa)的病理过程。根据血气变化特点,分为低氧血症型(即 I 型)和低氧血症伴高碳酸血症型(即 II 型)呼吸衰竭;根据起病缓急和病程长短,分为急性和慢性呼吸衰竭。

> 💡 **考点提示**
> 呼吸衰竭的概念

一、原因和发生机制

临床上呼吸衰竭的原因很多,但都不外乎使肺通气和(或)换气过程发生障碍,从而导致呼吸衰竭。

(一) 肺通气功能障碍

肺通气是在呼吸中枢的调控下,通过呼吸肌的收缩与舒张,胸廓和肺有节律的扩张和缩小来完成。根据损伤的机制不同,肺通气障碍可分为限制性通气不足和阻塞性通气不足。

1. 限制性通气不足 是指吸气时肺泡扩张受限所引起的肺泡通气不足。其原因和发生机制包括:

(1) 呼吸肌活动障碍:脑血管意外、脑肿瘤、周围神经炎等中枢和周围神经病变对呼吸肌的调控障碍,镇静药、安眠药、麻醉药等过量使用对呼吸中枢的抑制作用,长期呼吸困难造成的呼吸肌疲劳,缺氧、低血钾等引起的呼吸肌无力,均可造成呼吸动力减弱,导致肺通气不足。

（2）胸廓顺应性降低：严重的胸廓畸形、气胸及胸膜纤维化等可使胸廓顺应性降低，弹性阻力加大，限制胸廓的扩张，导致肺通气不足。

（3）肺顺应性降低：肺结核、矽肺等导致的肺纤维化，Ⅱ型肺泡上皮细胞发育不全（新生儿呼吸窘迫综合征）、急性损伤（成人呼吸窘迫综合征）导致的肺泡表面活性物质合成与分泌减少，肺过度通气、肺水肿等导致的肺泡表面活性物质消耗、稀释、破坏增加，均可引起肺泡扩张的弹性阻力加大，造成限制性通气不足。

 知识链接

呼吸窘迫综合征

新生儿呼吸窘迫综合征（NRDS）指新生儿出生后已有了短暂（数分钟至数小时）的自然呼吸，继而发生进行性呼吸困难、发绀、呻吟等急性呼吸窘迫症状和呼吸衰竭。多见于早产儿、过低体重儿或过期产儿。患儿肺内形成透明膜为其主要病变，故又称新生儿肺透明膜病。

急性呼吸窘迫综合征（ARDS）是由急性肺损伤引起的呼吸衰竭。如创伤、烧伤、感染等，特别是在休克初期复苏后，突然出现以进行性缺氧和呼吸困难为特征的急性呼吸窘迫症状，临床过程与 NRDS 类似。其病变特点为肺水肿、肺不张、支气管痉挛、肺血管收缩及 DIC。通常表现为Ⅰ型呼吸衰竭，极端严重者，可发生Ⅱ型呼吸衰竭。

（4）胸腔积液和气胸：胸腔大量积液和张力性气胸可压迫肺，使肺扩张受限。

2. **阻塞性通气不足** 由于气道狭窄或阻塞引起的肺泡通气障碍称为阻塞性通气不足。气道阻塞可分为中央性与外周性两种。

（1）中央性气道阻塞：指气管分叉处以上的气道阻塞。阻塞若位于中央性气道的胸外部分（如声带麻痹、炎症、水肿等），吸气时气道内压明显低于大气压，气道狭窄加重，通气阻力增加，肺泡通气障碍，出现吸气性呼吸困难，呼气基本不受影响。阻塞若位于中央性气道的胸内部分，呼气时胸内压增高而压迫气道，使气道狭窄加重，出现呼气性呼吸困难，吸气基本不受影响。

（2）外周性气道阻塞：主要见于内径小于 2mm 的小支气管阻塞。如慢性阻塞性肺疾病，不仅使小支气管壁增厚、痉挛和顺应性降低，而且分泌物增多、黏液栓形成，同时肺泡壁损伤对细支气管的支撑作用减弱，这些均可导致小气道完全或不完全阻塞，通气阻力增加，肺泡通气障碍，主要表现为呼气性呼吸困难。

肺通气不足时，既影响氧的吸入又减少二氧化碳的排出，导致 PaO_2 降低、$PaCO_2$ 升高，发生Ⅱ型呼吸衰竭。

（二）肺换气功能障碍

引起肺换气功能障碍的主要机制是弥散障碍、肺泡通气与血流比例失调以及解剖分流增加。

1. **弥散障碍** 因肺泡膜面积减少、肺泡膜增厚及弥散时间缩短所引起的气体交换障碍。

（1）肺泡膜面积减少：正常成人肺泡总面积约为 $80m^2$，静息时参与换气的肺泡表面积约为 $35\sim40m^2$，运动时增加。由于储备量大，只有当肺泡膜面积减少一半以上时，才会引起换气功能障碍。肺泡膜面积减少见于肺实变、肺不张、肺气肿、肺叶切除等。

（2）肺泡膜增厚：当肺水肿、间质性肺炎、肺泡透明膜形成、肺纤维化时，肺泡膜增厚，弥散距离加大，弥散速度减慢。在体力负荷加重等情况下，由于心输出量增加和肺血流加快，导致血液和肺泡接触时间过于缩短，气体交换不充分而发生低氧血症。

由于 CO_2 弥散能力比 O_2 大 20 倍，所以单纯的弥散障碍引起的呼吸衰竭是 I 型呼吸衰竭。

2. 肺泡通气与血流比例失调　有效的换气不仅取决于肺泡膜面积与厚度、肺泡总通气量与血流量，还要求肺泡的通气与血流比例协调。正常人在静息状态下，肺泡每分通气量（V_A）约 4L，肺每分血流量（Q）约 5L，两者的比率（V_A/Q）约 0.8 左右，此时血气交换效率最高。这项比值的升高与降低均会使气体交换减少。引起肺泡通气血流比例失调的原因有两个方面：

（1）部分肺泡通气不足：见于慢性支气管炎、慢性阻塞性肺气肿、支气管哮喘等引起的气道阻塞，以及肺水肿、肺部炎症、肺纤维化等引起的限制性通气障碍。此时肺泡通气明显减少，而肺泡血流不变，V_A/Q 显著降低，流经这部分肺泡的静脉血未经充分氧合便流入肺静脉，与来自肺其他部分充分氧合的动脉血混合，导致低氧血症。

（2）部分肺泡血流不足：肺动脉栓塞、弥散性血管内凝血、肺血管痉挛等，可造成肺泡血流减少，而肺泡通气无明显变化，V_A/Q 显著增大，肺泡通气不能充分利用，出现死腔样通气，从而引起呼吸衰竭。

（3）解剖分流增加：生理情况下，可有一部分静脉血经支气管静脉和极少的肺内动-静脉交通支直接流入肺静脉，称为解剖分流。支气管扩张等情况下的肺内动-静脉短路开放，肺实变、肺不张等情况下的血气不能交换，均可导致解剖分流增加，静脉血掺杂增多，从而引起呼吸衰竭。

肺泡通气和血流比例失调引起的呼吸衰竭通常是 I 型呼吸衰竭，严重时也可为 II 型呼吸衰竭。

在呼吸衰竭的发生机制中，单一因素导致的呼吸衰竭并不多见，往往是几个因素同时存在或相继发挥作用。

二、机体功能、代谢变化

（一）酸碱平衡及电解质紊乱

1. 呼吸性酸中毒　II 型呼吸衰竭时，大量 CO_2 潴留，碳酸浓度原发性增高，引起呼吸性酸中毒。此时细胞内 K^+ 外移及肾小管排 K^+ 减少，导致血清 K^+ 增高；同时伴血清 Cl^- 降低。

2. 代谢性酸中毒　呼吸衰竭时，严重缺氧导致的无氧代谢增强、肾小管排酸保碱功能降低，以及引起呼吸衰竭的原发病或病理过程，如感染、休克等均可导致代谢性酸中毒。

3. 呼吸性碱中毒　I 型呼吸衰竭时，因缺氧肺过度通气，大量 CO_2 排出，可发生呼吸性碱中毒。此时血 K^+ 浓度降低，血 Cl^- 浓度升高。

（二）呼吸系统变化

因 PaO_2 降低，$PaCO_2$ 升高，刺激颈动脉体和主动脉体化学感受器引起呼吸中枢兴奋，使呼吸加深加快。当 PaO_2 低于 4kPa，$PaCO_2$ 高于 10.7kPa 时，呼吸中枢抑制，可出现潮式呼吸、间歇呼吸、抽泣样呼吸、叹气样呼吸等呼吸节律紊乱，其中最常见的是潮式呼吸。严重的 II 型呼吸衰竭，当 $PaCO_2$ 大于 10.7kPa 时，呼吸中枢兴奋主要靠缺氧对外周化学感受器的刺激来维持,对这类患者不能采用高浓度氧疗,否则会加剧呼吸中枢的抑制,使病情恶化。

(三) 循环系统变化

一定程度的 PaO_2 降低和 $PaCO_2$ 升高可反射性兴奋心血管运动中枢,从而使心率加快,心肌收缩力增强,心输出量增加,皮肤及腹腔内脏血管收缩、脑血管扩张,血液重新分布和血压轻度升高,在急性呼吸衰竭时具有代偿意义。严重的缺氧和二氧化碳潴留可直接抑制心血管运动中枢,导致血管扩张,心率变慢,心肌收缩力减弱,心输出量减少,血压下降等严重后果。

(四) 中枢神经系统变化

中枢神经系统对缺氧最敏感,缺氧可引起一系列神经精神症状,如头痛、不安、定向与记忆障碍、精神错乱、嗜睡,以致惊厥和昏迷;严重者造成脑神经细胞的不可逆性损害。

二氧化碳潴留使 $PaCO_2$ 超过 10.7kPa 时,可引起头痛、头晕、烦躁不安、语言不清、扑翼样震颤、精神错乱、嗜睡、抽搐、呼吸抑制等,即二氧化碳麻醉。

由呼吸衰竭引起的脑功能障碍称为肺性脑病。

(五) 肾功能的变化

呼吸衰竭时,低氧血症和高碳酸血症引起肾动脉持续性痉挛,肾血流减少,肾小球滤过率下降,轻者尿中出现蛋白、红细胞及管型,重者可发生急性肾功能衰竭,出现少尿、氮质血症及代谢性酸中毒等。

(六) 胃肠变化

呼吸衰竭时,严重缺氧可使胃壁血管收缩,胃黏膜屏障作用减弱,二氧化碳潴留可增强胃壁细胞碳酸酐酶活性,胃酸分泌增加,有的患者还可合并弥散性血管内凝血、休克等,故可出现胃肠道黏膜糜烂、坏死、出血及溃疡形成等,以致胃肠功能障碍。

 小结

慢性支气管炎的主要病变是呼吸道黏膜下黏液腺体增生肥大增生,致使临床上有反复咳嗽、咳痰、喘息。常并发慢性阻塞性肺气肿、肺心病和支气管扩张症。肺气肿是指末梢肺组织过度充气呈持久性扩张。其主要临床表现是呼气性呼吸困难,桶状胸。慢性肺源性心脏病以肺动脉高压,右心室肥大、扩张为特征,其发病的关键环节是肺动脉高压。患者有气促、呼吸困难、发绀等呼吸衰竭和全身淤血、肝脾肿大、下肢水肿等右心衰竭的临床表现,重者出现肺性脑病。

大叶性肺炎为急性纤维素性炎。典型病变呈阶段性变化,分为充血水肿期、红色肝样变期、灰色肝样变期和溶解消散期,特征性的临床表现是咳铁锈色痰。

小叶性肺炎也称支气管肺炎。患者以老年人和小儿多见,常为其他疾病的合并症。

间质性肺炎是指发生在肺间质的炎症。主要由病毒和肺炎支原体引起,临床可出现刺激性干咳、发热等。病毒包涵体为诊断病毒性肺炎的重要组织学依据。

呼吸衰竭是指由于外呼吸功能障碍,导致 PaO_2 低于 8kPa,伴有或不伴有 $PaCO_2$ 高于 6.67kPa 的病理过程。发生机制是通气功能和换气功能障碍。呼吸衰竭时机体可出现酸碱平衡及电解质紊乱,重要器官功能障碍。

目标测试

A1 型题

1. 慢性支气管炎患者咳痰的主要病变基础是
    A. 支气管黏膜上皮细胞变性、坏死脱落
    B. 黏液腺增生、肥大,黏膜上皮内杯状细胞增多
    C. 黏膜及黏膜下层充血、水肿、炎细胞浸润
    D. 黏膜上皮发生鳞状上皮化生
    E. 软骨萎缩、纤维化、钙化和骨化

2. 诊断肺心病最重要的病理学依据是
    A. 右心室肥大
    B. 右心室扩张
    C. 心肌细胞肥大
    D. 肺动脉瓣下 2cm 处右心室壁厚超过 5mm
    E. 肺动脉圆锥膨隆

3. 大叶性肺炎红色肝样变期肺泡腔内充满
    A. 大量巨噬细胞   B. 大量中性粒细胞   C. 大量纤维蛋白和红细胞
    D. 大量纤维蛋白和白细胞   E. 以上都不对

4. 有关小叶性肺炎的叙述,下列哪项是**错误**的
    A. 是化脓性炎   B. 常是其他疾病的合并症
    C. 两肺各叶出现散在病灶   D. 可合并麻疹、百日咳
    E. 肺泡腔内大量纤维蛋白渗出

5. 呼吸衰竭通常指
    A. 肺的通气功能障碍   B. 各种原因引起的低氧血症
    C. 内呼吸功能障碍   D. 外呼吸功能障碍
    E. 呼吸系统疾病造成的缺氧

A2 型题

6. 某尸检发现,其肺体积增大,边缘钝圆,色灰白,质软而缺乏弹性,表面见肋骨压痕。此患者死因可能是
    A. 肺癌   B. 肺结核   C. 矽肺
    D. 肺气肿   E. 肺炎

7. 某男 27 岁,酗酒后突然起病,寒战,体温 39℃,两天后感到胸痛、咳嗽,咳铁锈色痰,X线示左肺下叶有大片密实阴影。其可能患有
    A. 急性支气管炎   B. 小叶性肺炎   C. 病毒性肺炎
    D. 间质性肺炎   E. 大叶性肺炎

8. 某 3 岁男孩,发热、咳嗽一周,近两天因气急、紫绀入院。化验白细胞 $18.6 \times 10^9/L$,中性粒细胞 84%,X 线示两肺下叶散在灶状阴影,左下叶有片状浓淡不匀阴影。该患儿可能患有
    A. 小叶性肺炎   B. 病毒性肺炎   C. 支原体肺炎
    D. 大叶性肺炎   E. 支气管扩张症

9. 患者,女,35岁。咳嗽、咳痰10年,间歇咯血。体检左下肺背部闻及湿啰音,杵状指(十)。诊断应首先考虑

    A. 肺结核   B. 支气管扩张症   C. 慢性支气管炎

    D. 慢性肺脓肿   E. 先天性肺囊肿

10. 患者,男性,65岁。慢性咳嗽、咳痰20余年。近6年活动后出现气急,休息后缓解。10天前因感冒痰多,气急加剧,近两天嗜睡。化验检查:WBC 18.6×10^9/L,中性粒细胞分类90%,pH 7.29,PaO_2 48mmHg,$PaCO_2$ 80mmHg。该病人最可能的诊断是

    A. I型呼吸衰竭   B. II型呼吸衰竭   C. 支气管哮喘急性发

    D. 呼吸窘迫综合症   E. 脑血管意外

A3 型题

患者,男,58岁。间断咳嗽、咳痰、气喘发作近4年,每次发作持续3~4个月。一周前患者因感冒,上述症状加重,痰多不易咳出,夜间明显。患者吸烟史40年。体格检查:体温37.8℃,心率66次/分,律齐,呼吸18次/分,双肺呼吸音粗,可闻及散在的细小湿啰音和哮鸣音,WBC 12.0×10^9/L,中性粒细胞分类78%。

11. 根据病史,患者所患疾病可能是

    A. 小叶性肺炎

    B. 慢性支气管炎并发肺气肿

    C. 肺结核

    D. 喘息型慢性支气管炎急性发作

    E. 支气管扩张症

12. 如果患者没有得到很好的治疗,病变继续发展,最容易出现

    A. 支气管扩张症   B. 慢性阻塞性肺气肿   C. 支气管肺炎

    D. 肺癌   E. 呼吸衰竭

13. 患者夜间出现症状加重的原因是

    A. 夜间吐痰次数减少   B. 夜间病变加重

    C. 夜间迷走神经兴奋性增高   D. 夜间交感神经兴奋性增高

    E. 睡眠姿势不对

14. 如果患者出现肝、脾肿大,下肢水肿,首先考虑

    A. 支气管扩张症   B. 肝硬化   C. 肾炎

    D. 肺源性心脏病   E. 心力衰竭

(阿依努尔·吾布力卡斯木)

第十二章 消化系统疾病

 学习目标

1. 掌握:消化性溃疡的病理变化、主要临床表现和并发症;病毒性肝炎的临床病理类型、病理变化;门脉性肝硬化的病变特点及主要临床表现;肝性脑病的概念和诱因。
2. 熟悉:慢性胃炎的类型、主要病理变化;氨中毒学说引起肝性脑病的机制。
3. 了解:慢性胃炎、消化性溃疡、病毒性肝炎、门脉性肝硬化的病因和发病机制。

第一节 慢 性 胃 炎

慢性胃炎是胃黏膜的慢性非特异性炎症,是一种常见病、多发病。

一、病因及发病机制

慢性胃炎的发生多与下列因素有关:①幽门螺杆菌感染;②不良的饮食习惯和药物,如饮酒吸烟,滥用水杨酸类药物,辛辣食物刺激等,一般慢性胃炎的发病是多种因素作用的结果;③十二指肠液反流;④自身免疫损伤等。

二、类型及病理变化

根据病理变化的不同,分为浅表性、萎缩性、肥厚性和疣状胃炎四类。本节主要介绍以下两种:

1. 慢性浅表性胃炎 又称慢性单纯性胃炎,是胃黏膜最常见的病变之一,国内胃镜检出率可高达 20%~40%,以胃窦部多见。胃镜检查:胃黏膜充血、水肿,表面有渗出物和分泌物,有时可见点状出血或糜烂。镜下观:病变胃黏膜充血水肿或点状出血,固有层主要为淋巴细胞和浆细胞浸润,少量嗜酸性粒细胞和中性粒细胞。

2. 慢性萎缩性胃炎 本型胃炎病因较复杂。分 A、B 两型。A 型属于自身免疫性疾病,伴有恶性贫血,病变主要在胃体和胃底部。B 型病变多见于胃窦部,无恶性贫血。我国患者多属于 B 型,两型胃黏膜病变基本相同。胃镜所见:胃黏膜层变薄,皱襞变浅,甚至消失,表面呈细颗粒状,胃黏膜由正常的橘红色变为灰白色,黏膜下血管分支清晰可见。镜下观:病变区胃黏膜变薄,腺体萎缩变小、数量减少,固有层内多量淋巴细胞、浆细胞浸润,病程长者可形成淋巴滤泡,常伴有肠上皮化生和幽门腺化生。

> 考点提示
>
> 易癌变的慢性胃炎类型

幽门螺旋杆菌与慢性胃炎

自 1984 年 Warren 和 Marshall 从人胃黏液培养分离出幽门螺旋杆菌（HP）后,人们通过大量的临床研究和动物实验,发现 HP 在我国感染率极高,与慢性胃炎,特别是慢性胃窦炎关系密切:①慢性胃炎患者 HP 阳性率达 80%～95%;②在胃黏膜炎细胞浸润处存在此菌,且细菌的密度与炎细胞浸润程度成正比;③直接抗 HP 治疗使炎症好转;④服用 HP 后可获得实验性慢性胃炎。由于溃疡病几乎都伴有慢性胃炎,所以 HP 也是溃疡病的重要因素之一。

三、病理临床联系

慢性浅表性胃炎病人症状不明显。慢性萎缩性胃炎由于胃腺体萎缩,胃液分泌减少,病人出现消化不良、食欲不佳、上腹部不适等症状。A 型病人由于内因子缺乏,维生素 B_{12} 吸收障碍,易发生恶性贫血。

第二节 溃 疡 病

病例 12-1

患者,男,33 岁。近 2 年间断性上腹部疼痛（多在餐后 2h 内）,伴反酸、嗳气。5 小时前突然右下腹剧烈疼痛,持续 2 小时后疼痛扩展至全腹。查体:P106 次 / 分,BP130/85mmHg,患者急性病容,面色苍白,四肢湿冷,腹肌紧张,有明显压痛及反跳痛,肠鸣音未闻及。X 线膈下游离气体可疑。

问:1. 该患者最可能的诊断是什么?

2. 有哪些诊断依据?

溃疡病是以胃或十二指肠黏膜形成慢性溃疡为特征的一种常见病。其发生与胃液的自我消化作用有关,又称消化性溃疡。十二指肠球部溃疡较胃溃疡多见,前者约占 70%,后者占 25%,二者并存的复合性溃疡只占 5%。

一、病因及发病机制

1. 胃液消化作用　多年研究已证实,胃壁或十二指肠壁溃疡的形成是局部组织被胃酸和胃蛋白酶消化的结果。

2. 黏膜抗消化能力降低　正常的胃和十二指肠黏膜不被胃液消化,是因为黏膜具有很强的抗消化能力,主要包括胃的黏膜屏障和黏液屏障。此外,正常的黏膜血流和细胞更新也是保持黏膜完整性的重要因素。在某些因素作用下,如长期的精神紧张、高钙血症、肾上腺皮质激素增多、水杨酸类药物、饮酒、过度吸烟、胆汁反流、慢性胃炎等均可损害黏膜防御屏障,有利于胃液的消化作用。

3. 幽门螺杆菌感染　近年来发现幽门螺杆菌感染与溃疡病的发生有关。幽门螺杆菌可产生粘黏附素、细胞毒素和内毒素、尿素酶等,引起局部组织损伤。

4. 其他因素 溃疡病有家族多发趋势,迷走神经功能紊乱及"O"型血的人发病率较高。

二、病理变化

肉眼观:胃溃疡多位于胃小弯侧近幽门处,以胃窦部多见。溃疡常为一个,圆形或椭圆形,直径多在 2cm 以内。溃疡边缘整齐,底部平坦,溃疡常可穿透黏膜下层,深达肌层甚至浆膜层,溃疡周围黏膜皱襞呈放射状(图 12-1)。切面呈斜漏斗状,溃疡的贲门侧较深呈潜掘状,幽门侧较浅呈阶梯状,这种特殊的形状与胃蠕动方向有关。

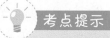
考点提示

溃疡病的好发部位

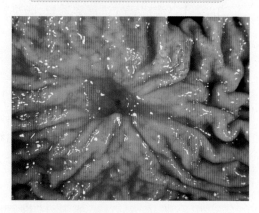
图 12-1 胃溃疡

十二指肠溃疡常见于球部的前、后壁,其形态特点与胃溃疡相似,较胃溃疡浅、小,直径一般为 0.5~1cm 左右。

镜下观:溃疡底部从表层到深层分为四层:渗出层(白细胞、纤维素等);坏死组织层;肉芽组织层和瘢痕层(图 12-2)。瘢痕层内可见增生性小动脉内膜炎使血管壁增厚、管腔狭窄,引起局部供血不足,使溃疡长期不易愈合。

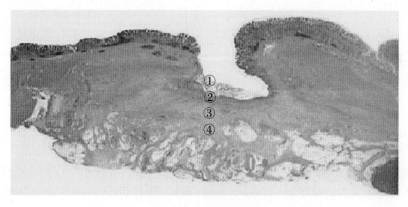
图 12-2 溃疡病镜下观
①渗出层;②坏死层;③肉芽组织层;④瘢痕层

三、病理临床联系

1. 周期性上腹部疼痛 与胃液中的胃酸以及食物刺激溃疡局部的神经末梢以及胃蠕动有关。胃溃疡常表现为餐后 1 小时左右疼痛加剧,饥饿时即胃排空后疼痛有所缓解。十二指肠溃疡则表现为饥饿时疼痛加剧,进餐后疼痛有所缓解。十二指肠溃疡常出现半夜疼痛,与迷走神经兴奋性增高、刺激胃酸分泌增多有关。

2. 反酸、嗳气 与胃幽门括约肌痉挛、胃逆蠕动以及早期幽门狭窄、胃内容物排空受阻而潴留发酵有关。

四、结局及并发症

1. **愈合** 积极治疗,病因消除,多数情况溃疡由肉芽组织增生形成瘢痕填充,表面黏膜上皮再生覆盖创面而愈合。少数因反复发作,病变不断加重出现合并症。

2. **出血** 因溃疡底部血管受侵蚀破裂引起出血。少量出血大便潜血试验阳性,大出血者可出现呕血及柏油样大便,严重者发生失血性休克。

3. **穿孔** 溃疡病变进展穿透胃、肠浆膜层时,胃肠内容物漏入腹腔引起急性腹膜炎,患者出现剧烈腹痛,腹肌紧张呈板状,甚至休克等。十二指肠溃疡因肠壁较薄更易发生穿孔。

4. **幽门狭窄** 经久的溃疡易形成大量瘢痕,由于瘢痕收缩可引起幽门管狭窄,使胃内容物通过困难,继发胃扩张,患者出现反复呕吐,严重者致碱中毒。

5. **癌变** 胃溃疡的癌变率一般小于 1%,十二指肠溃疡几乎不发生癌变。癌变来自溃疡边缘黏膜上皮或腺体,因不断受到破坏及反复再生细胞发生癌变。 良性溃疡与恶性溃疡的大体形态鉴别见表12-1。

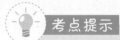

考点提示

溃疡病常见并发症

表 12-1 良、恶性溃疡的大体形态鉴别

	良性溃疡(溃疡病)	恶性溃疡(溃疡型胃癌)
外形	圆形或椭圆形	不规则形、皿状或火山口状
大小	溃疡直径一般 <2cm	溃疡直径常 >2cm
边缘	整齐、不隆起	不整齐、多隆起
底部	较平坦	凹凸不平,有坏死、出血
周围黏膜	皱襞向溃疡集中	皱襞消失、结节状增厚

第三节 病毒性肝炎

病毒性肝炎是由肝炎病毒引起的传染病,简称肝炎,属于变质为主的炎症。本病是我国乃至全球最重要的传染病之一,它传染性强、发病率高,发病无性别、年龄差异,对人类危害极大。临床主要表现为食欲减退、厌油腻、乏力、黄疸、肝大、肝区疼痛和肝功能异常等。

一、病因及发病机制

目前已知肝炎病毒有 6 型,即甲型(HAV)、乙型(HBV)、丙型(HCV)、丁型(HDV)、戊型(HEV)及庚型(HGV)。除 HBV 为 DNA 病毒外,其他均为 RNA 病毒,HDV 为有缺陷的 RNA 病毒,必须与 HBV 同时感染才能致病。肝炎的传染源为患者或病毒携带者。传染途径:HAV 和 HEV 主要经消化道传染(食物或饮水的污染)。其他四种主要经血液传染(输血、注射)或母婴垂直传染,HBV 还可经体液传染(性传播、唾液传播等)。肝炎病毒在体内可潜伏数周或数年。有时呈隐性感染,即无症状的病毒携带者。各型病毒之间不产生交叉免疫。

肝炎的发生机制还不十分清楚,一般认为甲型肝炎病毒可直接损害肝细胞。乙型肝炎病毒在肝细胞内复制后释放入血,其中部分 HBV 抗原与肝细胞膜结合,使肝细胞表面具有抗原性。进入血液的 HBV 可刺激免疫系统产生致敏 T 淋巴细胞和特异性抗体,与血液中病毒反应，同时识别、结合、攻击附有病毒抗原的肝细胞。由于免疫杀伤作用以及HBV复制中干扰肝细胞正常代谢，引起肝细胞损伤。

肝细胞的损害程度与免疫反应的程度及病毒量有关。病毒量较少，免疫反应正常者发生急性肝炎；免疫反应低下者则为慢性肝炎；病毒量多，免疫反应强者发生重型肝炎。

知识链接

乙型肝炎病毒感染及预防

HBV感染的高危人群主要是输血者，接受血制品的治疗者、静脉药瘾者、密切接触者和母婴垂直传播者。HBV感染后可发生急性肝炎、慢性肝炎、重型肝炎、肝硬化及肝癌，也可呈慢性无症状携带状态。HBV携带者终生具有传染性。据估计，我国HBV携带者约1.2亿，患者中约有3000万人逐渐发展成慢性乙型肝炎、肝硬化及肝癌等。

抗HBsAg的抗体是抵抗HBV感染的有效因素。抗HBs抗体的被动免疫或用灭活、重组HBsAg免疫接种都能赋予机体抗感染能力。所以在感染之前或已感染时应用含高滴度抗HBsAg抗体的人免疫血清球蛋白（HBIG）可有效防止疾病的发生，前者称为暴露前预防，后者称为暴露后预防。乙肝疫苗含有肝细胞表面抗原，是从慢性携带者血浆中提纯或用DNA技术重组制得，都安全可靠，95%以上的免疫个体可诱发出保护性抗体，产生长期的免疫保护作用。

二、基本病理变化

各型肝炎病理变化基本相同，都是以肝细胞的变性坏死为主，同时伴有不同程度的炎细胞浸润、肝细胞再生和纤维组织增生。

（一）肝细胞变性、坏死

1. 胞浆疏松化和气球样变 由于肝细胞膜损伤，胞浆内水分增多，细胞体积增大，胞浆疏松呈网状、半透明，称为胞浆疏松化。病变进一步发展，肝细胞体积更大，变为圆形，胞浆透明，称为气球样变（图12-3）。

2. 嗜酸性变和嗜酸小体 多为单个细胞病变。肝细胞因水分脱失浓缩而体积缩小，胞浆嗜酸性增强，称为嗜酸性变。进一步发展，胞浆浓缩，胞核消失，呈深红色圆形小体，称为嗜酸小体，又称嗜酸性坏死（图12-3）。

3. 溶解坏死 肝细胞在变性的基础上出现核浓缩、核溶解或消失，最后细胞解体，称为溶解坏死。

根据坏死范围及分布特点，溶解坏死可分为：①点状坏死。为单个或数个肝细胞坏死，散在肝小叶内（图12-4）；②碎片状坏死。为肝小叶周边界板肝细胞的灶状坏死；③桥接坏死。

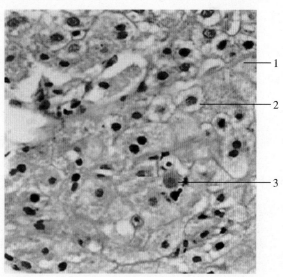

图 12-3
1. 肝细胞胞浆疏松化；2. 气球样变；3. 嗜酸性小体形成

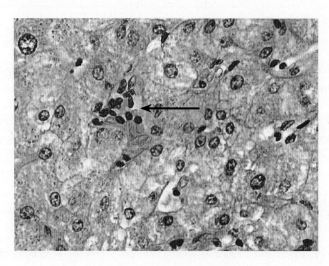

图 12-4　肝细胞点状坏死

为连接两个中央静脉、两个汇管区或一个中央静脉和一个与汇管区的带状坏死;④大块状坏死。肝细胞坏死范围达肝小叶的 1/3~1/2,甚至累及整个肝小叶,仅汇管区有少量肝细胞残留。

(二) 炎细胞浸润

病变肝小叶内或汇管区常有不同程度的炎细胞浸润,主要为淋巴细胞、浆细胞、单核细胞及少量中性粒细胞。

(三) 肝细胞再生

在坏死的肝细胞周围,常有肝细胞再生。再生的肝细胞体积较大,核大或双核,染色较深。坏死范围较大时,肝细胞索网状纤维支架塌陷聚合,再生的肝细胞呈结节状。

(四) 间质反应性增生

间质内出现库普弗细胞及成纤维细胞增生,后者产生胶原纤维并形成纤维间隔,导致肝硬化。

三、各型肝炎病变特点及病理临床联系

肝炎根据病变特点及临床表现分为以下类型。

考点提示
各型肝炎的病变特点

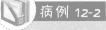
病例 12-2

患者,男,31 岁。7 天前出现发冷发热伴上腹饱胀及乏力。次日加剧,尿黄。第三天全身皮肤发黄,乏力明显加重,伴有恶心呕吐。查体:肝肋下未触及。血清胆红素 18mg/dl,谷丙转氨酶 1100U,凝血酶原时间 145s。入院后黄疸进行性加重,次日出现神经精神症状,继之昏迷,消化道持续大量出血,抽搐而死亡。尸检:皮肤及巩膜重度黄染,肝重 730g,质地柔软,表面暗红黄染。镜检肝细胞大片坏死,肾小管上皮变性坏死,肺组织广泛出血。

问:本病属哪型肝炎,诊断依据是什么?

1. 急性肝炎　最常见。临床上分黄疸型和无黄疸型,两者病变基本相同,我国以无黄

疸型多见。①肝细胞广泛变性,胞浆疏松化和气球样变;②坏死轻微,肝小叶内散在点状坏死与嗜酸性小体;③肝小叶内与汇管区轻度炎细胞浸润。黄疸型者坏死稍多,毛细胆管内胆栓形成(图12-5)。

临床上因肝细胞弥漫性肿胀,肝体积增大,包膜紧张引起肝区疼痛;肝细胞变性、坏死引起多种肝功能异常,血清转氨酶升高。常伴有食欲下降,厌食油腻,恶心呕吐等一般症状。急性肝炎多在半年内逐渐恢复,少数乙型、丙型肝炎可转为慢性。

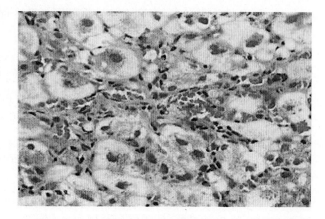

图 12-5 急性肝炎

2. 慢性肝炎 肝炎病程持续半年以上者即为慢性肝炎。与感染的病毒类型、治疗不当、免疫因素等有关。慢性肝炎分为三型:

(1) 轻度慢性肝炎:肝细胞点状坏死,轻度碎片状坏死,汇管区慢性炎细胞浸润,周围少量纤维增生,肝小叶结构完整。

(2) 中度慢性肝炎:肝细胞中度碎片状坏死,有桥接坏死,汇管区及小叶内炎细胞浸润明显,小叶内有纤维间隔形成,肝小叶结构紊乱(图12-6)。

(3) 重度慢性肝炎:肝细胞重度碎片状坏死及大范围桥接坏死,坏死区

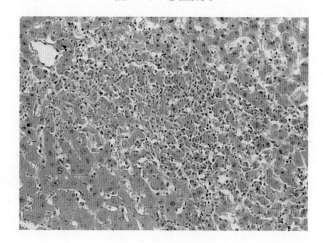

图 12-6 中度慢性肝炎

肝细胞不规则再生,大量炎细胞浸润,纤维间隔分隔肝小叶结构,出现肝硬化倾向。

临床上主要表现为肝区不适、食欲缺乏、乏力。早期肝脏轻度增大,肝功能检查可正常,晚期逐步转变为肝硬化。若在慢性肝炎的基础上,发生新鲜的大片坏死,即转变为重型肝炎。

3. 重型肝炎 较少见,根据起病急缓和病变程度分为三型:

(1) 急性重型肝炎:起病急,进展快,死亡率高。肝细胞广泛大块性坏死,肝窦明显扩张,库普弗细胞增生肥大,吞噬活跃。网状支架塌陷,残留肝细胞再生不明显。肝小叶内及汇管区有大量淋巴细胞,巨噬细胞浸润(图12-7)。肝体积明显缩小,被膜皱缩,质地柔软,呈黄色或红褐色,又称急性黄色(或红色)肝萎缩。

临床表现有黄疸、出血、肝性脑病

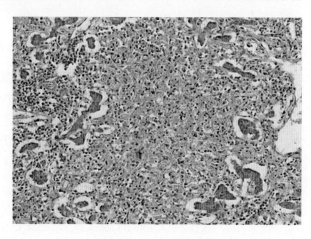

图 12-7 急性重型肝炎

等。多在 2 周内死于急性肝功能衰竭,少数转为亚急性重型肝炎。

(2) 亚急性重型肝炎:多数由急性重型肝炎转变而来,病程较长,数周至数月。肝细胞有亚大块坏死,网状纤维支架塌陷和胶元化,肝细胞再生呈结节状。小叶内外明显炎细胞浸润,汇管区小胆管增生及淤胆现象。肝体积缩小,被膜皱缩,质地变硬,呈黄绿色。

临床表现与急性相似。可死于肝功能衰竭或发展为坏死后性肝硬化。

(3) 慢性重型肝炎:多为中、重度慢性肝炎出现重型肝炎表现者。在原病变基础上出现新的亚大块坏死。病程可持续 1 年以上,多数发展为坏死后性肝硬化。

第四节 肝 硬 化

肝硬化为一种慢性进行性肝病。是各种原因引起的肝细胞变性、坏死,继而纤维组织增生和肝细胞结节状再生,导致肝小叶结构破坏和血液循环途径改建,使肝脏变形、变硬,称为肝硬化。患者早期无明显症状,后期出现门静脉高压症和肝功能障碍。

根据不同病因肝硬化分为肝炎性、酒精性、胆汁性、寄生虫性、淤血性和色素性肝硬化。我国常结合病因、病变及临床表现将肝硬化分为门脉性、坏死后性和胆汁性肝硬化三种。其中以门脉性肝硬化最多见。

病例 12-3

患者,男,32 岁。乙肝病史 8 年。于半年前开始厌食,伴腹胀、尿少、下肢水肿逐渐加重。查体:巩膜轻度黄染,腹部高度膨隆,腹壁浅静脉怒张,腹水征阳性,肝脾触诊不满意。肝掌,前胸散在蜘蛛痣,下肢水肿。HBsAg(+),凝血酶原时间 26s,谷丙转氨酶 <40U,白蛋白 31g/L,球蛋白 45g/L,白 / 球 0.68:1。入院 3 天大便后突然上腹剧痛,面色苍白,呕鲜血约 800ml,排出柏油样便,10 天后出现躁动、高声喊叫,继而昏迷死亡。尸检:皮肤及巩膜中度黄染,腹腔内有黄色澄清液体约 4500ml,肝重 890g,表面和切面见多个直径 1cm~2cm 的结节,脾重 860g,食管下段静脉丛明显曲张。镜检肝小叶结构破坏假小叶形成。

问:该患者的临床诊断是什么?诊断依据有哪些?

一、门脉性肝硬化

(一) 病因及发病机制

1. 病毒性肝炎 在我国病毒性肝炎是引起门脉性肝硬化的主要原因,尤其是慢性乙型和丙型肝炎,肝硬化患者 HBsAg 阳性率可高达 76.7%。

2. 慢性酒精中毒 在欧美国家门脉性肝硬化主要是由酒精性肝病引起。

3. 营养缺乏 例如动物食物中缺乏胆碱或蛋氨酸,可引起肝脂肪变性而发展为肝硬化。

4. 毒物中毒 某些化学毒物如砷、四氯化碳、黄磷等对肝脏有损害作用可导致肝硬化。

在上述因素作用下,肝细胞反复发生变性、坏死,网状纤维支架破坏并塌陷,坏死区残留肝

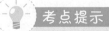
考点提示

我国门脉性肝硬化的主要原因

细胞呈结节状再生,大量纤维组织增生,肝小叶结构破坏,血液循环改建,导致肝变形变硬。

(二)病理变化

门脉性肝硬化属于小结节型肝硬化。早、中期肝脏体积正常或稍大,质地稍硬;晚期肝脏体积缩小,重量减轻,硬度增加。表面和切面见弥漫全肝的小结节,结节大小较一致,直径多在 0.1~0.5cm 之间(图 12-8)。

镜下:正常肝小叶结构破坏,由假小叶取代。假小叶是指由广泛增生的纤维组织将肝小叶分割、包绕成大小不等的圆形或椭圆形的肝细胞团(图 12-9)。假小叶内肝细胞大小不一,排列紊乱;中央静脉缺如、偏位或两个以上;包绕假小叶的纤维组织间隔宽窄较一致,内有少量淋巴细胞和单核细胞浸润,并可见小胆管增生。

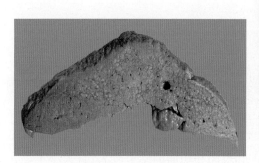

图 12-8 门脉性肝硬化

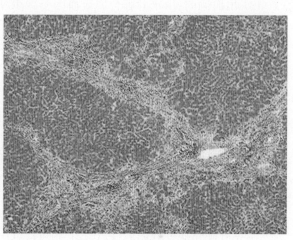

图 12-9 门脉性肝硬化镜下观

(三)病理临床联系

1. 门脉高压症 门静脉压升高的主要原因是:①肝内广泛的纤维组织增生,肝血窦闭塞或窦周纤维化,使门静脉循环受阻(窦性阻塞);②假小叶压迫小叶下静脉,使肝窦内血液流出受阻,进而影响门静脉血流入肝血窦(窦后性阻塞);③肝动脉分支与门静脉分支在汇入肝窦前异常吻合支形成,使高压力的动脉血流入门静脉内(窦前性阻塞)。门脉高压症主要表现为:

(1)脾肿大:门静脉压力升高,脾静脉血回流受阻,引起慢性淤血性脾大,可引起脾功能亢进。

(2)胃肠淤血、水肿:门静脉压力升高,胃肠静脉血回流受阻,导致胃肠壁淤血、水肿,影响胃的消化吸收功能,出现腹胀、食欲缺乏。

(3)腹水:形成原因有:①门静脉高压使门静脉系统毛细血管内淤血,液体漏入腹腔;②肝血窦淤血,窦内压增加,自窦壁渗入窦旁间隙的液体增多而漏入腹腔;③肝脏合成蛋白功能减退,使血浆胶体渗透压降低,水分漏出增多;④肝功能障碍,醛固酮、抗利尿激素灭活减少,导致水钠潴留腹水形成。表现为腹胀,大量腹水时腹部膨隆,状如蛙腹。

(4)侧支循环形成:主要的侧支循环有:①经胃冠状静脉、食管下段静脉丛、奇静脉入上腔静脉,导致食管下段静脉丛曲张,破裂时发生致命性大出血,是肝硬化患者常见的死亡原因。②经肠系膜下静脉、直肠静脉丛、髂内静脉进入下腔静脉,引起直肠静脉(痔静脉)丛曲张,形成痔核,破裂可出现便血;③经附脐静脉、脐周静脉网、胸腹壁静脉分别进入上腔静脉和下腔静脉,引起脐周浅静脉高度扩张,形成"海蛇头"现象。

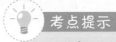

考点提示

门脉高压症主要临床表现

2. 肝功能障碍　肝细胞长期反复受到损伤所致。主要表现有:

(1) 血浆蛋白合成障碍:肝功能障碍时合成白蛋白减少,脾功能亢进合成球蛋白增多,导致血浆白/球蛋白值降低,甚至倒置。

(2) 激素灭活减少:体内雌激素增多出现男性乳腺发育、睾丸萎缩,女性月经失调、不孕等,患者颈面部、胸部小动脉末梢扩张出现蜘蛛痣,手掌大小鱼际有暗红色斑,称为肝掌。

(3) 出血倾向:由于肝脏合成凝血因子减少、脾功能亢进血小板破坏过多所致。患者出现鼻出血、牙龈出血、皮肤黏膜瘀点、瘀斑等。

(4) 黄疸:肝细胞坏死及毛细胆管淤胆、胆色素代谢障碍致皮肤、黏膜、巩膜黄染。

(5) 肝性脑病:是肝功能极度衰竭的表现,也是肝硬化患者死亡重要原因。

二、坏死后性肝硬化

(一) 病因及发病机制

坏死后性肝硬化相当于大结节型和大小结节混合型肝硬化,是在肝细胞发生大块坏死的基础上形成的。主要病因:①肝炎病毒感染,大多数由乙型、丙型亚急性重型肝炎或慢性重型肝炎引起。②药物及化学物质中毒。

(二) 病理变化与后果

本型肝硬化病变与门脉性肝硬化不同特点:①肝表面和切面的结节较大,且大小不等,最大结节直径可达 5cm~6cm,肝脏变形明显。②由于肝细胞坏死范围及其形状不规则,假小叶形状大小也不一致。③假小叶周围纤维间隔较宽,且宽窄不一,其内有多量炎细胞浸润及小胆管增生。

坏死后性肝硬化由于肝细胞坏死较严重,病程较短,肝功能障碍明显且出现较早,而门脉高压症较轻且出现晚,癌变率较高。

三、胆汁性肝硬化

胆汁性肝硬化是由于胆道阻塞、胆汁淤积引起的肝硬化。较少见,根据病因不同分原发性和继发性两种。

(一) 病因及发病机制

原发性胆汁性肝硬化少见,原因不明,可能与自身免疫反应有关。继发性胆汁性肝硬化的原因与长期肝外胆管阻塞和胆道上行性感染两种因素有关。长期的胆管阻塞,胆汁淤积,使肝细胞变性坏死,继发纤维组织增生导致肝硬化。

(二) 病理变化与后果

肝脏缩小不如前两型肝硬化明显,质中等硬,表面较光滑呈细小结节,相当于不完全分割型,深绿色或绿褐色。原发性胆汁性肝硬化早期小叶间胆管上皮细胞水肿、坏死,周围淋巴细胞浸润,最后小胆管破坏致纤维组织增生并伸入肝小叶内,假小叶呈不完全分割型。继发性胆汁性肝硬化肝细胞明显淤胆而变性坏死,坏死的肝细胞肿大,胞浆疏松呈网状,核消失,称为网状或羽毛状坏死。假小叶周围纤维组织分割包绕不完全。

胆汁性肝硬化患者常有明显的黄疸,合并门脉高压的少见,肝功能障碍不如门脉性肝硬化明显。

第五节 肝 性 脑 病

肝性脑病是由于各种严重肝病引起的神经精神综合征,属于肝功能衰竭的一部分。早期有性格改变,进一步发展出现行为异常、定向障碍、扑击样震颤、精神错乱,严重时发展为嗜睡、昏迷,又称肝昏迷。

急性肝性脑病起病急,迅速出现躁动、谵妄以致昏迷,多数短期内死亡。多见于重型肝炎及中毒性肝炎引起的广泛而急剧的肝细胞破坏。

慢性肝性脑病起病较缓,有明显的诱因,多在肝硬化或门 - 腔静脉分流术后的基础上发生。

一、肝性脑病的发病机制

尚未完全阐明。多数学者认为主要是脑细胞代谢和功能障碍所致。

(一) 氨中毒学说

1. 血氨增高的原因 ①尿素合成减少,氨清除不足。肝功能严重障碍时,鸟氨酸循环障碍,组织代谢过程中形成的氨及肠道吸收的氨在肝内合成尿素明显减少,致血氨增高;②门 - 体侧支循环形成。由肠道吸收的氨未经肝脏解毒而直接流入体循环,致血氨增高;③产氨增多。门脉高压时,肠黏膜淤血、水肿、消化吸收不良,肠内蛋白质及血中弥散人肠道的尿素在细菌的作用下产氨增多;④患者昏迷前明显躁动,肌肉产氨增多。

2. 氨对脑的毒性作用

(1) 干扰脑细胞能量代谢:主要通过干扰脑细胞的葡萄糖生物氧化,使能量生产减少,ATP 消耗增多。

(2) 改变脑内神经递质:血氨增高使脑内的神经递质平衡失调,兴奋性神经递质(谷氨酸、乙酰胆碱)减少,抑制性神经递质(谷氨酰胺、γ- 氨基丁酸)增多,导致中枢神经系统功能紊乱。

(二) 假性神经递质学说

肝功能严重障碍或门 - 体静脉侧支循环形成时,血中的胺类物质(苯乙胺、酪胺)直接进人体循环到脑组织,在脑内 β 羟化酶作用下,生成苯乙醇胺和羟苯乙醇胺,它们的化学结构与正常神经递质去甲肾上腺素和多巴胺十分相似,但其生理功能仅是正常递质的 1/10~1/50,故称为假性神经递质。当脑干网状结构中假性神经递质增多时,竞争性地与正常神经递质争夺突触受体,从而导致神经信息的传递阻碍,大脑皮质不能维持觉醒状态而抑制,出现一系列神经精神症状,甚至昏迷。

除氨中毒和假性神经递质学说外,还有血浆氨基酸失衡学说,血清 GABA(γ- 氨基丁酸)学说等,均与肝性脑病的发生有密切关系。

二、肝性脑病发生的诱因

1. 上消化道出血 这是最常见的原因。肝硬化患者食管下端静脉丛曲张,当食入粗糙食物或腹压升高时引起上消化道出血,血中蛋白质经肠道细菌作用产生大量氨。另外,出血还可造成低血容量,使肝、肾、脑等重要器官因缺血而功能下降。

2. 感染 导致体温升高、缺氧、全身各组织分解代谢增强、产氨增多,还可增强脑对氨等毒性物质的敏感性。

3. 放腹水 腹腔穿刺放液过多、过快,可因腹压突然下降而使门静脉淤血,加重肝脏缺血损害;同时,大量放腹水造成大量蛋白质和电解质丢失,加重内环境紊乱,诱发肝性脑病。

4. 便秘 可使肠内氨和其他含氮毒物的产生和吸收增加。

5. 用药不当 麻醉及镇静止痛药都可增加肝脏负担,加重肝功能损害,促使肝性脑病发生。

6. 其它 大手术、饮酒、高蛋白饮食、低血糖等。

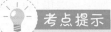

考点提示

肝性脑病诱因

 小结

慢性浅表性胃炎较常见,炎性改变局限于黏膜浅层。慢性萎缩性胃炎以B型多见,胃黏膜固有层炎细胞浸润广泛,伴有腺体萎缩及肠上皮化生。

胃溃疡多发于胃小弯近幽门处,十二指肠溃疡多在球部,常并发出血、穿孔、幽门狭窄。

病毒性肝炎中,甲型、戊型经消化道传播,其余型别均经血液、体液传播。病变属于变质性炎症,继发肝细胞再生及纤维增生。急性肝炎愈后较好,但乙型、丙型肝炎恢复较慢容易转成慢性,继发肝硬化及肝癌,急性重型肝炎短期内可因肝功能衰竭死亡,病程长者和慢性重型肝炎可发展为坏死后性肝硬化。

肝硬化是各种慢性肝脏损害的继发病变。任何原因引起的肝细胞变性、坏死,纤维组织增生和肝细胞结节状再生都可形成肝硬化,导致肝小叶结构破坏由假小叶代替和肝内血液循环改建,出现门脉高压症和肝功能障碍两大表现。在肝硬化的形成过程中纤维组织增生是关键。门脉性与坏死后性肝硬化都可继发肝癌。因此病毒性肝炎、肝硬化、肝癌三者之间关系密切。

肝性脑病是肝功能极度衰竭的表现,其发生主要有氨中毒及假性神经递质学说。

目标测试

A1 型题

1. 萎缩性胃炎与浅表性胃炎最确切的区别是
   A. 病变部位　　　　　　B. 炎症细胞浸润的深度　　C. 黏膜厚度
   D. 胃黏膜固有腺体萎缩　E. 以上都不是

2. 消化性溃疡最常见的合并症是
   A. 出血　　　　　　　　B. 梗阻　　　　　　　　　C. 癌变
   D. 穿孔　　　　　　　　E. 粘连

3. 乙型肝炎病毒主要的传播方式为
   A. 经口传播　　　　　　B. 经血液传播　　　　　　C. 经体液传播
   D. 经伤口传播　　　　　E. 经体表接触传播

4. 急性肝炎肝细胞的主要病变特点是

    A. 肝细胞变性轻坏死广泛   B. 肝细胞再生明显   C. 炎细胞弥漫浸润

    D. 肝细胞广泛变性坏死较轻   E. 肝血窦扩张淤血

5. 肝硬化的特征性病理变化是

    A. 肝细胞坏死   B. 假小叶形成   C. 炎细胞浸润

    D. 肝细胞水肿   E. 肝细胞脂肪变性

6. 在我国引起门脉性肝硬化的主要原因是

    A. 慢性酒精中毒   B. 病毒性肝炎   C. 营养缺乏

    D. 毒物中毒   E. 药物中毒

7. 门脉高压症**不包括**

    A. 胃肠淤血   B. 脾肿大   C. 腹水

    D. 侧支循环形成   E. 黄疸

8. 肝性脑病最常见的诱因

    A. 利尿剂使用不当   B. 上消化道出血   C. 便秘

    D. 感染   E. 尿毒症

A2 型题

9. 患者,男,30 岁,间断性上腹不适,反酸 7 年,近两周来症状加重,饥饿时疼痛明显,常有夜间痛醒,进食后能减轻,患者可能是

    A. 胃溃疡   B. 十二指肠溃疡   C. 慢性胃炎

    D. 胆囊炎   E. 胃癌

10. 患者,男,54 岁,患慢性肝炎 12 年,嗜酒,近年来经常腹胀,下肢水肿,面颊有蜘蛛痣,查体;腹水(+),肝未触及,脾肋下 1.5cm,最可能的诊断是

    A. 慢性肝炎   B. 慢性肝淤血   C. 酒精性肝炎

    D. 门脉性肝硬化   E. 肝癌

(陈绍军)

第十三章 泌尿系统疾病

1. 掌握：肾炎的基本病理变化；各型肾炎的病变特点及病理临床联系。
2. 熟悉：急、慢性肾盂肾炎的病理变化；肾衰竭时机体功能及代谢的变化。
3. 了解：肾小球肾炎、肾盂肾炎的病因及发病机制；肾衰竭的原因及发生机制；尿毒症的概念及全身各系统的病变表现。

第一节 肾小球肾炎

肾小球肾炎是以肾小球损害为主的炎症，一般简称肾炎。可分为原发性和继发性两种。前者是指原发于肾脏的独立性疾病，多由是抗原抗体反应引起；后者是继发于其他疾病或是全身性疾病的一部分，如狼疮性肾炎、过敏性紫癜、糖尿病性肾病等。本节主要介绍原发性肾小球肾炎。

病例 13-1

患者女,6 岁,因乏力,全身水肿,于 2014 年 3 月 15 日入院。

患儿 3 周前曾患过"扁桃体炎",咽喉肿痛。近二日先发现双眼水肿,以早晨为重,后水肿延及双下肢,尿少,只有平时一半,呈洗肉水样颜色。

体格检查:T-37℃,BP140/95mmHg,P 90 次 / 分,R 28 次 / 分,神志清,全身皮肤水肿,咽稍红,双肾区轻叩痛,心肺肝脾无异常发现。

实验室检查:RBC 4.0×10^{12}/L,Hb 120g/L,WBC 8.8×10^9/L,N 70%,L 25%,E 1%,M 4%,尿常规:24 小时尿量 600ml,尿蛋白 ++,红细胞 +++,透明管型 ++。

讨论:1. 患儿患的是什么病? 如何用其病理变化解释临床表现?

2. 扁桃体炎与该病的发生有何联系?

一、病因及发病机制

肾小球肾炎的确切病因和发病机制尚未完全阐明,但大部分肾炎的发生是Ⅲ型变态反应或免疫复合物沉积引起的变态反应。

（一）原位免疫复合物形成

抗体与肾小球固有的或植入的抗原成分直接反应，在肾小球内结合形成免疫复合物，引起肾小球损伤和炎症反应。

（二）循环免疫复合物沉积

各类抗原与其相应的抗体在血液循环中结合为免疫复合物，随血液运行并沉积在肾小球基膜上，引起肾小球病变。

上述因素引起肾小球基底膜损伤，内皮细胞、系膜细胞和肾小球囊壁层上皮细胞增生等，导致一系列异常临床表现。

二、基本病理变化

1. 肾小球细胞数目增多　肾小球内系膜细胞、毛细血管内皮细胞或肾小囊壁层上皮细胞增生，以及少量炎细胞浸润，使肾小球细胞数目增多。

2. 肾小球基底膜损伤　表现为基底膜增厚、纤维素样坏死，通透性可增加。

3. 肾小球玻璃样变和硬化　肾小球内出现均质的嗜酸性物质沉积，严重时可致毛细血管狭窄和闭塞，肾小球固有细胞减少甚至消失，胶原纤维增加，最终导致肾小球硬化。

4. 肾小管和间质的改变　肾小管上皮细胞常发生变性，管腔内可出现管型，严重时肾小管可发生萎缩或消失。肾间质可发生充血、水肿和炎性细胞浸润，也可发生纤维化。

三、肾小球肾炎常见的病理类型

（一）急性弥漫性增生性肾小球肾炎

急性弥漫性增生性肾小球肾炎，简称急性肾炎，为临床常见的肾炎类型。本型肾炎主要由感染引起，A族乙型溶血性链球菌为最常见的病原体，通常发生于咽部或皮肤链球菌感染1~4周之后。多见于5~14岁儿童，成人亦有发生。

1. 病理变化　肉眼观：双侧肾脏轻至中度肿大，被膜紧张，表面光滑，颜色暗红。肾表面与切面可见出血点，故有"大红肾"或"蚤咬肾"之称。切面见皮髓质分界清晰，皮质增厚。镜下观：多数肾小球体积增大，系膜细胞明显增生，可见内皮细胞肿胀及增生、中性粒细胞和单核细胞浸润。毛细血管腔狭窄或闭塞，病变严重处血管壁发生纤维素样坏死，局部出血，可伴血栓形成。部分病例伴有壁层上皮细胞增生。近曲小管上皮细胞发生变性，管腔内可见多种管型；肾间质充血、水肿、少量炎细胞浸润（图13-1）。电镜下，基底膜外侧或上皮下有驼峰状电子致密物沉积，免疫荧光显示IgG和补体C3呈粗颗粒状沉积在肾小球毛细血管壁。

2. 病理临床联系　本病表现为急性肾炎综合征。具体表现为：

（1）尿的变化：肾小球毛细血管内皮细胞和系膜细胞增生，使毛细血管

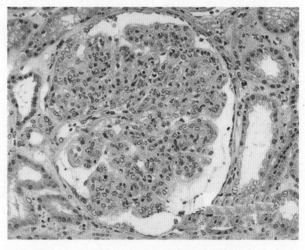

图 13-1　急性弥漫性增生性肾小球肾炎
肾小球细胞数量增多，毛细血管狭窄

狭窄、闭塞,肾小球滤过率下降,引起少尿或无尿,严重者出现氮质血症。肾小球毛细血管受损,通透性增加,尿中出现血尿、蛋白尿、管型尿。轻者表现为镜下血尿,重者为肉眼血尿,呈洗肉水样。

(2) 水肿:出现较早,轻者为晨起眼睑水肿,重者发生全身性水肿。主要原因是肾小球滤过率降低引起钠、水潴留和超敏反应引起毛细血管通透性增高。

(3) 高血压:大部分病人出现高血压,是钠、水潴留,血容量增加所致。

3. 预后　儿童患者预后好,多数患儿肾脏病变逐渐消退,症状减轻和消失。成人患者预后较差,少数转变为快速进行性肾小球肾炎或慢性肾小球肾炎。

(二) 快速进行性肾小球肾炎

快速进行性肾小球肾炎特征性病变为肾小球囊壁层上皮细胞增生,形成新月体,故又称新月体性肾小球肾炎。本型肾炎比较少见,大多见于青年人和中年人。病变严重,进展快。

1. 病理变化　肉眼观:双肾体积增大,颜色苍白,皮质表面可有点状出血。镜下观:见多数肾小球内有新月体形成。主要由血管基底膜损伤导致纤维素性渗出,刺激肾小球囊壁层上皮细胞显著增生所致。早期新月体以细胞成分为主,称为细胞性新月体;以后纤维成分增多,形成纤维 - 细胞性新月体;最终新月体纤维化,称为纤维性新月体。新月体形成后使肾小球囊狭窄或闭塞,最后毛细血管丛萎缩、纤维化、玻璃样变性。肾间质纤维化,肾小管萎缩(图 13-2)。电镜下,肾小球基底膜不规则增厚、断裂缺损。免疫荧光显示 IgG 和 C3 沿肾小球毛细血管壁呈线状沉积。

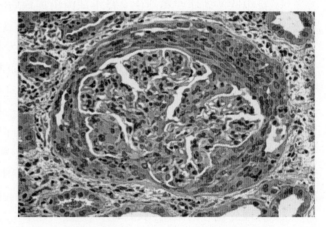

图 13-2　新月体性肾小球肾炎

2. 临床病理联系　临床表现为快速进行性肾炎综合征。

本病常表现为血尿,伴红细胞管型、中度蛋白尿,并有不同程度的高血压和水肿。由于新月体形成和球囊腔阻塞,病人迅速出现少尿、无尿和氮质血症等症状。随着病变进展,肾小球发生玻璃样变,肾单位功能丧失,最终发生肾衰竭。

3. 结局　出现新月体的肾小球比例在 50% 以下,患者预后比较好,大于 50% 的病变程度较重,预后较差,如不及时治疗,病人常于数周至数月内死于尿毒症。

(三) 膜性肾小球肾炎

膜性肾小球肾炎又称膜性肾病,是引起肾病综合征最常见的原因。

1. 病理变化　肉眼观:双肾肿大,颜色苍白,故有"大白肾"之称。显微镜下早期改变不明显,后期肾小球毛细血管基底膜弥漫性增厚。免疫荧光检查显示颗粒状荧光。电镜下显示上皮细胞肿胀,足突消失,上皮下有大量的电子致密沉积物,沉积物逐渐被溶解吸收,形成虫蚀状空隙。

2. 病理临床联系　膜性肾小球肾炎临床表现为肾病综合征(大量蛋白尿、低蛋白血症、全身水肿、高脂血症和脂尿)。由于肾小球基底膜严重损伤,通透性增加,大量蛋白质可由肾小球滤过,引起严重的蛋白尿,导致低蛋白血症、高度水肿。

3. 结局 起病隐匿,病程长,多数为进行性发展。部分病人病情可缓解或得到控制,多数病人蛋白尿等症状持续存在,约有 40% 的病人最终出现肾功能不全。

(四) 慢性肾小球肾炎

慢性肾小球肾炎为各种不同类型肾炎发展的最后阶段,故又称为终末期肾。但有相当数量的病人发病隐匿,发现时已呈慢性改变。本病病变特点为大量肾小球发生纤维化、玻璃样变而硬化,故又称慢性硬化性肾小球肾炎。本病多见于成年人,预后差。

1. 病理变化 肉眼观:双肾体积缩小,表面呈弥漫性颗粒状,质地变硬,称之为继发性颗粒性固缩肾(图 13-3)。切面皮质变薄,皮髓质分界不清。镜下,大量肾小球纤维化、玻璃样变,所属肾小管萎缩、消失。残存的肾小球代偿性肥大、肾小管扩张。间质纤维组织增生并有大量淋巴细胞、浆细胞浸润。间质内小动脉硬化,管壁增厚,管腔狭窄(图 13-4)。

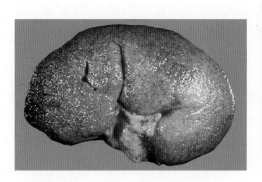

图 13-3 慢性肾小球肾炎(大体)

肾缩小,重量减轻,表面呈弥漫性细颗粒状,质地变硬

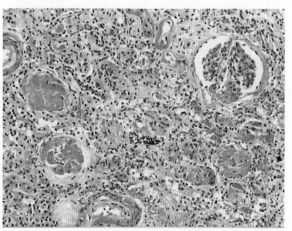

图 13-4 慢性肾小球肾炎(镜下观)

肾小球纤维化、玻璃样变,肾小球萎缩,间质纤维增生,有慢性炎细胞浸润

2. 病理临床联系 患者早期可有食欲差、贫血、呕吐、乏力和疲倦等症状。晚期主要表现为慢性肾炎综合征,表现为多尿、夜尿、低比重尿、高血压、贫血、氮质血症和尿毒症。

(1) 尿的改变:由于大量肾单位受损,功能丧失,血液流经残存单位时速度加快,肾小球滤过率增加,而肾小管重吸收功能有限,尿浓缩功能降低,使病人易出现多尿、夜尿及低比重尿。

(2) 高血压:大量肾单位纤维化,肾组织严重缺血,肾素分泌增加,引起高血压。

(3) 贫血:主要由于肾组织破坏,促红细胞生成素分泌减少;此外,体内代谢产物堆积可破坏红细胞或抑制骨髓造血功能,引起贫血。

(4) 氮质血症和尿毒症:肾单位减少,滤过率降低,使体内代谢产物不能充分排出而积聚在体内,导致氮质血症或尿毒症。

3. 结局 慢性肾小球肾炎病程进展的速度差异很大,但预后均很差。如不能及时进行血液透析或肾移植,病人最终多因尿毒症或由高血压引起的心力衰竭或脑出血而死亡。

第二节 肾 盂 肾 炎

肾盂肾炎是肾盂黏膜和肾间质的化脓性炎症。可发生任何年龄,以女性多见,男:女发病比例大约是1:10。根据发病情况和病程分为急性肾盂肾炎和慢性肾盂肾炎。

一、病因及发病机制

肾盂肾炎主要由革兰阴性细菌引起,大肠杆菌最多见。感染途径主要有两种:

(一) 上行性感染

为主要的感染途径。首先引起尿道炎或膀胱炎,细菌沿输尿管或输尿管周围的淋巴管上行到肾盂,引起肾盂、肾小管和肾间质的炎症。病变常累及一侧肾。

正常情况下,排尿对泌尿道有冲洗自净作用,细菌不易在泌尿道繁殖。泌尿道结石、前列腺肥大、妊娠子宫、输尿管畸形等,引起尿路完全或不完全阻塞,导致尿液潴留,有利于细菌感染、繁殖。导尿、膀胱镜检查和其他尿道手术、器械操作等消毒不严格可将细菌带入膀胱,并易损伤尿道黏膜引起感染。女性由于尿道短,缺乏男性前列腺液含有的抗菌物质,故女性发病率比男性高。

(二) 血源性感染

血源性感染较少见,多因败血症时,细菌随血流到达肾,栓塞肾小球或肾小管周围的毛细血管,引起化脓性炎症。两侧肾脏常同时受累。

二、类型

(一) 急性肾盂肾炎

1. 病理变化　肉眼观:病变累及一侧或两侧肾,肾肿大、充血,表面散在大小不等的黄白色脓肿,周围有紫红色充血带环绕,严重病例可融合成较大的脓肿。肾盂黏膜充血、水肿,表面有脓性渗出物覆盖。镜下观:肾盂黏膜、肾间质充血、水肿,有大量中性粒细胞浸润。肾小管上皮细胞发生坏死、崩解,管腔内充满中性粒细胞和脓细胞,形成脓肿或条索状化脓病灶。肾小球常无病变。血源性感染主要在皮质肾小球内形成小脓肿,其内可见细菌团,病变可逐渐扩大,蔓延到肾盂。

2. 病理临床联系　发病急骤,出现寒战、发热、中性粒细胞增多等全身症状。肾肿大引起腰部酸痛和肾区叩击痛。尿检查出现脓尿、菌尿和管型尿。由于膀胱、尿道炎症刺激可出现尿频、尿急、尿痛等膀胱刺激征。

3. 结局　急性肾盂炎如能及时彻底治疗,大多数可以治愈;如治疗不彻底或致病因素未消除,可致肾乳头坏死,肾盂积脓,肾周脓肿等并发症。反复发作可转为慢性肾盂肾炎。

(二) 慢性肾盂肾炎

慢性肾盂肾炎多由急性肾盂肾炎未及时治疗,反复发作转变而来,也可无明显的急性病史。

1. 病理变化　肉眼观:病变可累及一侧或两侧肾。肾体积缩小,质地变硬,表面凹凸不平,有不规则凹陷性瘢痕。切面可见肾被膜增厚,皮髓质界限不清,肾乳头萎缩,肾盂、肾盏变形,肾盂黏膜增厚、粗糙。镜下观:肾间质有大量的淋巴细胞和巨噬细胞浸润并纤维化;部分肾小管萎缩消失;部分肾单位代偿性肥大,肾小管扩张,管腔内充满红染的胶样管型,形似甲状腺滤泡。晚期,肾小球发生萎缩、纤维化、玻璃样变。

2. 病理临床联系 慢性肾盂肾炎病程较长,易反复发作。患者表现为腰痛、发热、脓尿、菌尿等。由于肾小管损害较重、尿浓缩功能降低,可出现多尿、夜尿、低钠、低钾、酸中毒等。由于肾组织纤维化、缺血,肾素分泌增加,引起高血压。晚期大量肾单位破坏,可引起氮质血症和尿毒症。

3. 结局 慢性肾盂肾炎病程较长,及时治疗可控制病变的发展。如病变反复发作,晚期肾小球广泛硬化,可引起高血压、心力衰竭和尿毒症。

第三节 肾 衰 竭

各种病因引起肾功能严重障碍时,出现代谢产物、毒物在体内蓄积,水、电解质和酸碱平衡紊乱,以及肾脏内分泌功能障碍的病理过程,称为肾衰竭。

肾衰竭可分为急性肾衰竭和慢性肾衰竭,二者发展到严重阶段都会出现尿毒症。

一、急性肾衰竭

(一) 概念

急性肾衰竭是指各种原因引起肾泌尿功能在短时间内急剧障碍,导致机体内环境严重紊乱的病理过程。临床主要表现为少尿或无尿、高钾血症、代谢性酸中毒和氮质血症等。

(二) 原因及分类

肾衰竭的发病原因分为肾前性、肾性和肾后性三种(表 13-1)。

表 13-1 急性肾衰竭的原因及分类

分类	常见原因
肾前性	失血、重度脱水、严重创伤、严重感染、急性心衰等。
肾性	急性肾小球肾炎、肾缺血、肾中毒等。
肾后性	肿瘤、结石、前列腺肥大等导致肾以下尿路阻塞。

(三) 发生机制

不同原因引起急性肾衰竭的机制不同,其中心环节是肾小球滤过降低:

1. 肾血流减少和肾小球病变 肾血流减少会使肾灌注压下降及肾小球病变会使肾小球滤过率降低,导致少尿或无尿。

2. 肾小管坏死与原尿反流 持续性肾缺血和肾中毒,引起肾管上皮细胞广泛变性、坏死,基底膜断裂,尿液经裂口返流到肾间质中,致肾间质水肿,间质压力升高,压迫肾小管及其周围小血管,使肾血流进一步减少,肾小球滤过率进一步降低,出现少尿或无尿。

3. 肾小管堵塞 溶血、磺胺类药物等,肾小管被血红蛋白、肌红蛋白、磺胺结晶等堵塞、管内压升高、肾小球有效滤过压下降,导致少尿或无尿。

(四) 机体功能、代谢的变化

1. 少尿型急性肾衰竭 临床较多见,其发展过程分为少尿期、多尿期和恢复期。

(1) 少尿期:此期是病情最危险阶段,持续几天到几周,持续时间越长预后越差。①病人可迅速出现少尿（100~400ml/24h）或无尿（<100ml/24h）；②水中毒，严重者可引起肺水肿、脑水肿或心力衰竭；③高钾血症，严重者可诱发心室纤维颤动，甚至导致心脏停搏，这是急性肾衰最严重的并发症和最常见的死亡原因；④代谢性酸中毒；⑤氮质血症（血中尿素、肌酐、尿酸等非蛋白氮物质含量升高）及尿毒症。

（2）多尿期：病人度过少尿期后即进入多尿期，尿量每天超过400ml，可达每天3~5L。产生多尿的原因有：肾血流和肾小球滤过功能开始恢复，肾小球滤过率增加；肾小管上皮细胞虽然开始修复，但重吸收功能尚不完善；少尿期滞留在体内的尿素等代谢产物经肾小球大量排出，产生渗透性利尿作用；肾小管阻塞解除和肾间质水肿消退使尿路通畅。

在多尿期，因肾功能并未完全恢复，高钾血症、酸中毒、氮质血症会继续存在，而且会因多尿引起脱水、低钾和低钠血症，故临床上因注意补充水分和电解质。

（3）恢复期：尿量开始减少并逐渐恢复正常，血中非蛋白氮含量下降，水、电解质和酸碱平衡紊乱得到纠正。但肾功能完全恢复需要数月甚至更长时间，少数病人因病情迁延或治疗不彻底转变为慢性肾衰竭。

2. 非少尿型急性肾衰竭　肾内病变和临床表现较轻，并发症少，病程短，预后较好。临床主要表现是：①尿量每天在400~1000ml；②尿比重低而固定，尿钠含量低；③有氮质血症。此型肾衰竭因尿量减少不明显，容易掩盖病情，延误治疗时机。少尿型和非少尿型急性肾衰可相互转化。

二、慢性肾衰竭

（一）概念

慢性肾衰竭是指各种慢性肾脏疾病引起肾单位进行性破坏使肾泌尿功能和内分泌功能严重障碍，从而导致代谢产物潴留、水、电解质紊乱的病理过程。

（二）病因及发病机制

凡能引起肾实质破坏的疾病都可引起慢性肾衰竭，现归纳如下：

1. 肾脏病变　如慢性肾小球肾炎、慢性肾盂肾炎、肾结核、红斑狼疮等。
2. 肾血管病变　如高血压、动脉粥样硬化及糖尿病性肾动脉硬化等。
3. 尿路慢性阻塞　如尿路结石、肿瘤、前列腺肥大等。

引起慢性肾衰竭的原因以慢性肾小球肾炎最常见，占50%~60%；其次为慢性肾盂肾炎、高血压性肾动脉硬化、糖尿病肾病等。

慢性肾衰竭的发生机制目前尚不完全清楚，可能与健存肾单位日益减少、矫枉失衡、肾小球过度滤过等有关。

健存肾单位学说：慢性肾脏疾病时，肾单位不断破坏而丧失功能，肾功能只能由健存的肾单位代偿。随着病变的发展，健存的肾单位越来越少，当健存的肾单位减少到不能维持正常的泌尿功能时，内环境开始发生紊乱，出现慢性肾衰竭的临床表现。

（三）机体功能及代谢的变化

1. 尿的变化　慢性肾衰竭早期，患者出现多尿（>2000ml/24h）、夜尿（夜间尿量增多）、低渗尿或等渗尿。晚期出现少尿。

多尿是由于健存肾单位代偿性滤过增加，而肾小管浓缩功能降低所致。当肾浓缩功能减退而稀释功能正常，出现尿的比重降低，称为低渗尿；随着病情加重，肾浓缩和稀释功能均降低，尿比重固定在1.008~1.012，称为等渗尿。晚期，由于肾单位极度减少则转为少尿。

2. 水、电解质和酸碱平衡紊乱

（1）水代谢紊乱：慢性肾衰竭时，肾脏的调节适应能力减退，如果水的摄入过量，可引起水潴留、水肿甚至水中毒；如果限制水摄入，又不能减少排泄会发生脱水。

（2）电解质代谢紊乱：①钠代谢紊乱：过多限制钠的摄入，而肾脏持续丢钠时，易引起低钠血症；过多补充钠，可造成钠水潴留。②钾代谢紊乱：当病人饮食减少或呕吐、腹泻时，因钾丢失过多可出现低钾血症；晚期由于因尿量减少、酸中毒、使用保钾利尿剂等可发生高钾血症。③高磷血症和低钙血症：由于肾滤过功能降低，肾排磷减少，使血磷升高，因血浆钙磷乘积为一常数，所以血磷升高必然导致血钙降低。血钙减少会刺激甲状旁腺激素分泌增加，早期在甲状旁腺激素调节下，促使健存肾单位排磷，血磷可恢复正常，但随着病情进展，晚期健存肾单位太少，此调节失效，血磷又逐渐升高。

（3）代谢性酸中毒：因受损肾单位增多，肾小球滤过酸性产物减少和肾小管泌 H^+ 及重吸收 HCO_3^- 能力降低所致。

3. 氮质血症 由于肾单位大量破坏，肾小球滤过率下降，含氮的终末产物在体内蓄积，血中尿素、肌酐、尿酸等非蛋白氮含量升高（>28.6mmol/L），称为氮质血症。

4. 肾性骨营养不良 由于高磷低钙血症、继发性甲状旁腺功能亢进等，使骨质锐钙、溶骨增强，出现骨质疏松症，称为肾性骨营养不良。导致幼儿肾性佝偻病、成人的骨质软化、骨质疏松。

5. 肾性高血压 肾实质病变引起的血压升高称为肾性高血压。其发生机制如下：①钠、水潴留，可导致血容量增加和心输出量增加，血压升高；②肾素 - 血管紧张素系统活性增强，引起小动脉收缩、外周阻力升高；③肾分泌的舒张血管物质（前列腺素等）减少。

6. 肾性贫血和出血 肾性贫血的原因有：①由于大量肾单位破坏，肾脏分泌的促红细胞生成素减少；②体内潴留的毒物可抑制骨髓造血，并可直接破坏血细胞发生溶血；③肠道吸收营养物质减少及出血现象等。慢性肾衰病人出血现象明显，常有鼻出血、齿龈出血、消化道出血、月经过多、皮下出血等。其发生原因有：毒性物质使骨髓造血功能降低，血小板生成减少；毒性物质直接破坏了血小板的黏附性及凝血因子的正常释放和活性。

三、尿毒症

尿毒症是急性和慢性肾衰竭的晚期阶段，此时由于代谢终末产物和内源性毒物在体内潴留，水、电解质及酸碱平衡紊乱和肾脏内分泌功能失调，产生一系列自身中毒症状。

发生尿毒症时，除泌尿功能障碍、水、电解质及酸碱平衡紊乱、高血压、贫血、出血等进一步加重外，还会出现全身各系统的功能异常：

1. 神经系统 中枢神经系统功能紊乱，早期表现为淡漠、乏力、头痛、头晕、记忆力减退、判断力和定向力障碍、烦躁不安，最后可出现嗜睡和昏迷。可能与毒性物质潴留，产生脑水肿、脑缺血、缺氧有关。周围神经病变可出现下肢疼痛、无力，甚至麻痹。

2. 消化系统 消化系统症状是尿毒症病人最早出现和最突出症状。临床表现为厌食、恶心、呕吐、腹泻、口腔黏膜溃疡，及消化道出血等。可能与消化道排出尿素增多，分解生成氨，刺激胃黏膜产生溃疡，此外与胃酸分泌增多有关。

3. 心血管系统 肾性高血压、贫血、酸中毒、高钾血症、钠水潴留等引起心力衰竭和心律失常。毒性物质直接刺激心包膜引起纤维素性心包炎，可听到心包摩擦音。

4. 呼吸系统 呼吸性酸中毒使呼吸加深加快，严重时出现潮式呼吸。由于尿素经唾液酶分解成氨，病人呼出气体有氨味。尿毒刺激胸膜引起纤维素性胸膜炎。严重时可出现肺水肿,可能与心力衰竭、钠水潴留及毒性物质导致肺毛细血管通透性增高有关。

5. 内分泌系统 除肾的内分泌功能失调外,常有性功能障碍,如女性月经紊乱、男性勃起功能障碍等。

6. 免疫系统 由于免疫功能障碍,临床上约有 60% 以上尿毒症病人常有严重的感染。

7. 皮肤 皮肤瘙痒是尿毒症病人常见的症状,是毒性产物对皮肤神经末梢的刺激所致。由于高浓度的尿素可通过汗腺排泄,在皮肤汗腺开口处沉着形成白色尿素结晶,称为尿素霜。

尿毒症的防治要积极治疗原发疾病,纠正加重肾衰竭的因素,防止肾功能进一步恶化;可采用腹膜透析和血液透析、延长患者的生命;成功的肾移植可使肾功能得到恢复,是目前治疗尿毒症最有效的方法。

知识链接

器 官 移 植

人类自 1954 年第一例肾移植成功、1963 年第一例肝移植成功以来,由于手术技术的进步,器官采取和保存方法的改善,尤其是新型免疫抑制剂环孢霉素 A 的问世,使器官移植由实验阶段走向临床应用的新时代,成为挽救严重脏器衰竭患者最有效的方法。临床上,肾移植开展最多、成功率最高,其次是肝和心脏。我国器官移植起步较晚,但发展很快,年肾移植数量仅次于美国,位居世界第二。目前存在脏器来源的极度缺乏,每年仍然有数万名患者因得不到器官移植而失去生命。随着移植技术不断提高,更有效的免疫抑制剂的应用以及生物工程器官研究的进展,将给器官移植带来光明的前景。

小结

泌尿系统炎症性疾病中以肾小球肾炎和肾盂肾炎最为常见,前者为自身免疫异常导致的主要累及肾小球的炎性损伤,后者为发生于肾盂和肾间质的化脓性炎症。肾小球肾炎的病变复杂多样,类型繁多。急性弥漫增生性肾小球肾炎多发生于链球菌感染后,以肾小球血管内皮细胞和系膜细胞增生为特征,临床表现为急性肾炎综合征;快速进行性肾小球肾炎的特点是肾小球囊壁层上皮增生形成"新月体",临床表现为速进性肾炎综合征;膜性肾小球肾炎以基底膜弥漫性增厚并形成钉状突起为特征,临床表现为肾病综合征。上述各型肾小球肾炎最终都可进展为慢性硬化性肾小球肾炎,导致大量肾单位破坏,引起肾小球广泛纤维化,为肾小球肾炎的终末阶段,临床表现为慢性肾炎综合征。肾盂肾炎由细菌上行性感染或血源性感染所致,急性期见肾盂黏膜和肾间质内化脓性病变,慢性期导致肾小球周围和肾间质纤维化形成多发性瘢痕。肾小球肾炎和肾盂肾炎最终均可导致肾衰竭。急性肾衰竭是各种原因在短时间内引起肾脏泌尿功能急剧障碍,以致机体内环境发生严重紊乱的病理过程。慢性肾衰竭是指各种肾脏疾病导致肾单位进行性破坏,残存的肾单位不能充分排出代谢产物和维持内环境恒定,出现内环境紊乱并伴有一系列临床症状的病理过程。肾衰竭发展到晚期,由于代谢终末产物和内源性毒物在体内蓄积,水、电解质和酸碱平衡发生紊乱及内分泌功能失调,引起一系列自身中毒症状,称为尿毒症。

目标测试

A1 型题

1. 大多数肾小球肾炎的发生机制属于
   A. Ⅰ型变态反应　　　　　B. Ⅱ型变态反应　　　　C. Ⅲ型变态反应
   D. Ⅳ型变态反应　　　　　E. 自身免疫

2. 急性弥漫性增生性肾小球肾炎的发生大多与下列哪种感染有关
   A. 革兰氏阴性杆菌　　　　B. A族乙型溶血型链球菌
   C. 肝炎病毒　　　　　　　D. 真菌
   E. 寄生虫

3. 急性肾小球肾炎的病变性质属于
   A. 变质性炎　　　　　　　B. 渗出性炎　　　　　　C. 增生性炎
   D. 化脓性炎　　　　　　　E. 纤维素性炎

4. 快速进行性肾小球肾炎病变特点是
   A. 肾小球囊脏层上皮细胞增生　B. 大量新月体形成　　C. 血管内皮细胞增生
   D. 系膜细胞增生　　　　　E. 肾间质水肿

5. 下列哪项**不属于**肾病综合征的表现
   A. 大量蛋白尿　　　　　　B. 低蛋白血症　　　　　C. 高度水肿
   D. 血尿　　　　　　　　　E. 高脂血症和脂尿

6. 急性肾盂肾炎的基本病变属于
   A. 化脓性炎　　　　　　　B. 纤维素性炎　　　　　C. 浆液性炎
   D. 增生性炎　　　　　　　E. 变质性炎

7. 关于肾盂肾炎下列哪项是**错误**的
   A. 大肠杆菌感染最为常见　B. 主要感染途径是尿路感染
   C. 男性发病率高　　　　　D. 属于化脓性炎症
   E. 主要由细菌感染引起

8. 急性肾盂肾炎的主要临床表现是
   A. 高血压　　　　　　　　B. 氮质血症　　　　　　C. 脓尿、菌尿
   D. 肾功能衰竭　　　　　　E. 肾病综合征

9. 急性肾功能衰竭少尿期最常见死因是
   A. 少尿、无尿　　　　　　B. 水肿　　　　　　　　C. 高血压
   D. 高钾血症　　　　　　　E. 代谢性酸中毒

10. 急性肾衰竭病人无尿是指每天尿量少于
    A. 50ml　　　　　　　　　B. 100ml　　　　　　　C. 400ml
    D. 1000ml　　　　　　　　E. 1500ml

11. 急性肾衰竭最严重的并发症是
    A. 氮质血症　　　　　　　B. 低钠血症　　　　　　C. 水中毒
    D. 代谢性酸中毒　　　　　E. 高钾血症

12. 尿毒症患者症状出现最早和最突出的是
    A. 神经系统　　　　　　　B. 消化系统　　　　　　C. 心血管系统

D. 呼吸系统　　　　　　　E. 皮肤

13. 患儿,男性,10岁。因眼睑水肿、尿少3天入院。10天前曾发生上呼吸道感染,有咽喉疼痛史。查尿红细胞(+)、尿蛋白(++)红细胞管型 0~2/HP,尿素氮、肌酐均高于正常。B超显示双肾对称肿大。可能的诊断是

A. 急性肾小球肾炎　　　　　B. 急进型肾小球肾炎

C. 急性肾盂肾炎　　　　　　D. 慢性肾小球肾炎

E. 肾病综合征

（田齐凯）

第十四章 女性生殖系统与性传播疾病

学习目标

1. 掌握:慢性宫颈炎的病变类型,子宫颈癌、乳腺癌的病变特点。
2. 熟悉:乳腺增生病的类型,子宫颈癌、乳腺癌的转移途径。
3. 了解:子宫内膜增生症的类型,淋病、尖锐湿疣、艾滋病的传染途径

第一节 子宫疾病

病例 14-1

患者李某,女,38岁,白带增多,有时白带中带有血丝,并伴有腹坠腰骶部不适两年。体格检查:宫颈肥大,Ⅲ度糜烂、充血、乳突状,表面脓性分泌物,接触出血明显。阴道镜检、宫颈刮片、细菌培养,七天后,宫颈活检,病理诊断为慢性子宫颈炎、CIN-Ⅱ级。经过积极治疗,1个月后复诊,子宫颈炎痊愈。

问:1. 慢性子宫颈炎的常见原因有哪些?

2. 用病理学知识解释患者临床表现。

一、慢性子宫颈炎

慢性子宫颈炎是妇科最常见的疾病,尤其是已婚妇女更为常见。临床上主要表现为白带增多,偶有血性白带,并伴有下腹部坠胀、腰酸等。

(一)病因和发病机制

慢性子宫颈炎主要由链球菌、葡萄球菌、大肠杆菌等感染引起;分娩、流产或手术所致的宫颈裂伤以及产褥期、经期卫生不良等改变阴道内酸性环境,均有利于病原菌生长,诱发本病。

(二)类型及病理变化

根据慢性子宫颈炎的临床病变特点分为以下几种类型。

1. **子宫颈糜烂** 慢行子宫颈炎时,覆盖于子宫颈阴道部表面的鳞状上皮坏死脱落,形成的浅表缺损,由子宫颈管黏膜柱状上皮增生向子宫颈阴道部延伸,取代了原鳞状上皮的缺损区。由于柱状上皮较薄,上皮下血管充血明显,肉眼可见宫颈外口周围黏膜呈鲜红色糜烂区,似无上皮覆盖,故称为子宫颈糜烂(图 14-1)。早期宫颈糜烂表面光滑,称为单纯糜烂;随

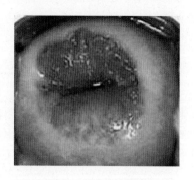

着病程延长,宫颈腺体增生,糜烂区高低不平,呈颗粒状或乳头状,称为乳头状糜烂;当病变处的柱状上皮渐被化生鳞状上皮替代,称为糜烂愈合。如上述病变反复进行,则部分病例可通过非典型增生进展为子宫颈鳞状细胞癌。

2. 子宫颈息肉 子宫颈黏膜上皮、腺体和间质结缔组织局限增生形成的带蒂肿物,向宫颈黏膜表面突起,称为子宫颈息肉。肉眼观:呈红色或灰白色带有细蒂的小肿物,质软易出血,单个或多个;直径多在 1cm 以内。子宫颈息肉属炎性病变,切除可治愈,极少恶变。

图 14-1 子宫颈糜烂

3. 子宫颈腺体囊肿 慢性子宫颈炎时,由于过度增生结缔组织的压迫,化生的鳞状上皮覆盖或阻塞子宫颈管腺体,使分泌物潴留,腺体逐渐扩大呈囊状,称之为子宫颈腺体囊肿,又称纳博特囊肿。肉眼观:子宫颈外口单个或多个大小不等的灰白色、半透明囊泡,囊内为黏液分泌物和炎性渗出物。

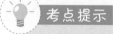

考点提示

慢性子宫颈炎的类型

4. 子宫颈肥大 长期慢性炎症刺激,子宫颈炎性肿胀、结缔组织和腺体增生致子宫颈体积明显增大。

二、子宫内膜增生症

子宫内膜增生症是由于由于卵巢功能紊乱导致雌激素分泌过多、孕激素缺乏引起的子宫内膜腺体或间质增生,在临床上主要表现为不规则阴道出血和月经量过多,也称为功能性子宫出血。以育龄期和更年期妇女多见。

(一)病理变化

1. 单纯型 腺体增多密集,大小一致,某些腺体扩张成小囊,腺体上皮细胞增生一般为单层或假复层,呈柱状,无异型性,伴有内膜间质细胞增生。

2. 复杂性增生 腺体增生明显,互相拥挤,间质较稀少。增生腺体上皮细胞可向腺腔呈乳头状或向间质出牙状生长。

3. 非典型增生 上皮细胞异型增生,呈复层排列,极性紊乱。属癌前病变,1/3 的患者可发展为子宫内膜腺癌。

(二)临床病理联系

子宫内膜增生症的主要临床表现为不规则子宫出血,长期可引起贫血。由于卵巢持续分泌雌激素,孕激素缺乏,一方面卵巢持续不排卵,子宫内膜增生;另一方面反馈作用于垂体前叶,使增生子宫内膜由于雌激素突然不足而发生坏死脱落,引起子宫出血。

三、子宫颈癌

 病例 14-2

患者,女,40 岁。平素月经规律,近 2 个月多次出现接触性出血,色鲜红,量少。妇科检查:宫颈肥大,7~8 点间可见一约 1.5cm 的菜花状赘生物,触之易出血,阴道右侧穹隆增厚,子宫稍大,附件未触及异常。

问:该患者需要做哪些来确诊检查?

子宫颈癌是女性生殖系统中常见的恶性肿瘤,多发生在 40 岁至 60 岁之间。

(一) 病因和发病机制

子宫颈癌的病因及发病机制尚未完全明了,一般认为与下列因素有关:

1. 早婚、早育、多产、宫颈裂伤。

2. 包皮垢对局部黏膜的刺激。

3. 性生活过早和性生活紊乱。

4. 人乳头状瘤病毒(HPV)感染和单纯疱疹病毒(HVS-Ⅱ)。

(二) 病理变化

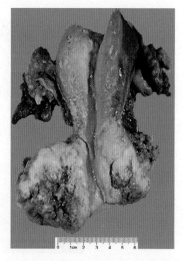

大部分子宫颈癌发生于宫颈鳞状上皮和柱状上皮交界处,病理组织学分为两种类型。

1. 鳞状细胞癌 最常见,约占子宫颈癌的 90% 左右,几乎所有浸润性子宫颈鳞状细胞癌,都由子宫颈上皮非典型增生发展而来,其演变过程呈连续性,即上皮的非典型增生—原位癌—浸润癌。

按癌细胞分化程度分为 3 型,即①高分化鳞癌,占 20%;②中分化鳞癌,占 60%;③低分化鳞癌,占 20%。肉眼观可呈现为糜烂型、外生菜花型(图 14-2)、内生浸润型和溃疡型。

图 14-2 子宫颈癌外生菜花型

2. 子宫颈腺癌 少见,约占子宫颈癌的 5%~10% 左右。腺癌的肉眼形态与鳞癌基本相同。镜下表现为乳头状腺癌、黏液腺癌、管状腺癌等。子宫颈腺癌对放射和药物疗法敏感性差,预后不良。

(三) 扩散及转移

1. 直接蔓延 癌组织可累及阴道穹隆及阴道壁,向上浸润整段宫颈,但很少侵犯宫体,向两侧可侵犯宫旁及盆壁组织。晚期向前侵入膀胱,向后累及直肠。

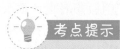

考点提示

子宫颈癌的病变特点

2. 转移 子宫颈癌最常见和最重要的转移途径是经淋巴管转移至宫旁淋巴结等。血行转移较少见,晚期可经血道转移至肺、骨、肝等处。

(四) 病理临床联系

早期子宫颈癌常有白带增多,与子宫颈糜烂不易区别。检查时仅见宫颈黏膜粗糙,触之易出血,做阴道脱落细胞学检查,涂片有异常者,应配合碘试验或活检有助于诊断。对已婚妇女定期做宫颈脱落细胞学防癌检查,可早期发现子宫颈癌。随病变进展,癌组织破坏血管,患者出现不规则阴道出血,癌组织坏死继发感染,使白带增多,有腥臭味。晚期浸润压迫盆腔神经,出现下腹部及腰骶部疼痛。

四、葡萄胎

葡萄胎与妊娠有关,是胎盘绒毛的一种疾患,又称水泡状胎块,以绒毛间质高度水肿、滋养层细胞不同程度增生为特征。以 20 岁以下和 40 岁以上的女性多见。

1. 病因和发病机制 葡萄胎的病因及本质尚未完全阐明。多数学者认为葡萄胎是一种由滋养层细胞发生的良性肿瘤,少数学者认为葡萄胎是一种病理妊娠,因受精卵染色体异常导致胚胎早期死亡,绒毛内血液循环停止,呈退行性变所致。

2. 病理变化　肉眼观:胎盘绒毛高度水肿,形成透明或半透明的薄壁水泡,水泡之间有结缔组织相连成串,状似葡萄。镜下观:①绒毛间质高度水肿;②绒毛间质内血管消失;③绒毛膜滋养层细胞有不同程度的增生,并有轻度异型性(图14-3)。

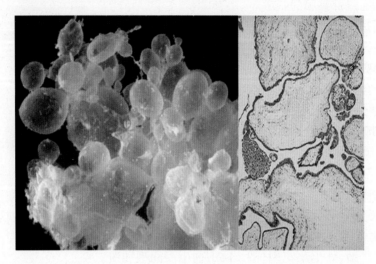

图 14-3　葡萄胎

3. 病理临床联系　患者多半在妊娠的第11周至25周出现症状。由于胎盘绒毛的过度增生和水肿,致子宫体积明显增大,与妊娠月份不相符合;因胚胎早期死亡,故临床检查听不到胎心,扪不到胎体,患者也不觉胎动;增生的滋养层细胞有较强的侵袭血管能力,故子宫反复不规则流血;由于增生的滋养层细胞分泌绒毛膜促性腺激素(HCG)增多,患者血、尿中 HCG 水平超出正常妊娠水平数倍以上,故尿妊娠试验呈强阳性。

考点提示
葡萄胎的病变特点

4. 结局　葡萄胎经彻底刮宫手术可完全治愈。约有 10% 的病人可发展为侵袭性葡萄胎,约 2% 发展为绒毛膜上皮癌。

五、侵袭性葡萄胎

侵袭性葡萄胎又称恶性葡萄胎,多继发于葡萄胎之后。侵袭性葡萄胎与良性葡萄胎的主要区别是水泡状绒毛侵入子宫肌层,引起子宫肌层出血坏死,甚至向子宫外侵袭累及阔韧带,或经血管栓塞至阴道、肺、脑等远处器官。

镜下,滋养层细胞增生程度和异型性比良性葡萄胎显著。常有出血坏死,其中可见水泡状绒毛或坏死的绒毛。

大多数侵袭性葡萄胎对化疗敏感,预后良好。

六、绒毛膜上皮癌

绒毛膜上皮癌简称绒癌,是滋养层细胞的高度恶性肿瘤。绝大多数与妊娠有关。约半数继发于葡萄胎,25% 继发于自然流产,20% 见于正常妊娠,少数见于早产或异位妊娠。20

岁以下和 40 岁以上的女性为高危人群。

1. 病理变化　肉眼观:癌肿呈不规则结节状,多位于子宫底,突出于子宫腔内并向肌层浸润,甚至穿透浆膜。癌结节出血坏死,呈紫蓝色或暗红色。镜下观:癌组织由分化较差的细胞滋养层和合体滋养层两种瘤细胞组成,细胞异型性明显,核分裂象多见。两种癌细胞混合排列成巢状或条索状,肿瘤本身无间质、无血管、无绒毛结构。因而癌细胞的生长主要依靠侵袭邻近血管而得到营养,故癌组织与正常组织有明显出血坏死,易发生血道转移,以肺最常见,其次为脑、胃肠道、肝和阴道壁等处。无绒毛形成是绒癌与侵袭性葡萄胎最主要的鉴别点。

2. 病理临床联系　多数患者在葡萄胎刮宫术后或足月产后数天至数月发生持续性阴道不规则出血,子宫体大且软。血中 HCG 水平持续升高,尿妊娠试验阳性。此外还可出现咯血、头痛、呕吐、贫血、休克等。

3. 结局　虽然绒癌恶性度很高,但化疗效果较好,绒癌死亡率已明显下降。

第二节　乳腺疾病

一、乳腺增生病

乳腺增生病又称乳腺腺病或乳腺结构不良,是最常见的乳腺疾病。多发生于 25~45 岁之间的女性。一般认为发病多与卵巢内分泌失调,导致孕激素减少而雌激素分泌过多,刺激乳腺组织增生过度有关。临床表现为乳腺肿块,乳腺胀痛可单侧或双侧,可单发或多发。据乳腺组织增生变化的形态特点分三种类型。

(一) 乳腺组织增生

是本病的早期病变,临床上以乳腺周期性疼痛为特征,病变部位可触及弥散的颗粒状肿块,边界不清,质韧。肉眼无明显变化,光学显微镜下可见乳腺小叶大小不一,小导管轻度扩张或有小囊形成,乳腺小叶间质纤维组织增生。多数病变可自行消失,少数发展为乳腺腺病。

(二) 乳腺腺病

乳腺腺病是以乳腺小叶腺泡,末梢导管和结缔组织不同程度的增生为特征、小叶结构基本保存的病变。依其组织学变化的不同阶段分为 3 种类型。

1. 小叶增生型　为腺病的早期阶段,主要表现小叶数目增多,小叶内导管和腺泡增多,致小叶体积增大,上皮细胞呈双层或多层,小叶间质变化不明显。

2. 纤维腺病型　由小叶增生型发展而来,同时间质结缔组织增生明显,故又称硬化性腺病。

3. 小叶纤维化型　是腺病晚期表现,间质内大量纤维组织增生,腺泡受压萎缩,消失,往往仅残留萎缩的小导管。

(三) 乳腺囊性增生症

乳腺囊性增生症,又称乳腺囊肿病,较为常见,临床上多为双侧多发性结节,边界不清、大小不等,时有乳头溢液。病变以小叶末梢导管或腺泡扩张成囊为特征。囊肿上皮萎缩或增生,上皮多为扁平上皮,也可为柱状、立方上皮,有时上皮可见大汗腺样上皮化生,部分上皮增生呈乳头状,乳头丰富互相连接可形成筛状结构,也有的呈实心团块。增生的上皮非典型增生时易癌变,属癌前病变。

二、乳腺癌

 病例 14-3

患者,女,46 岁。1 年前无意中发现左乳腺外上方有一黄豆大小的肿块,无疼痛,局部不红不热,未引起重视。近 1 个月生长速度较快,现已长大至拇指大,因此就诊入院。体格检查发现:双乳不对称,左侧外上象限明显隆起。皮肤表面呈橘皮样改变,乳头略向下凹陷。扣之发现一个 2.5cm 直径的包块,质地较硬,边界欠清楚,较固定。

问:1. 本病例最可能的临床诊断是什么?

2. 乳房皮肤的局部表现是怎样形成的?

乳腺癌是妇女常见恶性肿瘤,发病率呈缓慢上升趋势,多发生于中年妇女。乳腺癌约半数发生于乳腺外上象限,其次为乳腺中央区,其他部位少见。男性乳腺癌少见,仅占 1% 左右,预后较差。

乳腺癌起病隐匿,临床上除乳房内硬结外,无其他不适症状,患者往往是自我检查或体检时发现。采用乳腺 X 线摄影或超声波检查有助于早期发现直径小于 1cm 的乳腺癌。

(一) 病因及发病机制

乳腺癌的病因和发病机制尚未完全阐明,其发生可能与下列因素有关。

1. 雌激素作用 主要是雌激素水平过高或长期服用雌激素导致乳腺上皮过度增生发生癌变。也与不婚、不育、不哺乳有关。

2. 遗传因素 某些乳腺癌患者有家族遗传倾向,有乳腺癌家族史的妇女,其发病比无家族史者高 2~3 倍,发生年龄也较早。

3. 环境因素 乳腺癌有明显的地理区域分布,可能与生活环境不同和高脂饮食有关。

4. 放射线 在原子弹爆炸后幸存女性中,乳腺癌发生机会明显增加,长期大量接触放射线或放射线检查治疗,可诱发乳腺癌。

5. 其他 乳腺纤维囊性变或病毒感染也与乳腺癌形成有关。

(二) 病理变化

乳腺癌多起源于导管上皮,少数来自乳腺小叶终末导管。乳腺癌分类复杂,据其组织结构基本上可分为导管癌及小叶癌两型。

1. 导管癌 此类癌多见,据是否浸润又分为非浸润性癌及浸润性癌。

(1) 非浸润性癌:又称导管内原位癌,发生于乳腺小叶的终末导管上皮。癌细胞局限于扩张的导管腔内,导管基底膜完整,癌细胞在导管内可呈实心排列,或乳头状、筛状等多种形式排列。若在癌巢或腔内发生坏死,挤压时可由导管内溢出灰黄色软膏样坏死物,状如皮肤粉刺,故有粉刺癌之称。

(2) 浸润性癌:由导管内癌发展而来,癌细胞突破导管基底膜向间质浸润,是最常见的类型,约占乳腺癌的 70% 左右,癌细胞排列呈条索、团块、巢状,或伴有腺样结构,异型性明显。常见局部肿瘤细胞坏死。依据癌细胞实质和纤维组织间质的比例不同,又分为单纯癌(实质与间质比例大致相等)、硬癌(实质少间质多)和非典型髓样癌(癌实质多于间质)。

肉眼观,肿瘤呈灰白色,质硬,切面有砂砾感,无包膜,与周围组织分界不清,活动差,乳腺皮肤常呈橘皮样外观,乳头可内陷(图14-4)。

2. 小叶癌 少见,发生于乳腺小叶,分小叶原位癌和浸润性小叶癌两类。

(1)小叶原位癌:发生于乳腺小叶的末梢导管和腺泡。临床上一般无明显肿块,常因其他乳腺疾病切除标本发现。镜下可见扩张的乳腺小叶末梢导管和腺泡内充满癌细胞。如能及时治疗,预后较好。

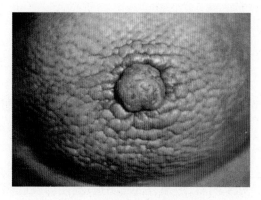

图14-4 乳腺癌橘皮样外观

(2)浸润性小叶癌:由小叶原位癌穿破基底膜发展而来。癌细胞呈单行串珠状或条索状浸润于纤维间质之间。肉眼观:肿块切面橡皮样,灰白色柔韧,边界不清。该型生长缓慢,预后较好。

3. 典型髓样癌 较少见。肉眼观:肿块体积大,灰白色,质软如脑髓样,边界清楚,常有出血和坏死。镜下观:癌细胞多而且大,异形性明显,可广泛坏死,有明显淋巴细胞浸润。尽管该肿瘤细胞明显异型,但一般生长缓慢,预后较好,淋巴结转移较晚也较少见。

(三)扩散与转移

1. 直接蔓延 癌组织可直接浸润乳腺实质,乳头,皮肤、筋膜、胸肌及胸壁。

2. 淋巴道转移 是乳腺癌最常见的转移途径,发生也较早。首先转移至同侧腋窝淋巴结,晚期可转移至锁骨和锁骨上淋巴结。位于乳腺内上象限的乳腺癌常转移至乳内动脉旁淋巴结,进一步至纵隔淋巴结。偶尔经胸壁深筋膜淋巴管转移至对侧腋窝淋巴结。

3. 血道转移 晚期乳腺癌可经血道转移至肺、肝、骨、脑等组织器官。

第三节 性传播疾病

性传播疾病是指通过性行为而传播的一类疾病,包括梅毒、淋病、性病性淋巴肉芽肿、腹股沟肉芽肿和软下疳等。

一、淋病

淋病是由淋球菌引起的急性化脓性炎症,病变主要累及泌尿生殖器官。

(一)病因及传染途径

淋球菌属革兰阴性奈瑟氏菌属,传染性极强。患者及无症状带菌者是本病的传染源。淋病多数通过性交传染,也可通过污染的衣物、毛巾、被褥、浴盆等发生间接传染。

(二)病理变化及临床病理联系

淋病的病变特征为化脓性炎伴肉芽组织形成,以及浆细胞浸润和纤维化。受感染的2~7天,尿道和尿道附属腺呈急性卡他性化脓性炎症,尿道口、女性外阴及阴道口黏膜充血,水肿,并有脓性渗出物自尿道口流出。如未经有效及时治疗,在男性病变可蔓延至后尿道及其附属腺,波及前列腺、精囊、附睾;女性则蔓延至前庭大腺、尿道旁腺。少数女性患者由于经期、流产等诱因,引起子宫内膜炎和急性输卵管炎,进一步可发展为输卵管积脓、输卵管卵巢脓肿、弥漫性腹膜炎以及中毒性休克等严重后果。

二、尖锐湿疣

(一)病因及传染途径

尖锐湿疣是由人乳头状瘤病毒（HPV）感染引起，尤以 HPV6.11 型最为常见。人类是唯一自然宿主。患者及无症状的带病毒者是本病的主要传染源，主要的传染途径是性接触，也可间接传播（如浴巾、浴缸、毛巾、牙刷等）。

(二)病理变化及临床病理联系

本病好发部位，男性依次为冠状沟、龟头、包皮、包皮系带、尿道口或肛门附近等；女性多见于阴唇、阴蒂、宫颈、阴道、会阴部及肛周等。偶见生殖器外部位即乳房、腋窝、腹股沟、口腔等。

1. 肉眼观　初起呈散在小而尖的乳头，逐渐增大增多，表面呈疣状颗粒，凹凸不平，可互相融合形成鸡冠状或菜花状团块，质较软，湿润，粉红色，常易感染发生溃烂，触之易出血。

2. 镜下观　上皮增生呈乳头状，上皮脚下延，呈假上皮瘤样增生。表面覆盖鳞状上皮，角质层增厚，角化不全，棘细胞增生、肥厚，散在可见多少不等的空晕细胞。真皮层毛细血管和淋巴管扩张，大量慢性炎细胞浸润。

临床上多数患者无明显症状，少数有异物感、瘙痒、灼痛，局部分泌物或白带增多等症状。本病可在几个月内自然消退，也可持续多年，甚至恶变。

三、艾滋病

(一)病因和发病机制

本病是由人类免疫缺陷病毒（HIV）感染引起，患者和无症状病毒携带者是本病的传染源。HIV 主要存在于宿主的血液、精液、子宫及阴道分泌物和乳汁中。艾滋病的传染途径有：①性接触传播；②应用污染的针头作静脉注射；③输入感染者的血液和血制品；④母体病毒经胎盘感染胎儿或哺乳感染婴儿；⑤医务人员职业性传播（少见）。

HIV 进入人体血液后，主要攻击和破坏辅助性 T 细胞，使辅助性 T 细胞减少，导致细胞免疫功能缺陷，从而引起机会性感染和恶性肿瘤发生。

(二)病理变化

艾滋病的病理变化包括全身淋巴组织的变化、机会性感染和恶性肿瘤三个方面。

1. 淋巴组织的病变　早期淋巴结肿大，镜下见淋巴滤泡明显增生，生发中心活跃，髓质可见较多浆细胞。晚期淋巴细胞消失殆尽，仅有一些巨噬细胞和浆细胞残留，脾、胸腺也可见淋巴细胞减少。

2. 机会性感染　多种感染如真菌、弓形虫、新隐球菌和病毒感染等常混合存在，以中枢神经系统、肺、消化道感染最为常见。

3. 恶性肿瘤　约 30% 的患者可发生 Kaposi 肉瘤，其次易伴有淋巴瘤。

(三)临床病理联系

本病潜伏期长，一般认为数月至 10 年或更长时间才发病。艾滋病按病程分为三个阶段：①早期或称急性期。感染 HIV3~6 周后出现咽痛，发热、肌肉酸痛等一些非特异性表现。②中期或称慢性期。此期机体的免疫功能与病毒处于相互抗衡阶段，本期可长达数年，临床可以无明显症状，或出现明显的全身淋巴结肿大，伴发热、乏力、皮疹等。③后期或称危险期。机体免疫功能全面崩溃，病人持续发热、乏力、消瘦和腹泻，并出现神经系统症状，明显机会性感染及恶性肿瘤。血液检查淋巴细胞明显减少,CD4$^+$细胞减少更为显著。

本病预后极差,死亡率高达100%,因此大力开展预防艾滋病流行仍至关重要。

 小结

　　慢性子宫颈炎多由感染、损伤、局部环境改变引起,主要表现为白带增多,伴下腹坠胀和腰骶部酸痛,可分为子宫颈糜烂、子宫颈息肉、子宫颈腺体囊肿和子宫颈肥大。

　　子宫内膜增生症主要表现为不规则阴道流血和月经过多,多见于青春期和绝经期妇女,主要与卵巢功能紊乱导致雌激素分泌过多,孕激素减少有关。

　　子宫颈癌是女性生殖系统中最常见恶性肿瘤,其中鳞状细胞癌占95%。

　　葡萄胎与妊娠有关,以绒毛间质高度水肿、滋养层细胞不同程度增生为特征。侵袭性葡萄胎多继发于葡萄胎之后,与良性葡萄胎的主要区别是水泡状绒毛侵入子宫肌层。绒毛膜上皮癌简称绒癌,是滋养层细胞的高度恶性肿瘤,绝大多数与妊娠有关。

　　乳腺增生症为非炎症、非肿瘤性疾病,以乳腺实质和间质增生为特点。分为乳腺组织增生、乳腺腺病、乳腺囊肿病三种,乳腺囊肿病伴非典型增生视为癌前病变。

　　乳腺癌多发生于乳腺外上象限,早期为无痛性肿块,晚期出现乳头下陷或乳腺皮肤"橘皮样"外观,甚至溃烂等。

　　性传播疾病是由性行为引起感染和传播的一组疾病。淋病是最常见的性病,由淋球菌引起,病变为泌尿生殖道黏膜的化脓性炎症,主要表现为尿痛、尿道口流脓。尖锐湿疣是由人类乳头状瘤病毒引起,病变呈疣状或乳头状新生物,多发生于大小阴唇、阴道、尿道口、宫颈和肛门周围。艾滋病是由人类免疫缺陷病毒感染引起,以T细胞免疫缺陷为主要特征的传染病,传染性强,死亡率高。

目标测试

A1 型题

1. 下列哪一种慢性子宫颈炎有可能发展为子宫颈癌

    A. 子宫颈糜烂　　　　　　　B. 子宫颈息肉　　　　　　C. 子宫颈肥大

    D. 子宫颈腺体囊肿　　　　　E. 宫颈糜烂伴上皮非典型增生

2. 关于子宫内膜增生症,下列哪项是**错误**的

    A. 临床上主要表现为不规则子宫出血

    B. 多见于育龄期和更年期妇女

    C. 孕激素分泌过多

    D. 腺体过度增生,间质也增生

    E. 发生非典型增生属癌前病变

3. 子宫颈癌最常发生于

    A. 子宫颈管　　　　　　　　B. 子宫颈内口　　　　　　C. 子宫颈外口

    D. 子宫颈前唇　　　　　　　E. 子宫颈后唇

4. 下列哪一项**不是**葡萄胎镜下特点

    A. 绒毛间质血管充血

    B. 绒毛间质高度水肿

C. 绒毛膜的滋养叶细胞增生

D. 绒毛间质血管消失

E. 上述病变中以滋养层细胞增生最为重要

5. 关于乳腺增生症,下列哪些改变可视为癌前病变

    A. 乳腺小导管扩张呈囊腔

    B. 上皮呈非典型增生

    C. 乳腺导管上皮增生形成乳头状

    D. 乳腺间质纤维组织增生,腺泡萎缩

    E. 乳腺小叶数目增多,小叶体积增大

6. 乳腺癌最常见的淋巴结转移部位是

    A. 同侧腋窝   B. 双侧腋窝   C. 乳头周围

    D. 纵隔旁   E. 同侧锁骨上窝

7. 淋病属于

    A. 急性增生性炎   B. 急性出血性炎   C. 急性浆液性炎

    D. 急性纤维素性   E. 急性化脓性炎

8. 尖锐湿疣病原体为

    A. HIV   B. HPV   C. HBV

    D. HCV   E. HDV

9. 关于艾滋病的传染途径,下列哪项应**除外**

    A. 性接触传播   B. 输血传播   C. 污染针头传播

    D. 消化道传播   E. 经胎盘和哺乳传播

(周士珍)

第十五章 传 染 病

学习目标

1. 掌握：结核病的基本病理变化；原发性肺结核及继发性肺结核的病变特点；伤寒、细菌性痢疾、流行性脑脊髓、乙型脑炎的病变特点及病理临床联系。
2. 熟悉：结核病的转归。
3. 了解：伤寒、细菌性痢疾的病因、传播途径、发病机制。

第一节 结 核 病

一、概述

结核病是由结核杆菌引起的一种慢性传染病。典型病变为结核结节形成并伴有不同程度的干酪样坏死。全身各脏器、组织均可累及，但以肺结核病最常见。主要临床表现有午后低热、盗汗、疲乏无力、食欲缺乏、消瘦等全身中毒症状和受累器官相应的症状、体征。

（一）病因及发病机制

1. 病原菌　结核病的病原菌是结核杆菌，对人体有致病作用的主要是人型和牛型。其致病力主要与菌体所含的化学成分有关。

2. 传播途径　结核病主要经呼吸道传播，肺结核患者是主要传染源，也可经消化道传播，少数经皮肤伤口传播。

3. 发病机制　结核杆菌侵入机体后是否发病及其病变性质和发展经过如何，主要取决于感染结核杆菌的数量、毒力和机体的反应状态，其中机体的反应状态（免疫反应和迟发型变态反应）在结核病的发病学上起着特别重要的作用，它决定了结核病的发展方向。一般认为，结核病的免疫反应以细胞免疫为主，是机体杀灭结核杆菌的主要形式。

接种卡介苗，是目前预防结核病的有效方法，基因诊断技术是近年来结核病诊断上的重大突破，可快速鉴定和诊断结核病。

（二）病理变化

由于机体的反应性和感染细菌的数量、毒力及组织的特性不同，结核病的基本病理变化可表现为以下几方面：

1. 以渗出为主的病变　当感染细菌数量多、毒力强，机体的免疫力低而变态反应较强时，常出现渗出性病变。多发生在疾病早期或病变恶化时，主要表现为浆液性或纤维素渗出。

在渗出液和巨噬细胞中可见结核杆菌。渗出物可完全吸收不留痕迹,或转变为以增生或坏死为主的病变。

2. 以增生为主的病变　当细菌量少、毒力低或机体免疫反应较强时,则发生以增生为主的变化,形成具有诊断价值的结核结节。

结核结节是由上皮样细胞、朗汉斯(Langhans)巨细胞以及外周聚集的淋巴细胞和少量成纤维细胞构成的肉芽肿(图 15-1)。典型的结核结节中央有干酪样坏死。上皮样细胞由巨噬细胞吞噬结核杆菌后转变而来,多呈梭形,胞浆丰富。多个上皮样细胞相互融合形成多核的朗汉斯巨细胞。

单个结核结节非常小,肉眼不易看到,几个结节融合成较大结节时才能看

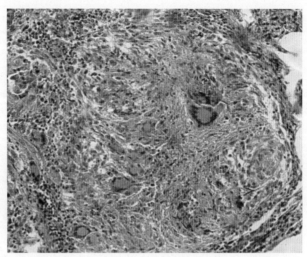

图 15-1　结核结节

见。融合的结核结节境界清楚,约粟粒样大小,呈灰白色半透明状,有干酪样坏死时略显微黄。

增生性病变如进一步好转,则上皮样细胞变为成纤维细胞,结核结节发生纤维化。

3. 以坏死为主的病变　当细菌量多、毒力强,机体抵抗力低下或变态反应较强时,以渗出或增生为主的病变可发展为干酪样坏死。由于含脂质较多而呈淡黄色,均匀、细腻,质地较实,状似奶酪,故称

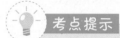

考点提示

结核病的特征性病变

干酪样坏死,是一种特殊类型的凝固性坏死。镜下为红染无结构的颗粒状物,新鲜病灶内含结核杆菌。

上述三种变化往往同时存在而以某一种病变为主,且可以互相转化。

(三) 转归

1. 转向愈合

(1) 吸收、消散:为渗出性病变的主要愈合方式。渗出物经淋巴道吸收而使病灶缩小或消散。较小的干酪样坏死灶及增生性病灶经积极治疗也可被吸收。

(2) 纤维化:增生性病变和小的干酪样坏死灶,可逐渐纤维化,形成瘢痕而愈合。

(3) 包裹、钙化:较大的干酪样坏死灶难以全部纤维化,由其周边纤维组织增生将坏死物包裹,坏死物逐渐干燥浓缩,并可有钙盐沉积,形成钙化。

2. 转向恶化

(1) 浸润进展:病变恶化时,病灶周围出现渗出性病变,继而发生干酪样坏死,范围不断扩大。

(2) 溶解播散:干酪样坏死物发生液化,可经体内的自然管道(如支气管、输尿管等)排出,而在局部形成空洞。液化的坏死物内含大量结核杆菌,在排出过程中可播散到其他部位,形成新的结核病灶。结核杆菌也可经血道和淋巴道播散到全身,引起多处结核病灶。

二、肺结核病

结核杆菌主要经呼吸道侵入人体,故肺是发生结核病最常见的器官。可分为原发性和

继发性两大类。

病例 15-1

患者,男,12 岁。近 2 个月持续午后低热,体温 37~38℃,盗汗,除轻微咳嗽外全身无明显不适。查体无明显阳性发现,结核菌素皮试阳性。X 线显示右肺下叶上部有直径约 0.5cm 的圆形病灶,肺门淋巴结略大。

问:该该者最有可能的临床诊断是什么?

(一) 原发性肺结核病

机体第一次感染结核杆菌所引起的肺结核病称为原发性肺结核病,多见于儿童,故又称儿童型肺结核病。

1. 病变特点 原发性肺结核病原发病灶常位于肺上叶下部或下叶上部近胸膜处,直径约为 1~1.5cm,色灰黄。病灶开始为渗出性炎,继而发生干酪样坏死。由于初次感染结核杆菌,机体缺乏免疫力,结核杆菌很快侵入淋巴管,循淋巴液引流到所属肺门淋巴结,引起结核性淋巴管炎和淋巴结炎。肺内原发病灶、结核性淋巴管炎和肺门淋巴结结核三者合称原发综合征,系原发性肺结核病的特征性病变,X 线呈哑铃状阴影,临床上常无明显的症状和体征。

2. 转归 95% 的患者可因机体细胞免疫的建立,病灶逐渐发生纤维化和钙而逐渐愈合。少数营养不良或同时患有其他传染病的患儿,因机体抵抗力低下,病变恶化。肺门淋巴结病变继续发展,形成支气管淋巴结结核;也可经支气管播散至邻近或远隔的肺组织;有的甚至经血道播散,形成粟粒性肺结核病或全身粟粒性结核病和肺外结核病。

(二) 继发性肺结核病

继发性肺结核病是再次感染结核杆菌所引起的肺结核病,多见于成人,又称成人型肺结核病。

继发性肺结核病发病时机体对结核杆菌已产生一定的免疫力,故其病变和临床表现都比较复杂,病变特点如下:①早期病变多位于肺尖部,以右肺多见;②由于机体具有一定的免疫力,病变常以增生为主,且病变常局限于肺内,以支气管播散为主;③由于变态反应,病变易发生干酪样坏死,且易液化溶解形成空洞;④病变复杂,增生、渗出、变质交织,新旧病变共存;⑤病程较长,随着机体免疫力和变态反应的消长,病情时好时坏。

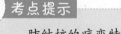
考点提示

肺结核的病变特点

原发性肺结核与继发性肺结核病的比较见表 15-1。

表 15-1 原发性和继发性肺结核病的比较

	原发性肺结核	继发性肺结核
结核杆菌感染	初次	再次
发病人群	儿童	成人
病理特点	原发综合征	病变多样,新旧病灶交杂
起始病灶	上叶下部,下叶上部靠近胸膜处	肺尖部
主要播散途径	淋巴道和血道	支气管
病程	短,大多自愈	长,需治疗

167

根据病变特点和临床经过,继发性肺结核病可分为以下几种类型。

1. 局灶型肺结核 为早期病变。病灶常位于肺尖部,多以增生性病变为主,中央可发生干酪样坏死。患者常无明显症状,往往体检时经 X 线检查发现。少数免疫力低下的患者可转为浸润型肺结核。

2. 浸润型肺结核 是临床最常见的活动性肺结核病。病变多位于肺尖或锁骨下区,最初以渗出为主,中央有不同程度的干酪样坏死。患者常有低热、盗汗、乏力、咳嗽等症状,X线检查病灶呈边缘模糊的絮状阴影。早期合理治疗可愈合,治疗不及时或患者抵抗力过低时,病变可恶化发展为干酪样肺炎或慢性纤维空洞型肺结核。

3. 慢性纤维空洞型肺结核 又称开放性肺结核病,是结核病的主要传染源。该型病变有两个明显特征:①厚壁空洞形成。镜下空洞壁分为 3 层:内层为含有大量结核杆菌的干酪样坏死物,中层为结核性肉芽组织,外层为纤维结缔组织。②肺广泛纤维化。肺内形成新旧不一、大小不等的病灶,广泛破坏肺组织,最终使肺组织发生纤维化而硬变。(图 15-2)

4. 干酪样肺炎 由浸润型肺结核病灶蔓延或结核杆菌经支气管播散所致。病灶急剧恶化、进展,出现大片干酪样坏死,肺泡腔内有大量浆液纤维素性渗出物。患者中毒症状明显,病变发展迅速,病情危重,病死率高,故有"奔马痨"或"百日痨"之称。

5. 结核球 是直径为 2~5cm、孤立球状、由纤维包裹的干酪样坏死灶,又称结核瘤(图 15-3)。病变相对静止,常无临床症状,但由于坏死较大,又有纤维环绕,药物难以进入,治愈可能性较小。当机体免疫力下降时,病灶还可恶化,干酪样坏死灶液化、扩大,纤维包膜破溃,造成播散。

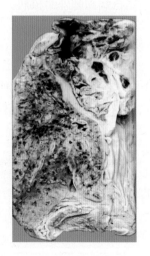 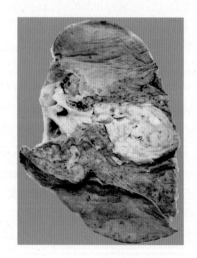

图 15-2 慢性纤维空洞型肺结核　　　　图 15-3 肺结核球

6. 结核性胸膜炎 根据病变性质可分为渗出性和增生性两种,以渗出性结核性胸膜炎常见。渗出性结核性胸膜炎多见于青年人,病变主要以浆液渗出为主;增生性结核性胸膜炎病变多为局限性,以增生为主,使胸膜增厚、粘连。

三、肺外器官结核病

肺外结核病多由原发性肺结核病经血道或淋巴道播散所致。

1. 肠结核病 好发于回盲部。依其病变特点分为两型:①溃疡型:较常见,溃疡长轴与肠管长轴垂直,其底部为干酪样坏死及结核性肉芽组织,可达肌层。溃疡愈合后因瘢痕收缩使肠腔狭窄。②增生型:回盲部大量的结核性肉芽组织增生并引起肠壁纤维化,引起肠腔狭窄。

2. 结核性脑膜炎　多见于儿童。病变以脑底部最明显,在蛛网膜下腔积聚大量灰黄色黏稠渗出物。脑脊液循环受到影响,可引起脑积水、颅内压升高的症状。

3. 肾结核病　青壮年男性多见,多为单侧性。病变从结核性肉芽肿发展为干酪样坏死,继而形成空洞,洞壁有干酪样坏死物附着。临床上因干酪样坏死物随尿排出则形成“脓尿”。

4. 骨与关节结核病　骨结核病好发于儿童和青少年。以椎骨、长骨骨骺端最常见。关节结核病多继发于骨结核,通常始于长骨骨骺或干骺端,累及关节软骨和滑膜而引起关节结核。关节结核痊愈后,关节腔常被纤维组织填充,造成关节强直,失去运动功能。

第二节　伤　　寒

伤寒是由伤寒杆菌引起、以全身单核巨噬细胞系统的增生为病变特征的急性传染病。尤以回肠末端淋巴组织的病变最为突出。临床主要表现为持续高热、相对缓脉、脾肿大、皮肤玫瑰疹及中性粒细胞和嗜酸性粒细胞减少等。

一、病因及发病机制

伤寒患者或带菌者是本病的传染源。伤寒杆菌属沙门菌属,革兰阴性杆菌。细菌随粪、尿排出,污染食品、饮用水等;或以苍蝇为媒介,经口入消化道而感染。夏秋季常见。

伤寒杆菌在胃内大部分被破坏,当感染菌量较大时,细菌可到达小肠,尤其是回肠,侵入肠壁淋巴组织,如回肠末端的集合淋巴小结或孤立淋巴小结。最后可入血,引起菌血症。血液中的细菌很快就被全身单核巨噬细胞系统的细胞所吞噬,并在其中大量繁殖,致肝、脾、淋巴结肿大。此期患者没有临床症状,持续10天左右。随着细菌的繁殖和内毒素释放再次入血,患者出现毒血症和败血症表现。伤寒杆菌可在胆囊中大量繁殖,当随胆汁再次入肠时,可使已致敏的淋巴组织坏死、脱落形成溃疡。

二、病理变化及与临床联系

伤寒杆菌引起的炎症是以巨噬细胞增生为特征的急性增生性炎。巨噬细胞吞噬伤寒杆菌、红细胞和细胞碎片形成伤寒细胞。伤寒细胞常聚集成团,形成伤寒肉芽肿(伤寒小结),是伤寒的特征性病变。

(一)肠内病变

伤寒按病变发展过程可分4期:①髓样肿胀期:发病第1周,回肠下段集合淋巴小结和孤立淋巴小结增生、肿胀,形成色灰红、质软的隆起,状似脑回(图15-4)。②坏死期:发病第2周,病灶局部肠黏膜坏死。③溃疡期:坏死肠黏膜脱落后形成溃疡,其长轴与肠的长轴平行。溃疡深及黏膜下层,严重者可深达肌层及浆膜层,甚至穿孔。如侵及小动脉,可引起严重出血。④愈合期:相当于发病第4周,溃疡处新生的肉芽组织将其填平,溃疡愈合。临床上由于抗生素的使用,

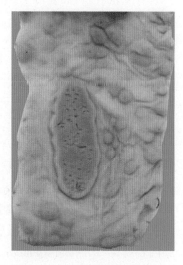

图 15-4　肠伤寒髓样肿胀期

上述 4 期的典型病变已少见。

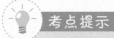
(二)肠外病变

患者肝、脾的巨噬细胞增生致肝、脾大;骨髓内也有巨噬细胞增生,影响骨髓的造血功能致血液中白细胞数目减少;心肌纤维肿胀、坏死,重者出现中毒性心肌炎,由于内毒素对心肌的影响及副交感神经兴奋性增高,患者出现相对缓脉。有的患者痊愈后仍有伤寒杆菌经肠道排出,是伤寒的重要传染源。

伤寒患者可有肠出血、肠穿孔、支气管肺炎等并发症。如无并发症,一般经 4~5 周痊愈。败血症、肠穿孔和肠出血是本病的主要死亡原因。

第三节 细菌性痢疾

细菌性痢疾是由痢疾杆菌引起的假膜性炎(纤维素性炎)。临床表现有腹痛、腹泻、里急后重、水样便和黏液脓血便等。夏季多发,经消化道传播,儿童多见。

一、病因及发病机制

患者和带菌者是本病的传染源。痢疾杆菌从粪便中排出后可直接或间接(苍蝇为媒介)经口传染给健康人。经口入胃的痢疾杆菌大部分被胃酸杀死,仅少部分进入肠道。是否致病取决于机体抵抗力、细菌的数量和毒力。细菌侵入肠黏膜,在黏膜及固有层内增殖,并释放内毒素,使肠黏膜产生溃疡,并引起全身毒血症。

病例 15-2

男性,36 岁,因发热、腹痛、脓血便 1 天来诊。患者因食不洁食品于 1 天前突然发热,下腹部阵发性疼痛和腹泻,大便 1 天数十次,开始是水样便、量多,后为少量脓血便,伴里急后重。查体:体温 38.5℃,脉搏 96 次 / 分,呼吸 20 次 / 分,血压 120/80mmHg。急性热病容,腹平软,左下腹有压痛,无肌紧张和反跳痛,未触及肿块,肠鸣音 5 次 / 分。实验室检查:血红蛋白 120g/L,血细胞计数 $16×10^9$/L,中性粒细胞 0.88,淋巴细胞 0.12。

问:该患者的临床诊断最有可能是什么

二、病理变化及与临床联系

菌痢的病变主要发生于大肠,尤以乙状结肠和直肠为重。根据肠道病变特征及临床经过的不同,菌痢分为以下三种:

1. 急性细菌性痢疾　病变初期为卡他性炎,黏膜充血、水肿,黏液分泌亢进,中性粒细胞和巨噬细胞浸润,可见点状出血。随后黏膜坏死,渗出大量纤维素。纤维素、炎细胞及细菌等混合成假膜(假膜性炎),覆盖在肠黏膜表面。假膜脱落,形成浅而不规则的溃疡(图 15-5)。临床上由于病变肠管蠕动亢进,引起阵发性腹痛、腹泻等症状。由于炎症刺激直肠壁内的神经末梢,患者出现里急后重和排便次数增多的症状。最初因卡他性炎排出水样便;待肠内容物排尽、假膜脱落形成溃疡后转为黏液脓血便,排出物中有片状假膜。急性菌痢的病程一般为 1~2 周,患者可出现发热、头痛、乏力和白细胞增多等全身中毒症状,经适当治疗大

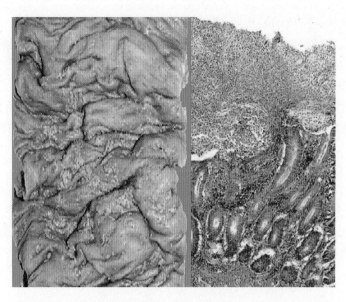

图 15-5　细菌性痢疾

多痊愈,少数病例可转为慢性。

2. 慢性细菌性痢疾　多由急性菌痢转变而来,病程超过两个月以上。病变反复发作,因此新旧病灶同时存在。由于组织的损伤反复修复,可形成瘢痕,从而使肠壁增厚、变硬,严重时可致肠腔狭窄。临床表现为腹痛、腹胀、腹泻等肠道症状,也可出现慢性菌痢急性发作。少数慢性菌痢患者可无明显的症状和体征,成为慢性带菌者及传染源。

3. 中毒性细菌性痢疾　该型起病急,全身中毒症状重,肠道症状轻微,发病后数小时即可出现中毒性休克和呼吸衰竭。本病常由致病力弱的痢疾杆菌引起,多见于 2~7 岁儿童。

第四节　流行性脑脊髓膜炎

流行性脑脊髓膜炎是由脑膜炎双球菌感染引起的脑脊髓膜的急性化脓性炎症。在冬春季可引起流行。患者多为儿童和青少年。临床上可出现发热、头痛、呕吐、皮肤淤点和脑膜刺激症状,严重者可出现中毒性休克。

一、病因及发病机制

脑膜炎双球菌通过呼吸道侵入机体,但一般不发病。当机体抗病能力低下或菌量多、毒力强时,细菌在局部大量繁殖,产生内毒素,引起短期菌血症或败血症,病菌到达脑(脊)膜,定位于软脑膜,引起化脓性脑膜炎。

二、病理变化及与临床联系

肉眼观　蛛网膜下腔充满黄色脓性渗出物,覆盖于脑沟、脑回。由于炎性渗出物的阻塞,脑脊液循环发生障碍,可引起脑室的扩张、脑水肿。患者出现剧烈的头痛、喷射性呕吐、视神经乳头水肿、小儿前囟饱满等颅内高压的症状和体征。脑脊液涂片及培养均可找到脑膜炎双球菌。

镜下观　蛛网膜血管扩张充血,蛛网膜下腔增宽,其中见大量中性粒细胞、浆液及纤维素渗出和少量淋巴细胞、单核细胞浸润。脑实质一般不受累,邻近的脑皮质可有轻度水肿。

严重病例可累及邻近脑膜的脑实质,使神经元变性,引起脑膜脑炎。

当炎症累及脊神经时,神经根在通过椎间孔处受压,颈背部运动时因疼痛表现为颈项强直。在婴幼儿,腰背部肌肉因疼痛发生痉挛,可形成角弓反张的体征。另外,当病变波及腰骶段脊神经,患者出现坐骨神经疼痛,屈髋伸膝试验(Kernig 征)阳性。

由于及时治疗及抗生素的广泛应用,大多数患者可痊愈,病死率已明显下降。极少数患者可并发以下后遗症:脑积水,为脑脊液循环障碍所致;累及颅神经系统引起神经细胞的损伤。

第五节 流行性乙型脑炎

流行性乙型脑炎是由乙型脑炎病毒感染引起的神经细胞变质性炎症,简称乙脑。本病起病急,病情重,死亡率高。临床表现为高热、嗜睡、抽搐、昏迷等。常在夏秋之交流行。儿童发病率明显高于成人,尤以 10 岁以下儿童为多见。

一、病因及发病机制

本病的病原体是乙型脑炎病毒,传染源为乙型脑炎患者和中间宿主如家畜、家禽,传播媒介为蚊子。侵入人体的病毒,先在血管内皮细胞及全身单核巨噬细胞系统中繁殖,然后引起短暂病毒血症。病毒能否进入中枢神经系统,取决于机体免疫反应和血脑屏障功能状态。当免疫功能低下时或血脑屏障不健全者(如儿童),病毒可侵入中枢神经系统引起神经细胞的损伤。

二、病理变化及与临床联系

肉眼观:软脑膜充血、水肿,脑回变宽,脑沟窄而浅,切面可见散在点状出血及小的软化灶。因脑水肿颅内压升高,患者出现头痛、呕吐,严重者可引起脑疝。

镜下观:本病的病变广泛累及脑、脊髓实质,病毒在神经细胞内增殖,引起神经细胞变性、坏死。病变严重时,神经组织坏死、液化,形成筛状软化灶(对本病诊断具有一定的特征意义)(图15-6)。还可见卫星现象和噬神经细胞现象,卫星现象是指一个神经细胞周围由几个胶质细胞围绕的现象;噬神经细胞现象是指坏死的神经细胞被小胶质细胞或血管源性巨噬细胞吞噬的现象。小胶质细胞增生,可形成小胶质细胞结节;变性坏死的神经细胞及血管周围有炎细胞浸润,以单核、淋巴、浆细胞渗出为主,炎细胞围绕血管周围间隙形成血管套。由于脑实质受损,患者出现嗜睡、昏迷等症状。由于脑膜有轻度的炎症反应,临床上也有脑膜刺激症状。

本病早期患者有高热、全身不适等毒血症的表

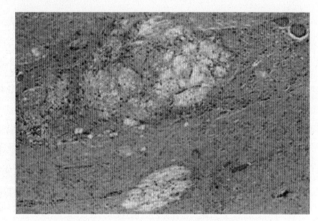

图 15-6 乙脑的筛状软化灶

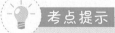
考点提示

流脑的病变性质

现。多数患者经治疗后痊愈。少数患者因脑组织病变较重而恢复较慢,甚至不能恢复而有痴呆、语言障碍、肢体瘫痪等后遗症。病变严重者,有时可因呼吸循环衰竭或并发小叶性肺炎而死亡。

流脑与乙脑的区别见表 15-2。

表 15-2　流脑与乙脑的鉴别表

	流脑	乙脑
病原体	脑膜炎双球菌	乙型脑炎病毒
传染源	患者或带菌者	患者,携带或感染病毒的家畜、家禽
传播途径	借空气飞沫经呼吸道	蚊虫叮咬
流行季节	冬春	夏秋
发病部位	脑脊髓膜	脑实质
病变性质	化脓性炎	变质性炎
临床特点	颅内压升高和脑膜刺激征为主	嗜睡、抽搐、昏迷等神经细胞损害为主

 小结

　　传染病的共同特点是炎症。都具有特定的病原体、特有的感染途径、特殊的流行规律(季节性、易感人群等)和病变性质,这给防治传染病提供了一定的依据。

　　结核病的特征性病变是结核结节形成,伴有不同程度的干酪样坏死。"原发综合症"是原发性肺结核的特征性病变,由原发病灶、结核性淋巴管炎和肺门淋巴结结核所组成。继发性肺结核主要经支气管播散,传染性较强。伴随机体的抵抗力、免疫力与变态反应程度消长转化。肺内病变复杂,病灶新旧掺杂,大小共存,临床可出现多种类型病变:局灶型、浸润型、慢性纤维空洞型、结核球以及结核性胸膜炎。

　　流脑为化脓性炎,病变波及脑膜、脊髓膜及脊神经根,并产生相应临床症状(颅内压增高、脑脊髓膜刺激征等)。

　　乙脑为变质性炎,病变主要在脑实质,神经细胞变性坏死,预后较差。

　　菌痢为急性渗出性炎,病变的下位结肠黏膜以脓性纤维素性炎为特征,可有假膜形成,也可引起中毒性休克。

　　伤寒为急性增生性炎,病变的上位结肠壁淋巴组织内形成典型的伤寒内芽肿为特征,可合并肠出血、肠穿孔。

 目标测试

A1 型题

1. 结核病的主要传播途径是

　　A. 呼吸道　　　　　　B. 消化道　　　　　　C. 血道

　　D. 自然管道　　　　　E. 淋巴道

2. 结核病最易发生的组织器官是

A. 脑   B. 心脏   C. 肺脏

D. 肾脏   E. 肝脏

3. 对结核病最有诊断价值的基本病理变化是

    A. 含大量淋巴细胞和巨噬细胞的渗出液

    B. 类上皮细胞

    C. 找到朗汉斯巨细胞

    D. 结核结节

    E. 粟粒大小结节

4. 原发性肺结核病的病变特点是

    A. 成人多见

    B. 原发灶多位于肺尖部

    C. 肺内形成空洞多见

    D. 由肺内原发病灶、淋巴管炎、肺门淋巴结结核构成

    E. 病程长

5. 关于继发性肺结核病下列哪项叙述是**错误**的

    A. 病变多从肺尖开始

    B. 病变有时以增生为主

    C. 病变不易在血管淋巴管播散

    D. 肺门淋巴结常有明显的病变

    E. 病程长

6. 继发性肺结核病最常见的临床类型是

    A. 局灶型肺结核病   B. 浸润型肺结核病   C. 肺结核球

    D. 干酪样肺炎   E. 慢性纤维性空洞型肺结核病

7. 患儿,男,11 岁。患原发型肺结核,胸部 X 线检查最典型的表现是

    A. 分布均匀的粟粒状阴影   B. 大片致密阴影   C. 哑铃状阴影

    D. 大片云雾状阴影   E. 多发性灶状阴影

8. 伤寒的基本病理变化为

    A. 形成假膜性炎

    B. 肠壁可见中性粒细胞浸润

    C. 黏膜黏液分泌增加

    D. 单核巨噬细胞系统的增生

    E. 患者出现里急后重和排便次数增多

9. 急性细菌性痢疾的肠道病变特点是

    A. 浆液渗出性炎   B. 假膜性炎   C. 化脓性炎

    D. 肉芽肿性炎   E. 变质性炎

10. 下列**不属于**流行性脑脊髓膜炎的病变表现是

    A. 属于化 脓性脑膜炎

    B. 病变累及软脑膜

    C. 脑实质受累出现软化灶

    D. 患者出现脑膜刺激征

E. 由脑膜炎双球菌感染引起

11. 伤寒在肠壁上形成溃疡的特点是

  A. 表浅地图状   B. 口小底大烧瓶状   C. 溃疡长轴与肠长轴平行

  D. 溃疡长轴与肠管长轴垂直 E. 火山口状溃疡

（李雪霖）

实 验 指 导

实验一 组织、细胞的适应、损伤与修复

一、实验要求

1. 会识别萎缩、变性、坏死的大体标本形态变化。
2. 会观察肝脂肪变性,肉芽组织镜下的病变特点。

二、实验内容

大体标本
1. 肾细胞水肿
2. 肝脂肪变性
3. 凝固性坏死
4. 液化性坏死
5. 湿性坏疽或干性坏疽
6. 肾盂积水

病理切片
1. 肝脂肪变性
2. 肉芽组织

【大体标本】

1. 肾细胞水肿 肾体积略增大,混浊无光泽,被膜紧张,切面见边缘外翻,肾皮质增厚。

2. 肝脂肪变性 肝体积稍肿大,边缘较钝,包膜紧张,呈淡黄色,有油腻感。

3. 脾、肾凝固性坏死(梗死)脏器中度肿大,切面可见灰白色的坏死区,致密而干燥,形状不规则,略呈扇形,边界清楚,周围有一圈黑褐色的出血带,坏死灶直达包膜下,表面有少量纤维蛋白渗出。

4. 脑液化性坏死 大脑冠状切面,内囊附近之脑组织见大片不规则液化、坏死区,状似豆渣或破絮样,质软,大部分液化物脱失,仅残留疏松之絮网状结构。

5. 坏疽性阑尾炎 阑尾肿胀增粗,呈污秽黑色,浆膜面有渗出物附着。

6. 肾萎缩(肾盂积水)肾体积增大,切面见肾盂及肾盏明显扩大,肾皮质萎缩变薄,皮髓质分解不清。

【病理切片】

1. 肝脂肪变性 肝细胞质出现圆形空泡(脂肪滴)。空泡大小不等,边界清楚。空泡较大时,核被挤在一边。肝血窦明显受压而变窄。

2. 肉芽组织 肉芽组织主要由成纤维细胞和新生毛细血管组成,浅表部分毛细血管方向与表面垂直,其中有较多的炎细胞浸润。深部肉芽组织排列紧密,炎细胞和毛细血管数量

减少,胶原纤维增多。

实验二　局部血液循环障碍

一、实验要求

1. 会识别肝淤血、脑出血、贫血性脾或肾梗死、出血性肠梗死的大体形态特点。
2. 会观察慢性肝淤血和慢性肺淤血的镜下病变特点。
3. 通过家兔空气栓塞之动物实验,观察空气栓塞时的表现及其产生的严重后果。

二、实验内容

大体标本	病理切片	动物实验
1. 肝淤血(槟榔肝)	1. 慢性肝淤血	家兔空气栓塞
2. 脑出血	2. 慢性肺淤血	
3. 脾或肾贫血性梗死	3. 混合血栓	
4. 肠出血性梗死		

【大体标本】

1. 慢性肝淤血(槟榔肝) 肝脏部分,体积增大。切面为均匀分布的暗褐色区(淤血)与灰黄色区(脂变)交错,形成类似中药槟榔切面的斑纹。

2. 脑出血　脑膜血管扩张充血。切面脑灰白质及沟回清晰,脑实质或脑室腔内充满凝血块,呈黑褐色,局部脑组织破坏。

3. 脾或肾贫血性梗死　脾或肾近被膜面可见灰白色楔形梗死灶,尖端指向脾门或肾门,底部紧贴被膜。梗死灶周围有暗黑色充血出血带。

4. 肠出血性梗死　小肠一段,浆膜面干燥、无光泽,且有纤维素被覆,使表面呈灰白色。切面上病变之肠壁肿胀增厚,黏膜皱襞坏死,各层呈黑褐色。肠腔内充满暗褐色混合物。扭转或套叠处呈灰白色或灰褐色。

【病理切片】

1. 慢性肝淤血　肝小叶中央静脉及其周围肝血窦扩张,充满红细胞,肝细胞索因受压而萎缩或坏死,肝小叶边缘肝细胞可正常或发生脂肪变性。

2. 慢性肺淤血　肺泡壁毛细血管显著扩张充血,肺泡腔内可有粉红色水肿液,红细胞、心力衰竭细胞。高倍镜下,心力衰竭细胞体积大,胞浆内有棕褐色的颗粒状物(为含铁血黄色)。肺间质可有纤维组织增生和含铁血黄素沉着。

3. 混合血栓
(1) 血小板小梁呈均匀红染的分枝状结构,表面附着白细胞。
(2) 小梁间为淡红色细丝网状纤维素,其中充满红细胞。

【动物实验】　家兔空气栓塞
1. 实验目的　认识空气栓塞所能产生的严重后果,以避免护理实践中医疗事故的发生。
2. 实验动物　家兔。
3. 实验器材　兔台,注射器(10ml),动物用解剖器械。

4. 实验方法

(1) 观察家兔一般情况,呼吸、瞳孔大小、角膜反射、口唇颜色等。

(2) 选好兔耳静脉,注入 5~10ml 空气,后观察动物反应。

(3) 待家兔呼吸停止后,打开胸腔(此时动物心脏仍可在跳动),通过扩张的右心耳薄壁,可显示无数的空气泡。将心脏周围的大血管全部结扎、剪断。取出心脏后放入盛水的玻璃器皿中,在水面下将右心房剪开,观察有何现象。

实验三　炎　　症

一、实验要求

1. 会识别纤维素性炎、化脓性炎、炎性息肉大体标本的形态变化。
2. 会观察各类炎细胞、化脓性阑尾炎镜下病变特点。

二、实验内容

大体标本　　　　　　　　　　　　　病理切片

1. 纤维素性心包炎(绒毛心)　　　1. 蜂窝织性阑尾炎
2. 假膜性炎(菌痢)　　　　　　　2. 炎性息肉
3. 急性化脓性阑尾炎
4. 脓肿(肝、肺和脑)
5. 急性重型肝炎
6. 炎性息肉(子宫颈息肉)

【大体标本】

1. 纤维素性心包炎(绒毛心)　心包脏层表面粗糙,有厚层灰白色渗出物覆盖,呈絮状或绒毛状。

2. 假膜性炎(菌痢)　结肠黏膜表面有一层灰黄色、糠皮样假膜,部分假膜有脱落形成大小不一、形状不规则的浅表溃疡。肠壁因充血水肿而增厚。

3. 急性化脓性阑尾炎　阑尾肿胀,浆膜面充血,附有脓性渗出物。切面见阑尾壁增厚,腔内有脓性渗出物。

4. 脓肿　观察肝、肺和脑脓肿标本。切面见脓肿形成,腔内脓液已流失,仅有少许脓液黏附,周围有纤维组织包绕,边界清楚。

5. 急性重型肝炎　肝脏体积明显缩小,包膜皱缩,边缘薄而锐,切面呈土黄色,有些区域呈现红黄相间。

6. 炎性息肉(子宫颈息肉)　子宫颈外口突出、下垂一个带蒂的肿物,蒂与宫颈内口相连。

【病理切片】

1. 蜂窝织性阑尾炎　为阑尾的横切面。阑尾各层均有充血,水肿,有大量中性粒细胞浸润。部分阑尾黏膜坏死脱落,腔内有脓性渗出物。

2. 炎性息肉　子宫颈或鼻息肉组织切面,息肉表面有被覆上皮覆盖,间质较疏松,毛细血管扩张和充血,腺体增生,有较多淋巴细胞和浆细胞浸润,以及少量中性和嗜酸粒细胞浸润。

实验四 肿　瘤

一、实验要求

1. 认识常见肿瘤的大体形态及生长、扩散方式。
2. 认识几种常见肿瘤的大体标本形态变化特点。
3. 认识并描绘几种常见肿瘤的镜下的病变特点。

二、实验内容

大体标本	病理切片
1. 皮肤乳头状瘤	脂肪瘤
2. 甲状腺腺瘤	纤维瘤
3. 食管鳞状细胞癌	结肠腺瘤
4. 纤维瘤	鳞状细胞癌
5. 脂肪瘤	结肠腺癌
6. 纤维肉瘤	纤维肉瘤

【大体标本】

1. 皮肤乳头状瘤　肿瘤突出皮肤表面,呈乳头状,灰白色,以蒂与皮肤相连。
2. 甲状腺腺瘤　甲状腺内有一个肿块,呈球形,边界清楚,包膜完整。切面呈棕红色。
3. 食管鳞状细胞癌　肿块突入食管腔内,表面有坏死、溃疡形成,切面灰白色,向深层组织浸润。
4. 纤维瘤　肿瘤呈球形,有包膜,质较硬。切面呈编织状,灰白色。
5. 脂肪瘤　肿瘤呈分叶状,有包膜,色黄,质软,切面似正常脂肪组织。
6. 纤维肉瘤　肿瘤呈结节状,分界尚清楚,无包膜。切面粉红色,均匀细腻,鱼肉状,有时可见束状组织纵横排列,常有出血坏死。

【病理切片】

1. 脂肪瘤　低倍镜观察肿瘤由分化成熟的脂肪细胞构成,呈大小不一的分叶状,间隔为少量的纤维结缔组织。
2. 纤维瘤　低倍镜观察,胶原纤维排成束状,互相交织,其间有细长的分化好的纤维细胞。高倍镜观察,瘤细胞呈细长形,核小,两端尖,与正常纤维细胞相似。
3. 结肠腺瘤　低倍镜观察,肿瘤向黏膜表面生长,主要由大量腺体组成。腺体大小不等,排列紊乱,腺管间为结缔组织。高倍镜观察,肿瘤细胞呈柱状,排列整齐,细胞核位于基底部,呈栅栏状排列,细胞无明显异型性,与正常结肠腺体结构相似。
4. 鳞状细胞癌　低倍镜观察,癌细胞排列呈片状或条索状,大小不一,癌巢中心区可见排列成同心圆状呈粉红色的角化珠,又称为癌珠。高倍镜观察,高分化鳞癌的癌细胞排列,由癌巢的外层向内观察,外层的癌细胞似基底细胞,内为类似于棘细胞的癌细胞,再内为角化层。低分化鳞癌不形成角化珠,癌细胞大小不等,形态多样,核大深染,可见核分裂象。在癌组织间有纤维结缔组织。
5. 结肠腺癌　低倍镜观察,高分化腺癌细胞呈腺管状排列,排列紊乱,管腔大小不等,腺腔形状极不规则。高倍镜观察,癌细胞大小不一,形态各异,染色加深,呈单层或多层排列,可见核分裂象。低分化腺癌无完整的腺腔样结构,癌细胞排列成实性癌巢,异型性明显,核分裂象多见。

6. 纤维肉瘤　低倍镜观察,肿瘤细胞弥漫分布,无巢状结构。瘤细胞丰富,间质少,瘤细胞与纤维母细胞相似。高倍镜观察,瘤细胞大小不一,呈梭形或圆形,异型性明显,核分裂象多见。

实验五　心血管系统疾病

一、实验要求

1. 识别高血压性心脏病、原发性固缩肾、高血压脑出血、主动脉粥样硬化、心肌梗死等大体标本的形态学变化。
2. 识别小动脉硬化、风湿性心肌炎、动脉粥样硬化的镜下病变特点。

二、实验内容

大体标本	病理切片
1. 高血压性心脏病	小动脉硬化
2. 原发性固缩肾	风湿性心肌炎
3. 高血压脑出血	主动脉粥样硬化
4. 主动脉粥样硬化	
5. 心肌梗死	

【大体标本】

1. 高血压性心脏病　心脏体积增大,重量增加,左心室室壁显著肥厚,乳头肌增粗,瓣膜无明显病变。

2. 原发性固缩肾　肾体积缩小,重量减轻,质的变硬。表面呈弥漫的细颗粒状。切面皮质变薄,皮髓质界限不清。

3. 高血压脑出血　大脑冠状切面,见内囊及基底节区有一较大出血灶,血液凝固呈黑色,该处脑组织破坏。

4. 主动脉粥样硬化　主动脉内膜表面凹凸不平,可见大小不等稍隆起的黄色斑点、条纹或黄白色蜡滴样纤维斑块。部分斑块破溃,形成粥样溃疡。

5. 心肌梗死　在左心室壁可见形状不规则的梗死灶,呈灰白色,无光泽,其边界清晰。

【病理切片】

1. 小动脉硬化　肾或脾小动脉管壁高度增厚,呈玻璃样变性,管腔狭窄。

2. 风湿性心肌炎　低倍镜观察:心肌间质及小血管附近可找到成簇细胞聚成的病灶,即风湿小体。高倍镜观察:典型的风湿小体中央有少量嗜酸性碎块状纤维素样坏死,周围散在有风湿细胞。该细胞体积较大,圆形或多边形,胞质丰富,嗜碱性,有时呈双核,核膜清楚,染色质浓集于中心,呈枭眼状。周围有少量淋巴细胞、单核细胞浸润。

3. 主动脉粥样硬化　病变表层为增生的纤维组织,常发生玻璃样变性,其下为粉染无结构物质,内有多量无一定排列方向的针形空隙(制片过程中胆固醇结晶溶解后遗留之空

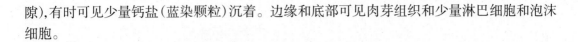

隙),有时可见少量钙盐(蓝染颗粒)沉着。边缘和底部可见肉芽组织和少量淋巴细胞和泡沫细胞。

实验六 呼吸系统疾病

一、实验要求

1. 会识别慢性支气管炎、肺气肿、大叶性肺炎、小叶性肺炎、肺心病的大体标本形态变化。
2. 会观察肺气肿、大叶性肺炎(红色肝变期、灰色肝变期)、小叶性肺炎的镜下病变特点。

二、实验内容

大体标本　　　　　　　　病理切片

1. 慢性支气管炎　　　　　1. 肺气肿

2. 肺气肿　　　　　　　　2. 大叶性肺炎

3. 大叶性肺炎　　　　　　3. 小叶性肺炎

4. 小叶性肺炎

5. 肺心病

【大体标本】

1. 慢性支气管炎　支气管黏膜充血呈暗褐色,黏膜表面粗糙,并可见许多针头大小的小孔(因腺体导管开口增大所致),其余肺组织较疏松(气肿)。

2. 肺气肿　肺组织膨胀,体积增大,边缘变钝,切面呈海绵状,并可见因肺泡壁破裂融合而形成的大泡。

3. 大叶性肺炎　病变肺叶肿大呈灰白或红色,质实如肝,切面干燥呈颗粒状。胸膜表面有纤维蛋白渗出。

4. 小叶性肺炎　肺内有多数散在大小形状不一的灰黄色实变区(脓性渗出),部分融合成片。

5. 肺心病　右心室肥厚,心腔扩张、心脏重量增加,心尖钝圆,肺动脉圆锥显著膨隆,通常以肺动脉瓣下 2cm 处右心室肌壁厚度超过 5mm 作为诊断肺心病的形态标准。

【病理切片】

1. 肺气肿　肺组织大部分区域肺泡腔扩大,肺泡壁变薄或断裂,断裂的肺泡相互融合成大泡。

2. 大叶性肺炎

(1) 红色肝样变期:病变均匀一致,肺泡腔内充满大量纤维蛋白、红细胞及少量中性粒细胞,肺泡壁毛细血管扩张充血。

(2) 灰色肝样变期:肺泡腔内渗出物主要为中性粒细胞、纤维蛋白,而红细胞消失。肺泡壁毛细血管受压,病变肺组织呈贫血状态。

3. 小叶性肺炎　病变呈灶性分布,病变中央的小支气管管壁充血水肿及多量中性粒细胞和少量单核细胞浸润,有脱落上皮;周围肺组织的肺泡腔内有上述炎性渗出物。

实验七　消化系统疾病

一、实验要求

1. 会识别胃溃疡、病毒性肝炎、门脉性肝硬化的大体标本,确认其大体形态特点。
2. 会观察慢性胃炎、溃疡病、病毒性肝炎、肝硬化的切片,确认其镜下病变特点。

二、实验内容

大体标本	病理切片
1. 胃溃疡	1. 慢性萎缩性胃炎
2. 急性重型肝炎	2. 胃溃疡
3. 亚急性重型肝炎	3. 急性肝炎
4. 门脉性肝硬化	4. 急性重型肝炎
5. 坏死后性肝硬化	5. 门脉性肝硬化

【大体标本】

1. 胃溃疡　胃小弯侧黏膜面有一卵圆形溃疡病灶,直径小于 2cm;溃疡边缘整齐,底部平坦;周围黏膜粗糙,皱襞呈放射状。

2. 急性重型肝炎　肝体积明显缩小;边缘变锐,包膜皱缩,质地柔软;表面及切面呈黄色或红褐色。

3. 亚急性重型肝炎　肝体积有不同程度缩小,包膜轻度皱缩;切面呈黄绿色(胆汁淤积),有许多散在灰白色结节。

4. 门脉性肝硬化　肝体积缩小;表面及切面有大小较一致的小结节,黄褐色或黄禄色,直径小于 0.5cm;结节周围灰白色间隔较细。

5. 坏死后性肝硬化　肝体积缩小;表面及切面有大小不等的结节,大小悬殊,直径多在 0.5cm 以上;结节周围灰白色间隔较宽,宽窄不一。

【病理切片】

1. 慢性萎缩性胃炎　黏膜固有层腺体变小,数目减少,淋巴细胞、浆细胞浸润;黏膜上皮有明显肠上皮化生。

2. 胃溃疡　组织凹陷处为溃疡底部,两侧为溃疡边缘;溃疡底由黏膜层起分四层:渗出层、坏死层、肉芽组织层及瘢痕层,其中瘢痕层可见小动脉内膜炎等改变。

3. 急性肝炎　肝细胞体积增大,胞浆透亮,排列拥挤,肝窦受压;肝细胞嗜酸性变及嗜酸性小体;点状坏死,坏死灶内有淋巴细胞浸润;汇管区炎细胞浸润。

4. 急性重型肝炎　肝组织广泛、弥漫性大片坏死,仅小叶边缘少量残留肝细胞,无再生结节;浸润的炎细胞主要为淋巴细胞和单核细胞。

5. 门脉性肝硬化　正常肝小叶结构完全破坏由假小叶取代,假小叶内肝细胞排列紊乱,无中央静脉或偏位或多个;有的假小叶内可见汇管区;假小叶之间为较细的纤维组织间隔,其中有新生小胆管及慢性炎细胞浸润。

实验八　泌尿系统疾病

一、实验要求

1. 会识别弥漫性毛细血管内增生性肾小球肾炎、弥漫性硬化性肾小球肾炎
2. 会观察弥漫性毛细血管内增生性肾小球肾炎、弥漫性硬化性肾小球肾炎

二、实验内容

大体标本	病理切片
1. 毛细血管内增生性肾小球肾炎	1. 毛细血管内增生性肾小球肾炎
2. 弥漫性硬化性肾小球肾炎	2. 弥漫性硬化性肾小球肾炎

【大体标本】

1. 毛细血管内增生性肾小球肾炎

肾体积增大,表面光滑,颜色较红。故又称为"大红肾",若有出血点,称为"蚤咬肾"。

2. 弥漫性硬化性肾小球肾炎

继发性颗粒性固缩肾两侧肾脏对称性缩小,表面:细颗粒状　切面:皮质变薄,皮、髓质分界不清,小动脉管壁增厚,变硬。肾盂周围脂肪组织增多。

【病理切片】

1. 毛细血管内增生性肾小球肾炎

(1) 肾小球体积大,细胞数增多:增生的细胞主要为毛细血管内皮细胞和系膜细胞,有较多的嗜中性粒细胞和少量的单核巨噬细胞浸润。增生细胞导致毛细血管受压或闭塞,肾小球内血流减少。严重时肾小球内毛细血管壁可发生纤维素样坏死及微血栓形成,血管破裂出血。

(2) 肾小管病变:上皮细胞变性腔内可见管型

(3) 肾间质:充血水肿 中性白细胞浸润

2. 弥漫性硬化性肾小球肾炎　大量肾小球纤维化及玻璃样变,其所属肾小管萎缩、纤维化、消失。残存肾小球代偿性肥大 所属肾小管扩张,可见各种管型。间质纤维组织增生,淋巴细胞和浆细胞浸润,间质内小动脉硬化,管壁增厚,腔狭窄。

实验九　女性生殖系统与性传播疾病

一、实验要求

1. 会识别子宫颈癌、乳腺癌的大体标本
2. 会观察子宫颈癌、乳腺癌的镜下病变特点。

二、实验内容

大体标本	病理切片
1. 子宫颈癌	1. 子宫颈癌
2. 乳腺癌	2. 乳腺癌

【大体标本】

1. 子宫颈癌

（1）外生菜花型　癌组织主要向子宫颈表面生长，形成乳头状或菜花状突起，表面常有坏死和浅表溃疡形成。

（2）溃疡型　癌组织除向宫颈深部浸润外，表面同时有大块坏死脱落，形成溃疡，似火山口状。

2. 乳腺癌

肿块灰白色，质硬，无包膜，边界不清，癌组织穿透皮肤，形成溃疡。乳腺皮肤呈橘皮样外观，乳头回缩、下陷。

【病理切片】

1. 子宫颈鳞状细胞癌

癌细胞主要为多角形，有角化及癌珠形成。

2. 乳腺癌（浸润性癌）

癌细胞形态多样，腺管结构可有可无，穿破乳腺导管或腺泡的基底膜而侵入间质，核分裂象多见。

实验十　传染病

一、实验要求

1. 会识别肺原发综合征、慢性纤维空洞性肺结核、流行性脑脊髓膜炎、肠伤寒的大体标本形态变化。

2. 会观察流行性乙型脑炎、流行性脑脊髓膜炎、肠伤寒、急性痢疾、结核结节的镜下病变特点。

二、实验内容

大体标本
1. 肺原发综合征
2. 慢性纤维空洞性肺结核
3. 粟粒性肺结核
4. 肠伤寒
5. 细菌性痢疾
6. 流行性脑脊髓膜炎

病理切片
1. 结核结节
2. 肠伤寒
3. 流行性乙型脑炎

【大体标本】

1. 肺结核原发综合征　肺上叶下部（或下叶上部）近胸膜处，有一圆形干酪样坏死病灶，直径 1cm 左右。切面灰黄色，质致密。同侧肺门支气管周围淋巴结明显肿大，切面呈干酪样坏死（结核性淋巴管炎，肉眼一般不易辨认）。

2. 慢性纤维空洞性肺结核　肺上叶有一陈旧性厚壁空洞，空洞壁由灰白色纤维组织构成，内壁附有干酪样坏死物质。空洞周围肺组织纤维化，胸膜增厚。其余肺组织尤其是肺下叶，可见多个新旧不一大小不等的结核病灶。

3. 粟粒性肺结核　肺叶切面有多数分布均匀的灰黄色粟粒大小的结核结节,伴有大片干酪样坏死。

4. 肠伤寒　小肠黏膜见一椭圆形的溃疡,边缘整齐,底部干净,可见暴露的肠肌层,溃疡与肠轴平行。

5. 细菌性痢疾　肠黏膜表面有一层灰色膜状物,粗糙而无光泽即假膜,病变范围广泛,部分假膜脱落,形成溃疡。

6. 流行性脑脊髓膜炎　脑膜血管高度扩张充血、蛛网膜下腔充满混浊的脓性渗出物。渗出物分布广泛,覆盖脑沟、脑回,使沟回结构模糊不清。脑室显示不同程度的扩张。

【病理切片】

1. 结核结节　低倍镜观察,肺组织中有许多大小相似的结核结节散在分布。高倍镜观察,典型的结核结节中央为郎汉斯巨细胞,细胞体积巨大,胞质内有多个核排列于细胞周边,呈花环状或马蹄状。周围是数量较多的类上皮细胞,细胞呈梭形或多边形,胞质丰富,细胞之间分界不清。再外围是少量淋巴细胞。有的结节中央可发生干酪样坏死。

2. 肠伤寒　低倍镜观察,回肠黏膜及黏膜下层见淋巴滤泡增生,淋巴细胞内有多量巨噬细胞增生聚集成团形成伤寒小结。高倍镜,淋巴滤泡内增生的巨噬细胞体积较大,胞质丰富、核圆形或肾形,胞质内有的可见吞噬的红细胞、淋巴细胞及组织碎片即伤寒细胞。

3. 流行性乙型脑炎　低倍镜观察,脑组织内血管高度扩张、充血,血管周围间歇加宽,淋巴细胞围绕血管呈袖套状浸润。高倍镜观察,神经细胞变性、坏死,可见神经细胞卫星现象,噬神经细胞现象,脑组织中可见筛网状坏死灶即软化灶,也可见胶质细胞增生形成的胶质结节。

参 考 文 献

1. 李玉林 . 病理学 . 第 7 版 . 北京 : 人民卫生出版社 , 2008.
2. 王　斌 , 陈命家 . 病理学与病理生理学 . 第 7 版 . 北京 : 人民卫生出版社 , 2014.
3. 王建中 , 黄光明 . 病理学基础 . 第 3 版 . 北京 : 科学出版社 , 2012.
4. 贺平泽 . 病理学基础 . 第 2 版 . 北京 : 科学出版社 , 2012.
5. 杨怀宝 . 病理学 . 北京 : 人民卫生出版社 , 2013.
6. 陈命家 . 病理学与病理生理学 . 第 2 版 . 北京 : 人民卫生出版社 , 2011.
7. 王志敏 . 病理学基础 . 第 2 版 . 北京 : 人民卫生出版社 , 2008.
8. 王建中 , 贺平泽 . 病理学基础 . 第 2 版 . 北京 : 科学出版社 , 2007.
9. 金惠铭 , 王建枝 . 病理生理学 . 第 7 版 . 北京 : 人民卫生出版社 , 2008.
10. 王　斌 , 陈命家 . 病理学与病理生理学 . 第 6 版 . 北京 : 人民卫生出版社 , 2009.
11. 石增立 , 张建龙 . 病理生理学 . 第 2 版 . 北京 : 科学出版社 , 2010.
12. 石增立 , 李著华 . 病理生理学 . 第 2 版 . 北京 : 科学出版社 , 2006.
13. 唐建武 . 病理学 . 第 2 版 . 北京 : 科学出版社 . 2012.
14. 王志敏 , 王永实 . 病理学基础 . 北京 : 中国中医药出版社 , 2013.
15. 孙景洲 . 病理学基础 . 南京 : 东南大学出版社 , 2009.

目标测试参考答案

绪论
1. A   2. C   3. C

第一章
1. D   2. B   3. B   4. E   5. C

第二章
1. B   2. D   3. C   4. B   5. A   6. E   7. E   8. C   9. D   10. D
11. A   12. C   13. C

第三章
1. D   2. A   3. D   4.D   5. E   6. B   7. D   8. C   9. E   10. B
11. B   12. E   13. C   14. C   15. A   16.B   17. C   18. D   19. E

第四章
1. D   2. B   3. D   4. A   5. A   6. B   7. C   8. D   9. B   10. C
11. C   12. D   13. B   14. A   15. E   16. B   17. E   18. A   19. B   20. B

第五章
1. E   2. D   3. E   4. E   5. C   6. B   7. A   8. E   9. B   10. E
11. D   12. D   13. E   14. D   15. D   16. B   17. C   18. B   19. C

第六章
1. B   2. C   3. D   4. B   5. E   6. E   7. B   8. B   9. C   10. C

第七章
1. A   2. D   3. A   4. B   5. B   6. E

第八章
1. B   2. C   3. D   4. A   5. D   6. D   7. C   8. D

第九章
1. C   2. B   3. B   4. C   5. A   6. C   7. D   8. A   9. C   10. C

第十章

| 1. C | 2. B | 3. B | 4. A | 5. A | 6. B | 7. C | 8. D | 9. B | 10. C |

第十一章

| 1. B | 2. D | 3. C | 4. E | 5. D | 6. D | 7. E | 8. A | 9. B | 10. B |
| 11. D | 12. B | 13. C | 14. D | | | | | | |

第十二章

| 1. D | 2. A | 3. B | 4. D | 5. B | 6. B | 7. E | 8. B | 9. B | 10. D |

第十三章

| 1. C | 2. B | 3. C | 4. B | 5. D | 6. A | 7. C | 8. C | 9. D | 10. B |
| 11. E | 12. B | 13. A | | | | | | | |

第十四章

| 1. E | 2. C | 3. C | 4. A | 5. B | 6. A | 7. E | 8. B | 9. D | |

第十五章

| 1. A | 2. C | 3. D | 4. D | 5. D | 6. B | 7. C | 8. D | 9. B | 10. C |
| 11. C | | | | | | | | | |

教 学 大 纲

一、课程性质、理念与设计

(一) 课程性质

病理学是研究疾病发生发展规律，阐明疾病本质的学科，属于医学基础课。由病理解剖学和病理生理学两部分组成。内容分为研究疾病过程中共同规律（即病理过程）的总论和研究各系统疾病（即典型病例）特殊规律的各论。其主要任务是让学生掌握病理学基本理论、知识和实践技能，培养学生严谨、客观的职业理念，养成认真、科学的职业准则，树立全面系统地分析、认识、解决问题的思维方式，将共同规律、特殊规律运用于实践，为防治疾病奠定科学的理论基础。

(二) 课程理念

1. 以农村医学专业教改人才培养模式为指导，充分体现职业教育特色，将学科知识向基层实际应用技能倾斜，满足岗位需求，贴近社会、学生为基本原则。体现实用、够用的特点、构建与基层岗位相近的农村医学专业教材体系。

2. 突出能力培养课程结构，加强实践思维训练。教材中充分体现病例分析、知识链接、考点提示、目标训练。激发学生的知识情趣、问题意识及对助理职业医师资格考试的关注，帮助学生逐步达成善于分析、思考问题、进而解决问题的能力。

(三) 课程设计

以农村医学专业教改人才培养方案为纲领，以教学大纲和课程目标为依据，结合专业岗位需求，助理职业医师考试大纲需求，临床各学科对本专业知识的需求，教学内容力求实用易懂、突出重点、深入浅出、删繁就简、图文并茂、逻辑制表，增强可视性、可读性。

二、课程目标

(一) 知识教学目标

1. 掌握各病理过程、各器官、系统常见疾病主要病变特点及病理临床联系。
2. 熟悉病理学基本理论和基本概念。
3. 了解常见疾病的病因、发病机制及预防。
4. 学会运用理论知识对疾病进行分析判断。

(二) 能力培养目标

1. 正确应用病理学理论知识理解和分析常见病、多发病的临床表现、锻炼并提升知识的应用能力。

2. 能初步认识总论、各论中的典型病变特点、学会观察大体标本的方法，并对大体标本进行分辨、识别。

3. 初步掌握病理与临床联系。

(三) 素质教育目标

1. 树立全心全意为人类健康服务的思想及预防为主的观念。情感、行为上尊重、关心、爱护服务对象,培养良好的职业素质、行业形象。

2. 树立勤奋求知的学习态度,理论联系实际的科学风气,严谨务实的工作作风,团结协作的团队精神,培养良好的敬业、精业精神。

3. 注重人文、社会知识的博览、具备辨证思维能力,强化职业道德修养、人际沟通和开拓创新的意识,树立正确的人生观、价值观。

三、课程内容与要求

教学内容	教学要求			教学活动参考
	了解	熟悉	掌握	
绪论 (一) 病理学的任务和内容 (二) 病理学在医学中的地位 (三) 病理学的常用研究方法 (四) 病理学的学习方法	 √ √	 √ 	 √ 	理论讲授 多媒体演示
一、疾病概论 (一) 健康与疾病的概念 (二) 病因学概论 (三) 发病学 (四) 疾病的经过与转归	 √ 	 √ 	 √ √	理论讲授 多媒体演示
二、细胞、组织的适应、损伤与修复 (一) 细胞和组织的适应 1. 萎缩的概念、类型及病变特点 2. 肥大的概念及类型 3. 增生的概念及类型 4. 化生的概念及类型 (二) 细胞和组织的损伤 1. 变性 (1) 变性的概念 (2) 常见变性的原因和机制 (3) 常见变性的病理变化 (4) 变性的结局及影响 2. 细胞死亡 (1) 坏死的概念、基本不变、类型和结局 (2) 细胞凋亡的概念及形态特点 (三) 组织损伤的修复 1. 再生的概念 2. 各种组织的再生能力及再生过程 3. 肉芽组织的概念、形态结构特点功能 4. 创伤愈合 (1) 创伤愈合的基本过程 (2) 创伤愈合的类型 (3) 影响创伤愈合的因素	 √ √ √	 √ √ √ √ √ √ √ √ 	 √ √ √ √ √ 	理论讲授 多媒体演示 标本、模型观察 显微镜观察 病例分析讨论

续表

教学内容	教学要求			教学活动参考
	了解	熟悉	掌握	
实践1:大体标本:肾细胞水肿、肝脂肪变性、凝固性坏死、液化性坏死、干性坏疽、湿性坏疽、肾盂积水	熟练掌握			技能实践
切片标本:肝脂肪变性、肉芽组织	学会			
三、局部血液循环障碍				理论讲授
(一)局部充血				多媒体演示
1 动脉型充血的概念、原因及病变特点		√		实物演示
2. 静脉性充血的概念、原因、病理变化和结局			√	标本、模型观察
3. 肝、肺淤血的病理变化			√	显微镜观察
(二)出血的概念、类型病理变化及后果	√			病例分析讨论
(三)血栓形成				
1. 血栓和血栓形成的概念			√	
2. 血栓形成的条件和机制		√		
3. 血栓形成的过程及形态	√			
4. 血栓的结局及对机体的影响		√		
(四)栓塞				
1. 栓塞的概念			√	
2. 栓子的运行途径			√	
3. 栓塞的类型和对机体的影响	√			
(五)梗死				
1. 梗死的概念			√	
2. 梗死的原因、类型及病理变化			√	
3. 梗死对机体的影响	√			
实践2:大体标本:肺淤血、肝淤血、血栓、脾或肾贫血性梗死、肺或肠出血性梗死	熟练掌握			技能实践
切片标本:肺淤血、肝淤血、混合血栓	学会			
四、炎症				理论讲授
(一)炎症的概念、原因		√		多媒体演示
(二)炎症的基本病理变化:变质、渗出、增生			√	活体触摸、观察
(三)炎症局部的临床表现及全身反应		√		标本、模型观察
(四)炎症的类型及病理变化			√	病例分析讨论
(五)炎症的结局	√			显微镜观察
实践3:大体标本:化脓性炎、纤维素性炎、脓肿、炎性息肉	熟练掌握			技能实践
切片标本:各种炎细胞、化脓性阑尾炎、炎性息肉	学会			
五、肿瘤				理论讲授
(一)肿瘤的概念				多媒体演示
1. 肿瘤的概念			√	活体观察
2. 肿瘤性增生与非肿瘤性增生的区别		√		实物演示
(二)肿瘤的特征				标本、模型观察
1. 肿瘤的大体形态和组织结构		√		病例分析讨论
2. 肿瘤的异型性			√	显微镜观察
3. 肿瘤的生长与扩散			√	
4. 肿瘤的代谢特点	√			

教学内容	教学要求			教学活动参考
	了解	熟悉	掌握	
（三）肿瘤对机体的影响			√	理论讲授
（四）良性肿瘤与恶性肿瘤的区别			√	多媒体演示
（五）肿瘤的命名与分类、癌与肉瘤的区别			√	活体观察
（六）癌前病变、原位癌、早期浸润癌		√		实物演示
（七）常见肿瘤举例	√			标本、模型观察
（八）肿瘤的病因与发病学	√			病例分析讨论
（九）肿瘤的防治原则	√			显微镜观察
实践4：大体标本：乳头状瘤、腺瘤、鳞癌、腺癌、纤维瘤、脂肪瘤、纤维肉瘤	熟练掌握			技能实践
切片标本：腺瘤、鳞癌、腺癌纤维瘤、脂肪瘤、纤维肉瘤	学会			
六、水、电解质代谢紊乱				理论讲授
（一）脱水的概念		√		多媒体演示
（二）脱水的类型、原因及机体变化			√	病例分析讨论
（三）高、低钾血症的概念及机体变化			√	
（四）水肿的概念及发病机制			√	
（五）水肿的常见类型及临床特点		√		
（六）水肿对机体的影响				
七、酸碱平衡紊乱				理论讲授
（一）酸碱平衡的调节		√		病例分析讨论
（二）酸碱平衡的指标及其意义	√			
（三）单纯性酸碱平衡紊乱			√	
（四）混合型酸碱平衡紊乱		√		
八、发热				理论讲授
（一）概述		√		多媒体演示
（二）发热的原因与机制			√	病例分析讨论
（三）发热的时相与热型			√	
（四）发热时机体机能与代谢变化			√	
（五）发热的意义	√			
（六）发热的治疗原则与护理		√		
九、休克				理论讲授
（一）休克的概念、原因、及类型		√		多媒体演示
（二）休克的发病机制			√	病例分析讨论
（三）休克时细胞代谢变化和器官功能障碍		√		
（四）休克的防治原则	√			
十、心血管系统疾病				理论讲授
（一）高血压病				多媒体演示
1. 病因及发病机制、类型	√			显微镜观察
2. 分期及各期的病理变化			√	实物演示
（二）动脉粥样硬化及冠心病				标本、模型观察
1. 动脉粥样硬化的病因、发病机制	√			病例分析讨论
2. 动脉粥样硬化的基本病理变化			√	

教学内容	教学要求			教学活动参考
	了解	熟悉	掌握	
3. 重要器官的病变及后果		√		理论讲授
4. 冠状动脉粥样硬化性心脏病			√	多媒体演示
（三）风湿病				显微镜观察
1. 病因及发病机制	√			实物演示
2. 基本病理变化		√		标本、模型观察
3. 心脏病理变化			√	病例分析讨论
4. 其他组织器官的病理变化		√		
（四）心瓣膜病				
1. 二尖瓣狭窄		√		
2. 二尖瓣关闭不全		√		
3. 主动脉瓣狭窄		√		
4. 主动脉瓣关闭不全		√		
（五）心肌炎	√			
（六）心力衰竭				
1. 概念		√		
2. 原因与诱引、分类		√		
3. 代偿功能、发病机制		√		
4. 机体的功能代谢变化		√		
5. 防治原则	√			
实践5：大体标本：高血压性心脏病、原发固缩肾、脑出血、主动脉粥样硬化、心肌梗死 切片标本：小动脉硬化、风湿性心肌炎、动脉粥样硬化	熟练掌握 学会			技能实践
十一、呼吸系统疾病				理论讲授
（一）慢性支气管炎				多媒体演示
1. 病因及发病机制		√		显微镜观察
2. 病理变化及病理临床联系		√		标本、模型观察
3. 结局及并发症		√		病例分析讨论
（二）慢性阻塞性肺气肿				
1. 病因及发病机制	√			
2. 病理变化及病理临床联系		√		
（三）慢性肺源性心脏病				
1. 病因及发病机制	√			
2. 病理变化及病理临床联系		√		
（四）肺炎				
1. 肺炎的分类	√			
2. 大叶性肺炎的病因、发病机制		√		
3. 大叶性肺炎的病理变化及病理临床联系、并发症			√	
4. 小叶性肺炎的病因、发病机制		√		
5. 小叶性肺炎的病理变化及病理临床联系、并发症			√	
6. 间质性肺炎	√			
（五）呼吸衰竭				
1. 概念		√		
2. 病因及发病机制		√		
3. 机体的功能及代谢变化	√			

教学内容	教学要求			教学活动参考
	了解	熟悉	掌握	
实践6：大体标本：大叶性肺炎、小叶性肺炎、肺气肿 切片标本：大叶性肺炎小叶性肺炎	熟练掌握 学会			技能实践
十二、消化系统疾病				理论讲授
（一）慢性胃炎				多媒体演示
1. 病因及发病机制	√			标本、模型观察
2. 类型、病理变化及病理临床联系		√		显微镜观察
（二）溃疡病				病例分析讨论
1. 病因及发病机制	√			
2 病理变化及病理临床联系			√	
3. 结局及并发症		√		
（三）病毒性肝炎				
1. 病因及发病机制		√		
2. 基本病理变化			√	
3. 各型肝炎的病变特点及病理临床联系		√		
（四）肝硬化				
1. 门脉性肝硬化的病因及发病机制	√			
2. 门脉性肝硬化的病理变化及病理临床联系、结局		√		
3. 坏死后性肝硬化的病因及发病机制	√			
4. 坏死后性肝硬化病变及病理临床联系	√			
5. 胆汁性肝硬化	√			
（五）肝性脑病	√			
实践7：大体标本：胃溃疡、门脉性肝硬化病毒性肝炎 切片标本：胃溃疡、肝硬化、病毒性肝炎	熟练掌握 学会			技能实践
十三、泌尿系统疾病				理论讲授
（一）肾小球肾炎				多媒体演示
1. 病因及发病机制	√			标本、模型观察
2. 肾小球肾炎的基本病理变化与临床综合征		√		显微镜观察
3. 常见肾小球肾炎类型及病变特点			√	病例分析讨论
（二）肾盂肾炎				
1. 概念、病因及发病机制		√		
2. 急、慢性肾盂肾炎的病理变化、病理临床联系		√		
（三）肾功能衰竭				
1. 急性肾功能衰竭			√	
2. 慢性肾功能衰竭	√			
3. 尿毒症	√			
实践8：大体标本：弥漫性毛细血管内增生性肾小球肾炎、弥漫性硬化性肾小球肾炎 切片标本：弥漫性毛细血管内增生性肾小球肾炎、弥漫性硬化性肾小球肾炎	熟练掌握 学会			技能实践

续表

教学内容	教学要求			教学活动参考
	了解	熟悉	掌握	
十四、女性生殖系统与性传播疾病				理论讲授
（一）慢性子宫颈炎的病因及病理变化	√			多媒体演示
（二）子宫内膜增生症		√		标本、模型观察
（三）子宫颈癌的病因、病理变化及病理临床联系		√		显微镜观察
（四）葡萄胎病变及病理临床联系	√			病例分析讨论
（五）恶性葡萄胎病变及病理临床联系	√			
（六）绒毛膜上皮癌病变及病理临床联系		√		
（七）乳腺增生病的类型及病变特点				
（八）乳腺癌的病因、病理变化、类型、扩散和转移	√			
（九）常见性传播疾病		√		
1. 淋病				
2. 尖锐湿疣	√			
3. 艾滋病	√			
实践9：大体标本：子宫颈癌、乳腺癌	熟练掌握			技能实践
切片标本：子宫颈癌、乳腺癌	学会			
十五、传染病				理论讲授
（一）结核病				多媒体演示
1. 病因及发病机制	√			标本、模型观察
2. 基本病理变化			√	显微镜观察
3. 结核病病变转归		√		病例分析讨论
4. 肺结核的类型及病变特点		√		
5. 肺外器官结核病	√			
（二）伤寒				
1. 病因及发病机制	√			
2. 病理变化及病理临床联系		√		
3. 并发症		√		
（三）细菌性痢疾				
1. 病因及发病机制	√			
2. 病理变化及病理临床联系		√		
（四）流行脑脊髓膜炎				
1. 病因及发病机制	√			
2. 病理变化及病理临床联系		√		
（五）流行性乙型脑炎				
1. 病因及发病机制	√			
2. 病理变化及病理临床联系		√		
实践10：大体标本：肺结核病、肠结核病、肠伤寒、流脑、菌痢	熟练掌握			技能实践
切片标本：结核结节、伤寒、菌痢	学会			

四、教学大纲说明

(一) 适用对象与参考学时

本教学大纲供四年制农村医学专业使用,总学时为 64 学时,其中理论教学 52 学时,实践教学 12 学时。

(二) 教学要求

1. 本课程对理论教学部分要求有掌握、熟悉、了解三个层次。掌握是指对病理学中所学的基本知识、基本理论具有深刻的认识,并能灵活地应用所学知识分析、解释生活现象和临床问题。熟悉是指能够解释、领会概念的基本含义并会应用所学知识。了解是指能够简单理解、记忆所学知识。

2. 本课程在实践教学方面分为熟练掌握和学会两个层次。熟练掌握是指能够独立娴熟地进行正确的实践技能操作;学会是指能够在教师指导下进行实践技能操作。

(三) 教学建议

1. 在教学过程中,要结合课程特点,积极采用现代化教学手段,用好标本、模型、活体、挂图等,加强直观教学,充分发挥教师的主导作用和学生的主体作用。注重理论联系实际,并组织学生开展必要的临床病例分析讨论,以培养学生的分析问题和解决问题的能力,使学生加深对教学内容的理解和掌握。

2. 实践教学要充分利用教学资源,结合挂图、标本、模型、活体、多媒体等,采用理论讲授、多媒体演示、标本模型观察、活体触摸、病例分析讨论等教学形式,充分调动学生学习的积极性和主观能动性,强化学生的动手能力和专业实践技能操作。

3. 教学评价应通过课堂提问、布置作业、单元目标测试、病例分析讨论、实践考核、期末考试等多种形式,对学生进行学习能力、实践能力和应用新知识能力的综合考核,以期达到教学目标提出的各项任务。

五、学时分配

教学时数为 64 学时。

序号	教学内容	学时数		
		理论	实验	合计
	绪论	1	0	1
1	疾病概论	2	0	2
2	细胞、组织的适应、损伤与修复	4	1	5
3	局部血液循环障碍	4	1	5
4	炎症	4	1	5
5	肿瘤	4	2	6
6	水、电解质代谢紊乱	3	0	3
7	酸碱平衡紊乱	3	0	3
8	发热	1	0	1
9	休克	2	0	2

续表

序号	教学内容	学时数		
		理论	实验	合计
10	心血管系统疾病	4	1	5
11	呼吸系统疾病	4	1	5
12	消化系统疾病	5	2	7
13	泌尿系统疾病	4	1	5
14	女性生殖系统与性传播疾病	2	1	3
15	传染病	5	1	6
合计		52	12	64